NHK BOOKS
1234

医学の近代史
苦闘の道のりをたどる

morioka yasuhiko
森岡恭彦

NHK出版

はじめに

一昔前までは、医療のことは医師に任せ、任された医師は身を正し、わが子を診（み）る思いで誠心誠意患者のために尽くす、「医は仁術（じんじゅつ）」というのが医療の形態であった。しかし、最近では医療のことは患者自身が決めること、そして医師は患者に病状や治療について説明し、患者はそれを理解、納得し合意の上で診療を行うこと、すなわちインフォームド・コンセントが医療のルールとなり、時には承諾書に署名を求められるということもある。ところで、患者は果たして医師の説明を理解できるのかという問題がある。これは難しい問題だが、少なくとも患者も医学、病気のことを学び、できるだけ理解できるように努力しておく必要がある。そこで、最近では数多くの病気や健康についての書が出版され、またテレビなどでも番組が組まれていて、いろいろのメディアから医学、医療についての情報が提供されている。

また、古くから「温故知新（おんこちしん）」、古きをたずねて新しきを知るという言葉があるが、今日の医学、医療を知るにはその歴史、とくに医学の進歩に尽くした人たちの努力を知っておくことも大切と思われる。本書はこのようなことから、企画された。しかし医学、医療の歴史といっても範囲が広く、本書ではとくに一九世紀から現在にいたる医学の進歩、また、その進歩に貢献した人たちの話を交えて解説した。また今日では専門分化が進んで医学の領域も広く、紙面の都合もあって、すべての領域について述べるわけにはいかず、重要な事項を中心に記載し、とくに中国の医学などの伝統医学については割愛させていただいた。とくに、一般の人に分かりやすいように努めたが、さらに知りたい人のために参考図書名を掲載した。

本書ではおおよそ時代順に記述しているが、すべての領域のことを年代順に配列してかえって分かりにくくなることを避けるために、分野別に述べているところがある。章と章の間でいくらか時間が前後する部分もあるが、その分野での発展の流れをよく理解するためとしてご了承いただければ幸いである。

本書により、現代の医学、医療についての理解が深まることを願っている。

目次

第四章　移植される臓器とつくられる臓器　95

校　閲　山本則子
DTP　㈱ノムラ
図版作成　原　清人

序章

近代医学の基礎の確立

古代ギリシャ、ローマの医学——西洋医学の発祥

本章では、近代に至る以前の西洋医学の流れを、起源に遡って簡潔にたどってみたい。

西洋の文化は紀元前六世紀から前二—前三世紀にわたり哲学、文学、科学などが開花した古代ギリシャに根原がある。医学も同様で、とくに紀元前五—前四世紀に活躍したというヒポクラテス Hippocrates（前四六〇年頃—前三七五年頃）が有名である。

当時では医療というと神への祈禱や神官のお告げとか占いなどに多くを頼っていたが、ヒポクラテスは患者の病状の客観的観察に基づく治療を行い、いわば医療、医学を科学の領域に引き上げたことで、「医学の祖」とされている。その業績は一派の人たちが書いたものが全集に編集され、それによって知られている。

また、ヒポクラテスは病気の原因として「体液説」を唱えた。これは、人体が血液、粘液、黄胆汁、黒胆汁から成り、その四つの体液のバランスが崩れると病気になると考えるもので、この体液説はその後二〇〇〇年近くにわたって西洋医学の基本となった。

ギリシャが衰退すると、マケドニアのアレキサンダー大王（前三五六年—前三二三年）がギリシャ、トルコ、中近東、さらにインド、エジプトまでを占拠した。王の死後、部下の一人のプトレマイオスが支配したエジプトのアレキサンドリアは学問、文化の中心都市として栄えた。古代ギリシャの医学もここで継承されることになる。アレキサンドリアは紀元前四八—前四七年にローマ軍に占拠され、保管されていた多くの文書もそのときに消失してしまった。

古代ローマ人は多くの建造物を残したが、文化的にはほとんど進歩がなくギリシャ文明を踏襲する結果となった。医学も同様であったが、当時活躍した代表的医師にガレヌス Galēnus（一二九年頃—一九九年）がいる。彼はヒポクラテスを尊敬しながらも、動物実験などによって人体の働きについて新たな知見を示し、また多くの患者の治療に尽くし名医ともされた。

また彼はヒポクラテス同様に病気の原因として体液説をとったが、生命の維持現象として「プネウマ pneuma 説」を唱えた。これは次のようなものである。

——生体は外部から肺を通じてプネウマ（精気。ヒトに生命力を与えるもの）を受け取り、このプネウマは心臓に達し、生命プネウマになり動脈を通じて全身に行きわたる。一部は脳に達して動物（精神）プネウマとなって脳室内に蓄えられ、神経を通じて全身に流れ、運動、知覚作用

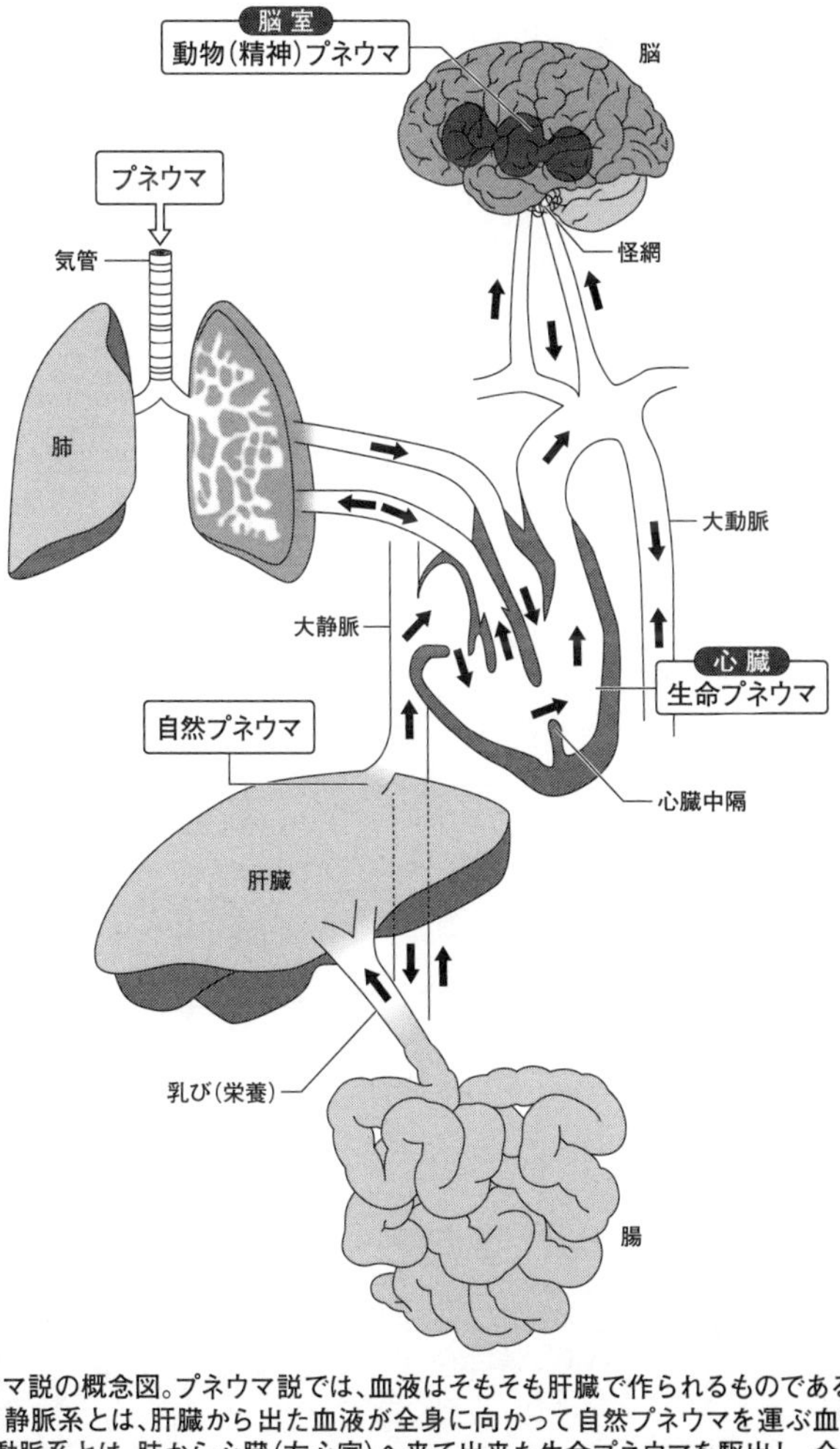

プネウマ説の概念図。プネウマ説では、血液はそもそも肝臓で作られるものである。そこでいう静脈系とは、肝臓から出た血液が全身に向かって自然プネウマを運ぶ血管系であり、動脈系とは、肺から心臓(左心室)へ来て出来た生命プネウマを駆出し、全身に行きわたらせる血管系である。それぞれの血管系の中では血液がピストン運動で往復していると考える。そうすると、左心室から出る血液がどこから来るのかが問題となるが、それを説明したのがガレヌスが主張した「心臓中隔の孔」の存在であった。とくにこれが否定されれば、動脈血の供給源が存在しないことになり、ガレヌスの説は崩壊する

を起こす。また口から摂取された食物は胃、腸から吸収され肝臓に至り自然プネウマとなり、静脈を通じて全身に栄養分を送る。血液は肝臓で作られ、一部は心臓の中壁にある孔(あな)を通って動脈内に流入する。動脈系と静脈系はこの心臓の孔だけで繋(つな)がっていて、血液は動脈、静脈内で別々にピストン運動で流れている——。

これがガレヌスの考えた生命維持現象の説明である。このプネウマ説は現代から見ればもちろん間違いだらけであったが、ほぼ一五〇〇年にわたって信じられていた。

中世の医学

その後西欧では民族大移動が起こり、四七六年に西ローマ帝国が滅びると、以後、社会は混乱し文化的停滞の時代、中世を迎えた。この時代、キリスト教が地中海を中心に広く伝播(でんぱ)し神父が医療に関与するようになり、また、これまでの古代ギリシャ、ローマの医学は東ローマ帝国で保存された。さらにその多くは中東の諸国に伝えられ、七世紀頃から台頭したイスラム教国でアラビア語に訳された。その医学には彼らの独自のものが加えられて普及し、今日でも伝統医学・ユナーニ医学(ユナーニとは「ギリシャの」という意味)としてこの地方に残されている。

九世紀から一〇世紀頃になると、西欧でも民族移動が止み、定住した人たちは農業を起こし、商人や職人によって都市が生じ、社会秩序が回復し、新たに国家が形成されるようになった。この頃、イタリアのサレルノに医学校が起こり、当時の医師たちはアラビア語の医書の内容の高度さに驚き、これをラテン語に翻訳し教科書として利用した。奇しくも古代ギリシャ、ローマ時代の医学はアラビアの人により保存、伝承され西欧に伝わったことになる。

一二世紀半になると学問を渇望する学生のための大学が北イタリアに創られ、次いでフランス、オーストリア、イギリスなどにも大学が創られ、医学の教育もそこで行われるようになった。学生には自由科目という教養科目の履修が課せられ、彼らは古代ギリシャやローマ時代の古典書の訳本を基に医学を学び、教師によるガレヌスの著書の解説を聞いていたわけで、その時代、医学としてはほとんど進歩はなかったことになる。

ルネッサンスと医学

ルネッサンス renaissance という言葉は「再生、復興」という意味で、「文芸復興」とも訳されている。西欧の人たちはキリスト教の影響もあって慣習的に物事を考えてきた嫌いがあったが、もう一度古代ギリシャやローマ時代の精神に戻り、文明、思想に光を当てて考え直そうというのがルネッサンスの気運であった。

新たな人間性を重視した絵画、彫刻などが造られ、これまで信じられて来たキリスト教（旧教）が批判され、新教が起こり、医学にも新たな進歩が見られた。学問の分野では、このような

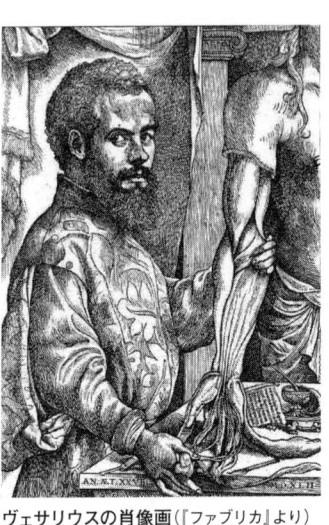

ヴェサリウスの肖像画（『ファブリカ』より）

古代ギリシャ・ローマへの再評価の傾向はすでに一二―一三世紀の大学の設立の頃に見られたことで、この時期をルネッサンスとする人もいるが、一般にはほぼ一五世紀以後ということになる。

この時期に出現したベルギー生まれのヴェサリウス Vesalius A（一五一四年―一六四年）は北イタリアのパドヴァ大学の外科教授を務め、多くの死体解剖を基にして一五四三年に『人体の構造について』*De Humani corporis fabrica*、俗称『ファブリカ』*Fabrica* という人体解剖学書を出版した。二九歳の時のことであったが、彼はこれまで金科玉条とされてきたガレヌスの説について、その誤りを三〇〇以上も指摘し、「ガレヌスはサルの解剖しか知らなかった」と断じて当時の人びとに衝撃を与えた。ヴェサリウスによって、やっと正確な人体解剖の知識が示されたといえよう。

当時、外科手術は専ら「床屋外科医 barber surgeon」が行っていた。床屋外科医とは外科医と理髪師を兼ねた存在で、床屋は日常的に刃物を使用し傷の手当を行っていたことで切り傷ややけどなどの治療を行うようになった。その中に外科だけを主に行う人が多くなり、床屋外科医と呼ばれた。また彼らは床屋外科医の地位を守り、向上させるために大学の医学部に対抗してギルド（同業者の組合組織）を創り教育に努めた。西欧で彼らは数百年にわたって活躍した。

この床屋外科医でフランスの四代の国王の侍医を務めたパレ Paré A（一五一〇年頃―九〇年）はとくに有名である。パレはフランスの片田舎、ラヴァルに生まれてパリで床屋をしながら、オテル・ディュ Hôtel-Dieu（次章に図版掲載）で解剖学を学び、戦場で外科医として活躍して、それが認められて国王侍医となった。

彼はそれまで行われていた手術や外科的処置を批判し新たな手術や治療を提唱した。例えば、それまで手足の切断手術は、止血のために切断面（切断端）に熱した焼き鏝（ごて）が当てられていたが、その方法に疑問を抱き、あらかじめ血管をしばって（結紮（けっさつ）して）から切断する方法を推奨した。また傷にはより刺激の少ない軟膏（なんこう）を使い、その効果が認められたことも高く評価されるなど、ルネッサンスの外科医として知られ、また「近代外科の父」と呼ばれている。

彼は敬虔（けいけん）なキリスト教徒で、戦場での彼がよくつぶやいたという「私が（傷を）処置し、神が癒し給うた（Je le pansai et Dieu le guérit）」という言葉は有名

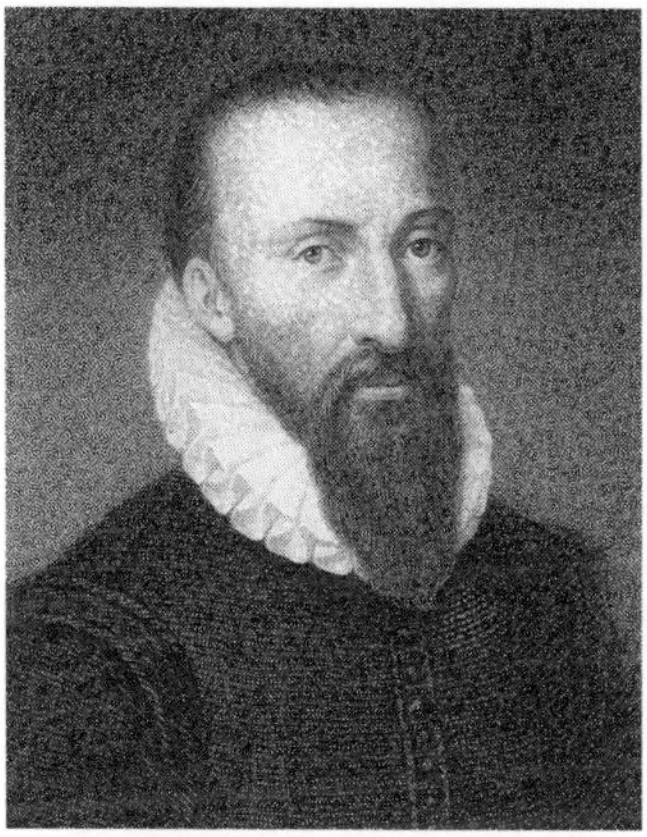

パレ。床屋外科医から国王の侍医にまで昇りつめた

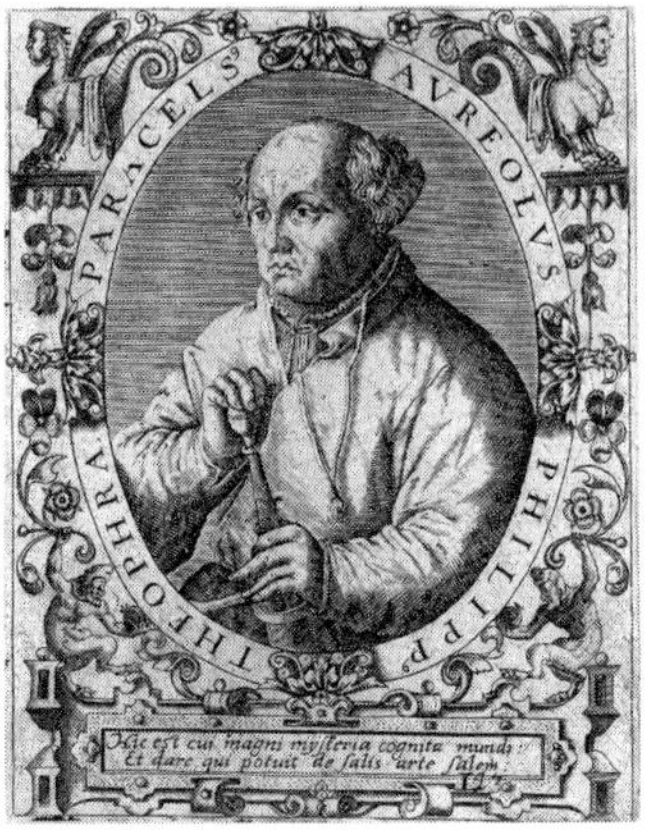
AVREOLVS PHILIPP. THEOPHRA. PARACELS.
Hic est cui magni mysteria cognita mundi:
Et dare qui potuit de salis arte salem.
パラケルスス。ゲーテ『ファウスト』の主人公ともいわれる

である。また当時医学書はラテン語で書くのが通例であったが、彼にはその素養が不足していたこともあってフランス語で『外科全書』という本を書き、挿絵入りで分かりやすいこの本は数カ国語に訳され、多くの外科医に読まれた。オランダ語の翻訳書は日本でも読まれ、日本で初めての外科書の出版（楢林鎮山（ならばやしちんざん）の『紅夷外科宗伝（こういげかそうでん）』）につながった。

　ルネッサンスの代表的な医師としてもう一人、スイス生まれの俗称パラケルスス Paracelsus（一四九三年—一五四一年）がいる。彼は別に長い本名（Philippus Aureolus Theophrastus Bombastus von Hohenheim）を持つが、自分は古代ローマの博学者ケルスス Celsus に劣らないという自負から「パラ para（準ずるあるいはその上）」という語を使って名乗った。

　自尊心の強い激しい性格の持ち主で、とくにガレヌスの著書やアラビアのアヴィセンナ Avicenna（九八〇年—一〇三七年）の著書『医学典範』が当時では広く読まれていたが、これらを痛烈に批判し、スイスのバーゼル大学でその書を焼くなどして大学から追放されるほどであった。彼は新たな医学を提唱し、例えば人体は小宇宙で病気は天体の異変によって起きるという説などを唱えた。現代から見れば独善的な誤った主張が多いが、人気もある。

彼は清貧に甘んじてドイツを中心に遍歴し、多くの研究を行って著書を残した。錬金術にも興味を持ち、秘薬の製造を目指したり、鉱物を薬として利用したりして、一生にわたり研究に尽くした。また医師の道徳にも触れ「医師をつくるものは思弁ではなく技術である。儲(もう)けのためにするのならまったくの災いである」という言葉を残している。彼はパレと並んでルネッサンスを代表するもう一つのタイプの医師であった。

一七―一八世紀の生理学と解剖学

この時代になると、天文学、物理学、化学、生物学など科学が進歩し、フランスの哲学者デカルト Descartes R（一五九六年―一六五〇年）は、人間をその肉体と精神とに二分して考える立場から、人間を機械としてとらえる説を唱えた。医学もその影響を受けながら進歩したが、臨床の場ではなおそれほどの発展はなく、啓蒙の時代（age of enlightenment）と呼ばれている。

中でも重要なのは、血液循環を説明したイギリスのハーヴェイ Harvey W（一五七八年―一六五七年）と、病理解剖の祖とされるイタリアのモルガーニ Morgagni GB（一六八二年―一七七一年）である。

ハーヴェイはイギリスに生まれてケンブリッジ大学に学び、次いでヴェサリウスが活躍したパドヴァ大学に学んだ。帰国後イギリス国王の侍医になる。研究熱心な医師で、人体だけでなく数

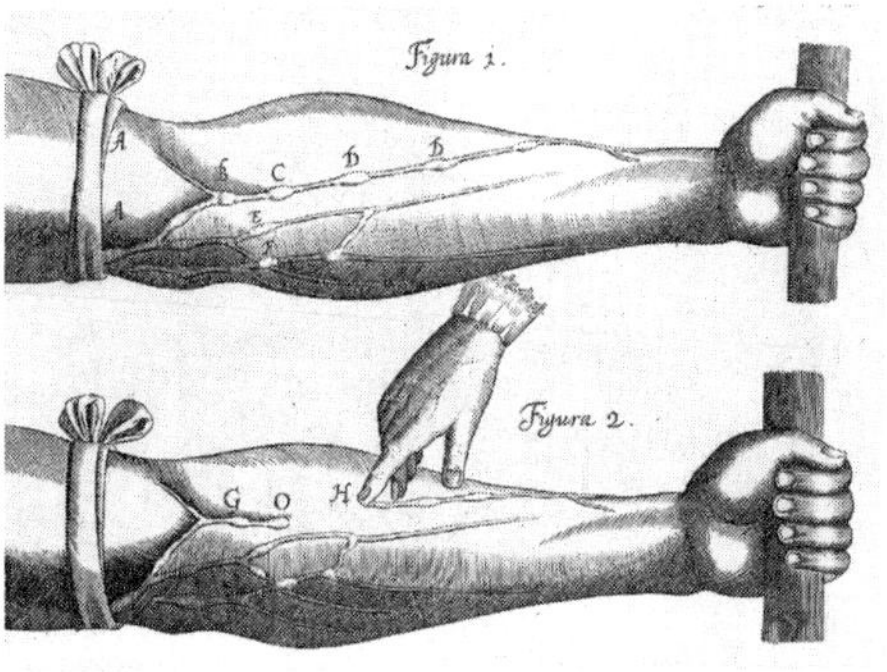

ハーヴェイの実験を示す図。肘の静脈に弁があり血液の逆流が防がれていることを示す（『動物の心臓ならびに血液の運動に関する解剖学的研究』より）

多くの動物の解剖も行った。こうした観察によって、血液は心臓が収縮することによって大動脈内へ駆出（くしゅつ）されること、心臓や静脈には弁があって血液の逆流を防いでいることなどを知る。その観察のうえに、血液が一方向に流れており全体として循環していることを論理的に明らかにし、一六二八年に『動物の心臓ならびに血液の運動に関する解剖学的研究』*Exercitatio anatomica de motu cordis et sanguinis in animalibus* を出版した。それまで信じられていたガレヌスの血液の流れ（ピストン運動）を否定し、血液は動脈から静脈へ流れ循環していることを示し、ガレヌスの大きな誤りを是正したのである。

　ガレヌスのプネウマ説で要点となっていたのは、心臓の中隔（左右の心室を隔てている壁）にあるとされた孔の存在であった。この孔を通してのみ、心臓から出る動脈系と心臓に入る静脈系は繋がっているとされていたが、この孔の存在はすでにヴェサリウスが否定しており、ハーヴェイはそのような知見を基に血液循環説に到達したといえよう。

　また、静脈血が肺を通って左心室に至ること（肺循環）は、シリアのイブン・ナフィス Ibn

al-Nafis（一二〇八年頃―八八年）をはじめ、スペインのセルヴェトServeto M（一五一一年―五三年）らによって主張されていた。しかしハーヴェイが観察と明確な論理によってその全体像を明示したのは、左心室から動脈内へ駆出された動脈血は全身に行きわたったあと静脈血となって右心室に還り、そこから肺へ向かい、再び左心室に入るという一連の循環だった。こうして、現在なら誰もが知っている血液の体循環――血液が動脈から静脈へ流れ、肺を通って循環していること――が証明されたわけである。それまで一五〇〇年間、カトリック教会の支持を得て絶対的権威とされてきたガレヌス説を否定した功績は非常に大きく、これによって彼は近代生理学の祖となる。

ただしハーヴェイも、動脈血がどのように静脈血になるのかという経路については推論に留まっていた。実際には動脈の末端は枝分かれして毛細血管となり、各組織に酸素を運んでから静脈系に繋がるが、この毛細血管の存在は、一六六一年のイタリアのマルピーギMalpighi M（一六二八年―九四年）による発見を待たねばならなかった。

また病気の原因についてはヒポクラテス以来、体液の調和の乱れによるという「体液説」が一五〇〇年以上にわたって信じられていた。病因を死体解剖に基づいて明らかにしようという試みはほとんど行われず、死体解剖は人体の構造を知るために行うのが普通であった。それに重要な変化をもたらしたのが、イタリアに生まれ、パドヴァ大学で活躍したモルガーニである。

モルガーニは死体の解剖所見と生前の患者の病歴を対照することで、病気の原因は臓器、器

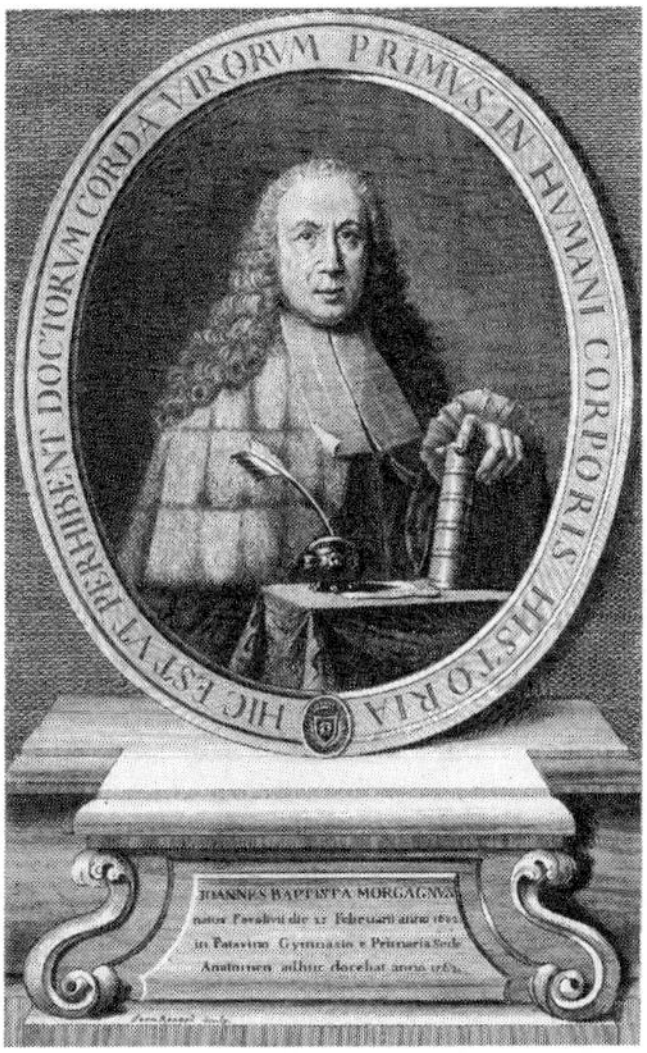

モルガーニの肖像(『病気の局在とその原因について』より)

官の異常によることを示した。一七六一年の『病気の局在とその原因について』*De sedibus et causis morborum per anatomen indagatis* は七〇〇体に及ぶ死体解剖からいろいろな病変を示し、病気の原因としてのこれまでの体液説に対峙した。古代ギリシャにおいても、ヒポクラテス一派と違ってクニドス Knidos 派の医師たちは病気の原因を臓器や器官の変化と結びつけて考えようとしていたが、人体そのものへの知見が乏しかったため発展しなかったという経緯がある。

この考えは多くの人の支持を受け、以後、西欧では病理解剖が盛んになり、医師たちは死体解剖に熱中して病気の原因を追究するようになる。こうして多くの病気が発見され、西欧の臨床医学の発展の基になったことをもって、モルガーニは病理解剖学の祖と呼ばれるようになる。

第一章
臨床医学の発展――一八世紀から一九世紀

一　パリの病院と医師

病院の発展と改善

西欧の病院は中世の頃、キリスト教の慈善事業で教会の付属施設として誕生し、貧しい人たちを収容した癒しの場であった。その運営は寄付金で賄(まかな)われ、従事するのは修道士と修道女であった。医師たちは無料で診療をし、また自らの腕を磨き、弟子たちを指導する場でもあった。また医師たちは金持ちの患者に対しては自宅や往診で診療し、収入を得ていたわけである。

一八世紀後半になると産業革命が起こるなどして都市への人口の流入が加速され、都会では貧民が増えて、彼らを収容するために病院が続々と建設されるようになった。

とくにパリでは病院の発展が著しかった。一七七五年から一〇年の間にいくつもの病院が造られ、一七七八年には病院と呼ばれる施設の数は二八、その他の類似施設は三〇に及び、そこに収容されていた人は七万人を超えていたという。当時のパリの人口を六〇万―七〇万人とすると、一〇人に一人が収容されていたことになる。

このように、当時の病院は患者の治療というよりも貧困者救済施設といえるものであった。劣悪だったその環境は改善されるようになったが、施療施設としての病院が近代的病院へ発展するにはさらなる時間が必要であった。

このような状況下でフランスの医師たちは、収容された貧困患者を対象に、臨床的観察と病理解剖に明け暮れていた。「パリの病院はフランス医学の急速な成長を促す残酷な土壌になった」（S・B・ヌーランド『医学をきずいた人びと』）と言われるわけである。

このような状況は他の西欧諸国でも同様で、イギリスでも一八世紀になるとロンドンを中心に、都会に続々と慈善病院や診療所が創設され、また一九世紀になると眼科、耳鼻科、皮膚科、性病科、整形外科、胸部疾患科などの専門の診療施設が造られた。一八三五年に創設された直腸・肛門病専門病院のセント・マークス St. Mark's 病院は現在でも有名である。多くの病院が寄付金や公費で運営され、患者は無料で診療を受けられ、医師たちは奉仕として診療にあたっていて、研究や臨床教育の場として利用されていたことはフランスと同様である。後述のロンドンの外科医たちの勇敢な手術も、こういった病院で行われたわけである。また、ハプスブルク家の支配下にあったウィーンでも一七八四年に四〇〇〇床の病院が建設され、これが医学の発展の基になった。

上述のようにパリではとくに病院での患者の観察と病理解剖の発展から、臨床医学が大きく発展した。ドイツの医師アッカークネヒト Ackerknecht EH（一九〇六年―一八八年）は、一八世紀末から一九世紀前半にかけての当時のパリの病院での医学を「病院医学」と呼び、その後、一九世紀半ば頃から起こった基礎医学の隆盛を「研究室の医学」として両者を対比させ論述した。彼によれば、この時代のパリの医師たちは、患者の病状の観察、手と耳による身体検査、肉眼による病理解剖所見による統計学的疾病概念を基礎として、「病人より病気を描くべきである」という特別な医学を打ち立てたとされる。

ともあれ当時のパリは世界の医学生、医師が集う中心的な場所であった。多くの医師が活躍したが、中でも有名な人物を挙げておく。

医学の指導者・精神病患者を解放したピネル

南仏で医学を修めたピネル Pinel P（一七四五年―一八二六年）は一七七八年、パリにやってきて、サルペトリエール Salpêtrière 病院に勤務した。硝石（しょうせき）（Salpêtre）工場の跡地に建設されたこの病院では当時、精神病患者が囚人と共に収容され、鎖で繋がれていたが、ピネルは患者を鎖から解放させたことで知られている。今でも病院前にはピネルの銅像が建っている。

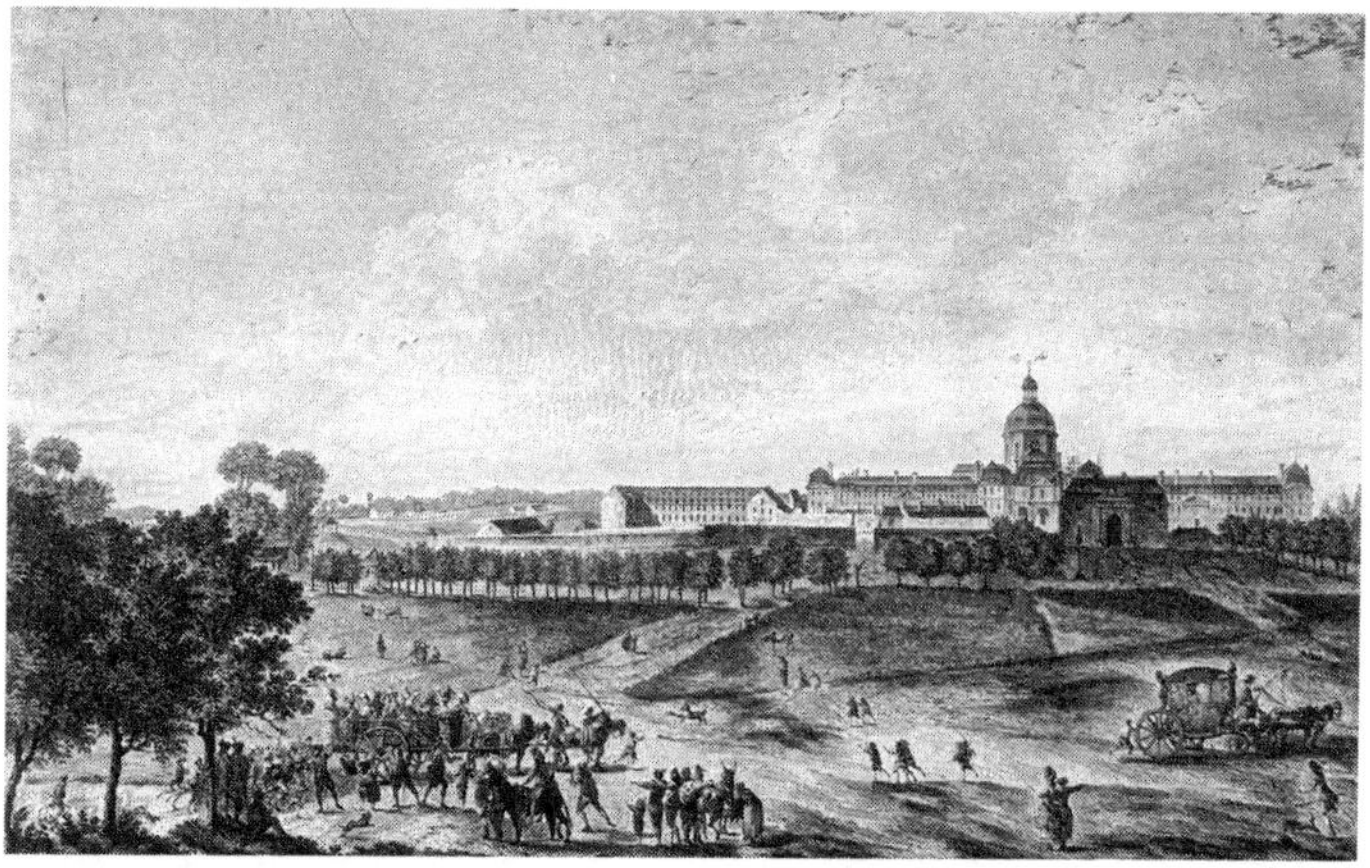

サルペトリエール病院に運ばれていく街娼たち。当時の病院は病人だけでなく、社会から好ましくない存在とみなされた人々をまとめて"収容"するためにも使われていた（*La Médecine à Paris du XIIIe au XXe Siècle*より）

彼は内科医でとくに数学者でもあって、当時、植物の分類、命名さらに疾病の分類を行ったスウェーデンの植物学者で医師のリンネ Linné Cvon（一七〇七年―一七八年）の影響を受け、病気全体を患者の症状や身体所見、病理解剖所見を基に分類しようとした。いわゆる疾病記述論（nosologie）である。

まず病気を熱病、炎症、出血、神経症、器官障害の五綱に分け、さらにそれぞれを目、属、種に分け、二〇〇〇以上の病気に分類した（生物を界・門・綱・目・科・属・種に分けたのがリンネの分類であった）。これはヒポクラテス以来信じられていた病気の原因についての体液説を否定し、病気の原因を局所に求めたもので、その後の人たちに大きな影響を及ぼしたといえる。しかし、基礎をなす所見があまりに不確かで恣意的要素が強く、分類された疾患が現実の

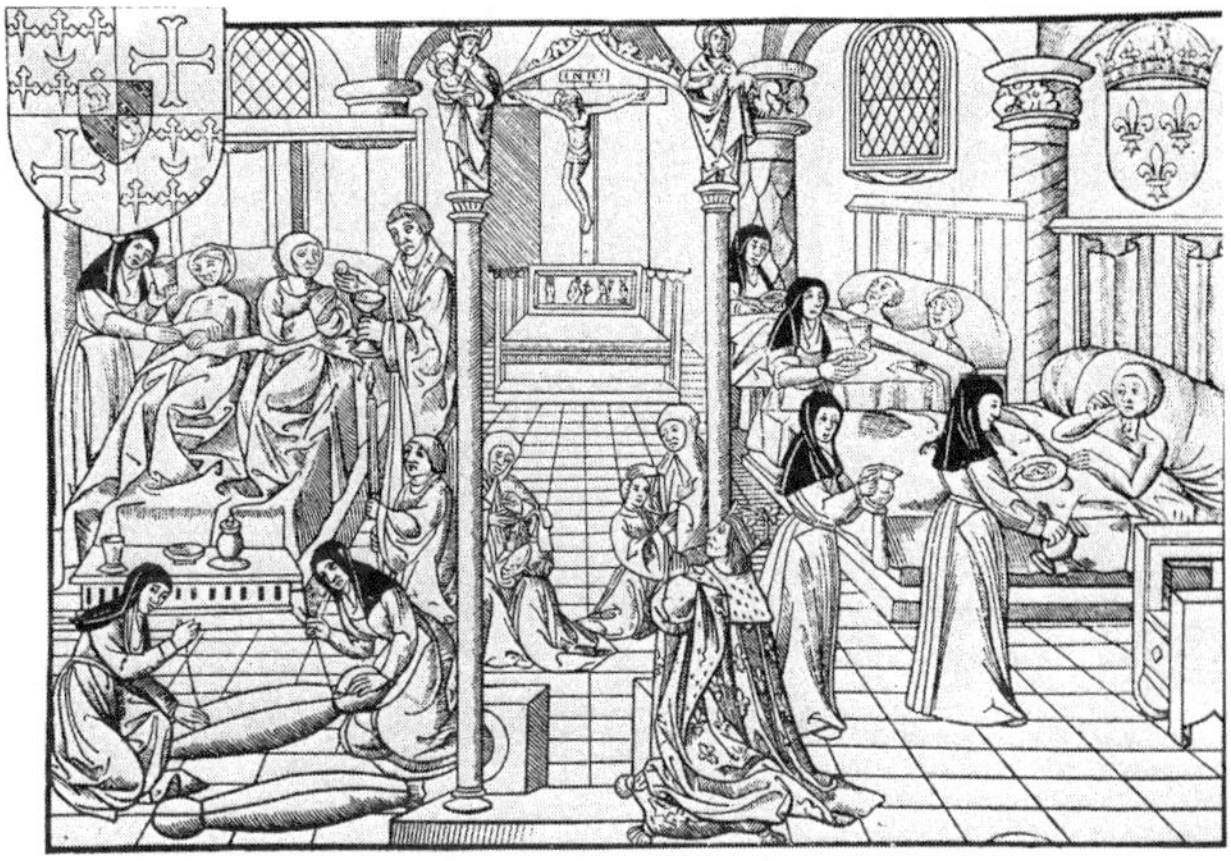

16世紀初頭のオテル・ディュ。名称は「神の宿」という意味で、キリスト教に基づく慈善事業として始まった病院で多くの修道尼が働いている。現在でものパリの中心病院として機能している（*La Médiecine à Paris du XIII*[e] *au XX*[e] *Siècle*より）

病気と異なることも多くて批判された。いわば空想的であったこの分類は失敗であった。

ピネルは臨床医学の指導者として学生に人気があった。また彼は啓蒙主義者であり、フランス大革命の激動期を生きた。ナポレオン・ボナパルトが完全失脚したのちフランスでは王制の復古が実現したが、ブルボン王家の正統性を主張する勢力とピネルの啓蒙主義は相容れず、一八二二年、王党派の台頭により彼は追放されてしまった。

組織学の父ビシャ

ピネルと同様に、ビシャ Bichat MFX（一七七一年—一八〇二年）も南仏のリヨンからパリに来た外科医・解剖学者で、パリ最古の病院でパレも学んだオテル・ディュで活躍した。彼は病理解剖に熱中し、一八〇一年には年間六〇〇例の解剖をしたとされる。その経験から組織（tissue）、膜（membranes）が生命の根源であると考え、組織（膜）を細胞性（結合組織）、粘膜性、漿膜性、動脈性、静脈性、神経性、骨・軟骨性、管性組織など二一に分け、疾患を分類した。

また彼は生気論者で、いわば生気論と結びついた組織学を唱えたが、以来「ヒストロジー histology（組織学）の父」とされている。ヒスト histo はギリシャ語で「クモの巣」の意で、人間の体組織をクモの巣に見立てた命名である。しかしビシャによる病気の分類は観念的であり実証に基づいたものとはいえず、発展しなかった。彼は三〇歳で早世した。

心臓疾患の研究に尽力した内科医コルヴィサール

コルヴィサール Corvisart JN（一七五五年―一八二一年）は当時最も傑出した内科医であった。彼は主にパリでも最高とされたシャリテ Charité 病院で活躍し、とくにドイツのアウエンブルッガー（後述）が考案した打診法（患者の胸などを叩いてその反響音で内部の病変の診断を行う方法）がドイツではほとんど顧みられなかったのを取り上げ、これを有効な手段として心臓疾患の研究に尽くし、心臓の拡張・肥大、弁疾患、心膜炎などを記載した。打診法を解説したアウエンブルッガーの著は一八〇八年、コルヴィサールがフランス語に翻訳したことによって、ほぼ五〇年後に日の目を見ることになった。

シャリテ病院は彼とその弟子によって臨床医学の中心となった。彼はまたナポレオン一世の侍医をも務め、その失脚と共に引退した。

破天荒な内科医ブルセ――大量のヒルを使った治療

ブルセ Broussais FJV（一七七二年―一八三八年）はフランスの片田舎といえるブルターニュの出身で、若い時には革命軍やナポレオンの戦争に参加した。のちに新たに創られたパリの医学校（École de Santé）で学び、一八二〇年、パリの軍病院ヴァル・ド・グラス Val de Grâce の内科医長になった。

彼は病気の原因を胃腸の炎症に求め、これに基づく刺激によっていろいろな病状が現れるという独善的な説に固執した。そしてこの胃腸炎に対する治療がすべての病気の治療として重視され、節食、下剤の投与、浣腸（かんちょう）、とくにヒル（蛭）を患者の上腹部に付けて血を吸わせる吸血療法を推奨した。当時のフランス国内ではこのヒルの需要に応えられず、大量のヒルが輸入されることになったという。

彼は死体解剖をしても、胃腸の変化を見て自説を補強するだけであった。その説は単純、明快で人気があったが、自由主義者でナポレオン的（英雄的、独善的）な性格の持ち主であったというブルセは、自説の批判者を徹底的に攻撃し、当時のパリの医学界を混乱に陥れた。晩年には次

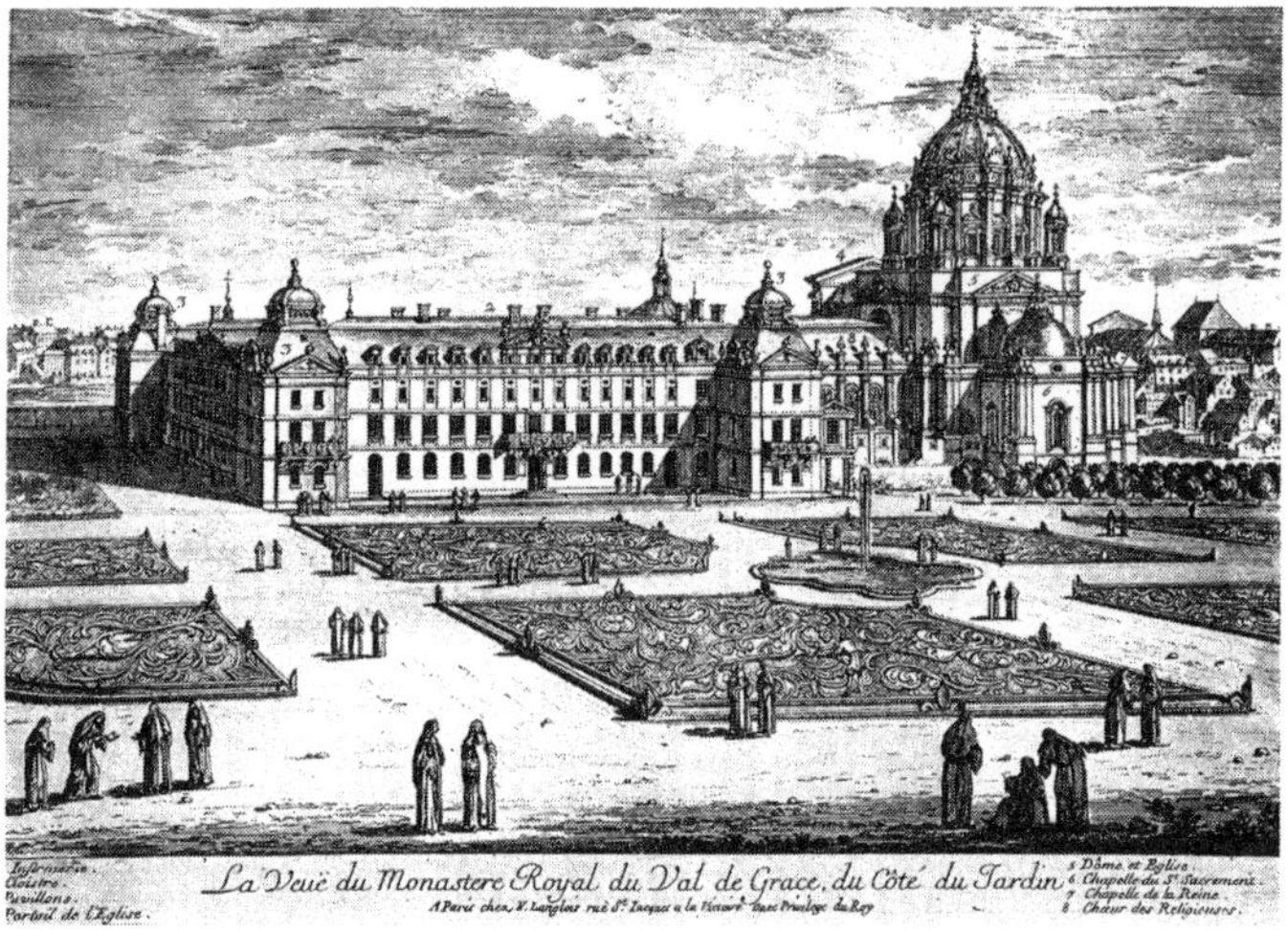

ヴァル・ド・グラス病院。軍事病院として使われていたが、ほぼそのままの外観を保ったまま現在は観光客を受け入れる教会となっている（*La Médecine à Paris du XIIIe au XXe Siècle*より）

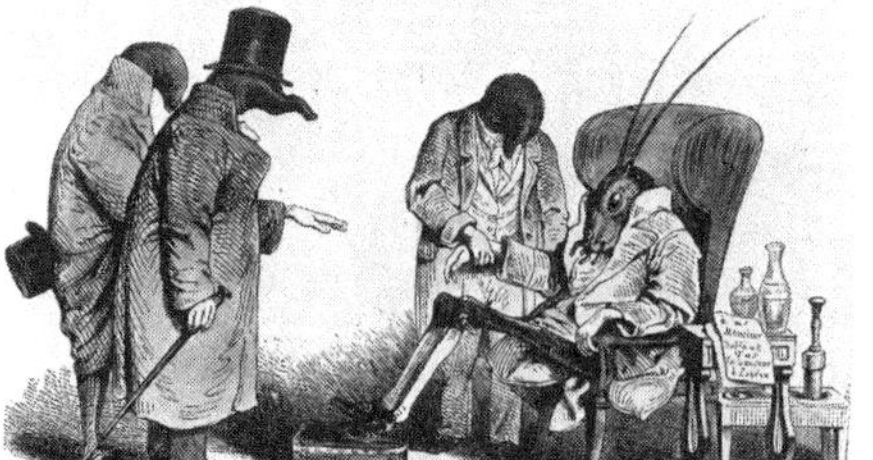

ブルセが推奨した、ヒルによる吸血療法を風刺した絵。左側の3人の顔がヒルとして描かれている（*La Médecine à Paris du XIIIe au XXe Siècle*より）

第に支持を失い、当時ドイツのガル Gall FJ（一七五八年―一八二八年）の影響で人気のあった骨相学に興味を示したりした。

ブルセの説は恣意的、独断的で今日では取るべきものはない。しかし、病気を局所的病変とその過剰刺激による変化として捉えたこと、すなわち病気の原因を局所の形態的変化ではなく機能的、生理学的反応に求めたこと自体は評価できるといえよう。

聴診器の発明者ラエンネック

ラエンネック Laënnec RTH（一七八一年―一八二六年）はブルセと同じブルターニュの出身だったが、彼とは対照的で、性格は地味、誠実でブルセに押されつつ、肉眼的病理解剖の伝統を守った。

彼は一八一六年、パリのネッケル Necker 病院に勤務していた時、一人の肥った女性（貴婦人ともされている）を診察した。それまで医師たちは患者の身体内の音を聞くのに直接耳を患者の体の表面に当てて聞いていたが、ラエンネックはふと子供たちの遊びを思い出して紙を丸めて筒を作り、片端を患者の体に当てて聞いてみたところ意外に良く聞こえた。このことから聴診器を発明したという話はよく知られている。彼の名は聴診器の発明で不朽のものとなった。この聴診器はその後木製の筒となり、一八二三年の頃には、すでにパリのすべての学生が利用していたと

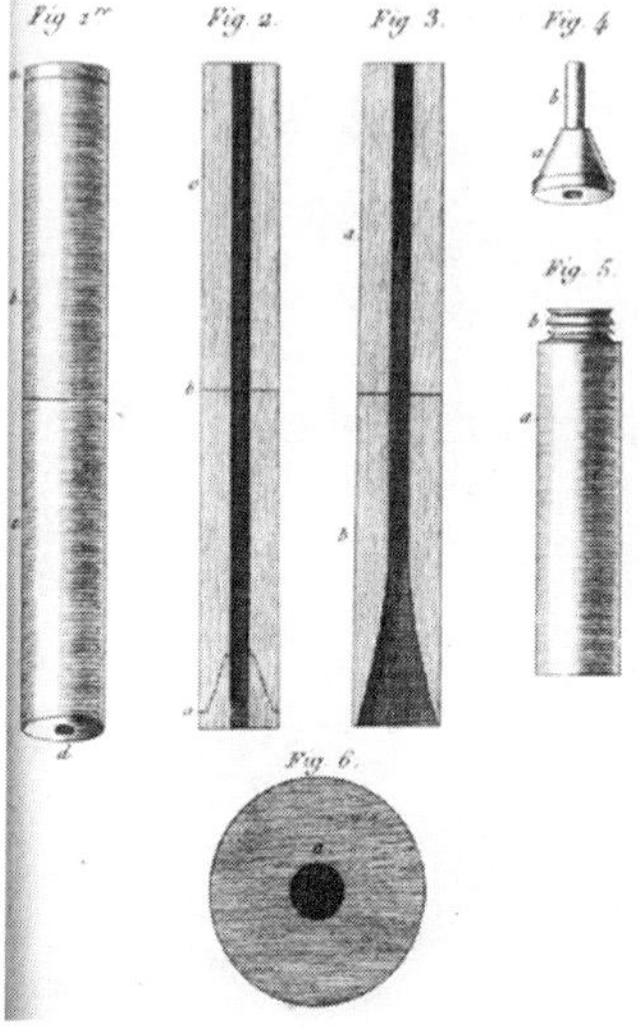

1819年頃に描かれた木製の聴診器の図

される。

のちに現在のような形に改良されたが、今日でもほとんどの医師が所有しており、聴診器は医師の象徴となっている。彼は一八二二年、シャリテ病院の内科医長、教授となり一八二六年に四五歳で没した。

ラエンネックは聴診器を使い肺が呼吸により発するいろいろな音を聞き、また肺の病理解剖により肺病変の研究を行い、とくに肺結核の病理解剖所見では以後、右に出るものはなかったとされている。肺の病気といえば代表的なものは結核だが、原因としての結核菌の同定は、コッホ（後述）による一八八二年の発見を待たねばならなかった。

「偉大」な外科医デュピュイトラン

一九世紀初めのパリで活躍した偉大な外科医にデュピュイトラン Dupuytren G（一七七七年—一八三五年）がいる。彼は戦場で働き、パリのオテル・ディユで病理解剖助手となった。のちに外科医長として活躍する。

　彼は精力的な人物で、年間一〇〇〇例の死体解剖をしたといわれており、豊富な剖検（解剖検査）の知識からいくつもの病気を記載しており、とくに手掌（てのひら）の手指腱（手の指を動かすための腱）の変性による病気は、デュピュイトラン拘縮として今日にその名を残している。彼は戦陣医学や熱傷の重症度の分類などについて記述し、また麻酔もない時代に数多くの骨折の治療やヘルニアの手術のほかに下顎切除、人工肛門造設、動脈瘤の手術など意欲的に手術を行い、外科医として高く評価されていた。

　また若い外科医に動物での手術を勧め、当時彼の下にいたインターン生のレンベルト Lembert A（一八〇二年—五一年）は、イヌでより確実な腸管縫合法として漿膜・筋層縫合法を示した。これは、腸管の全層または漿膜と筋層に針を通し、腸管を内反させて縫合する方法である。その後、この方法はレンベルト縫合と呼ばれて多くの外科医によって採用され、今日でも消化器外科では誰もがその名を口にしている。なおわが国ではレンベルトとドイツ語読みにしているが、本来のフランス語読みではランベールである。

　さらに、彼の下で学び、のちに膀胱結石を鉗子で破砕する方法を開発したシヴィアール Civiale J（一七九二年—一八六七年）はのちにパリのネッケル病院で活躍し、この病院の腎・泌尿器科は以後もこの方面の専門科として評価されている。また、尿道カテーテルで知られるネラトン Nélaton A（一八〇七年—七三年）や、直腸がんの切除手術を行ったリスフラン Lisfranc J（一七九

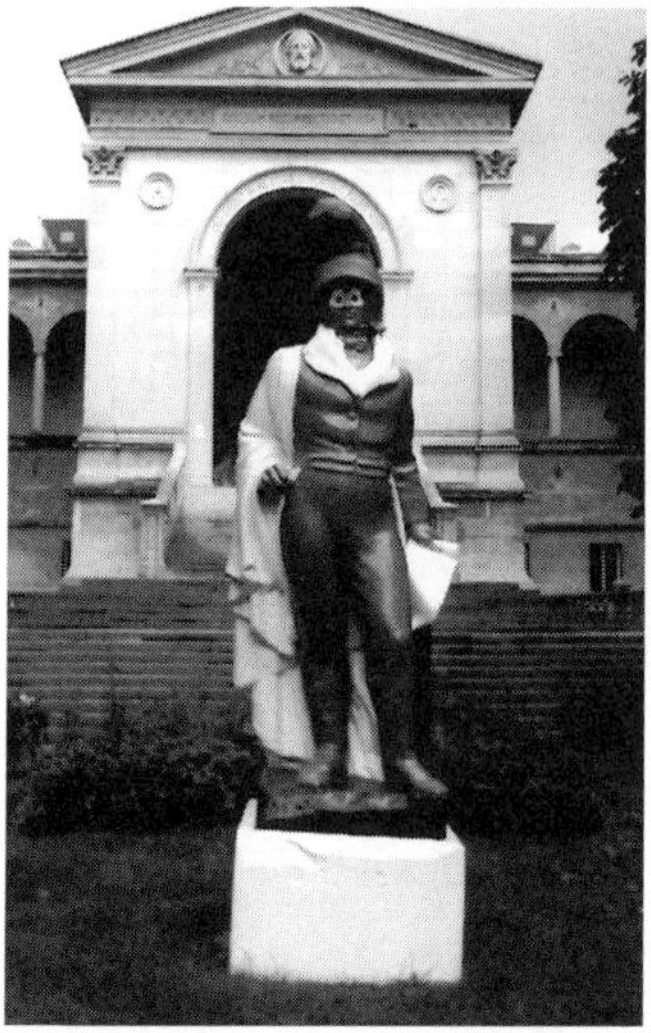
オテル・ディュの中庭にあるデュピュイトラン像（2009年、奥田七峰子氏撮影）

〇年―一八四七年）もデュピュイトランの弟子である。

デュピュイトランの業績は高く評価され、今でもオテル・ディュの中庭には像が建っている。しかし、ナポレオンやブルセを尊敬し、野心家で不親切、冷淡な性格の持ち主であったとされ、「外科医として第一級、人間として最下等」というのも彼の評価であり、そのためか、この像には今でもインターン生のいたずらでペンキが塗られたり服が着せられたりしている。

このほかにも当時のパリには多くの有能な臨床医がいて、彼らは患者の症状や身体所見（徴候）を微細に観察すると共に自ら病理解剖を行い、病気を理解しようとし、多くの知見を得た。しかし彼らが見たものは肉眼で可能な範囲であって限界があり、しかも病気の治療となると確実なものが乏しく、多くの医師が治療に関してはヒポクラテス以来の自然治癒力頼みか、そもそも治癒の可能性について懐疑的であったといえる。この時期の医療を評して「イギリスでは人を殺すがフランスでは死ぬに任せる」とも言われたほどである。

こういった限界を突き破るには、顕微鏡の利用や動物実験などによる病態生理学をはじめとした基礎医学の隆盛を待たねばならなかった。

二 ヨーロッパ各地の臨床医学

アイルランドとロンドンの内科医たち

パリでは一八世紀後半に病院が数多く造られたが、イギリスでも一八世紀になると病院、診療所の建設、改善が進み、パリと同様に病院に定着した医師たちは、患者の観察と病理解剖の知見との対比によって新たに独立した疾患をいくつも発見し、現在でもその発表者の名が病名などに残されている。

アイルランドの医師のグレーヴス Graves RJ（一七九六年—一八五三年）は眼球突出性甲状腺腫（グレーヴス病。ドイツ系ではバセドウ Basedow CAvon〔一七九九年—一八五四年〕の名をとってバセドウ病と呼ぶことが多い）を報告した。胸部疾患や大動脈疾患についての書を著したストークス Stokes W（一八〇四年—七八年）は一八五〇年頃、異常呼吸の一型を記述し、スコットランドの内科医のチェーン Cheyne J（一七七七年—一八三六年）と共に「チェーン・ストークス呼吸」にその名を残している。これは脳の酸素欠乏で起こる特有な呼吸状態で、一回の呼吸による換気量が徐々に増えたあと、今度は少なくなっていくという周期を繰り返すものである。

ロンドンではパーキンソンParkinson J（一七五五年―一八二四年）が無動、固縮、震顫麻痺などを症状とする疾患（パーキンソン病）を報告した。当時ロンドンで最も栄えたガイGuy病院（第三章に図版掲載）では、ブライトBright R（一七八九年―一八五八年）が腎臓疾患に基づく浮腫を示し、アディソンAddison T（一七九三年―一八六〇年）は悪性貧血などの症状と副腎萎縮との関連を認めアディソン病を、ホジキンHodgkin T（一七九八年―一八六六年）は悪性リンパ腺腫、ホジキン病を報告しており、彼ら三人はガイ病院の三羽烏と謳われた。

このようにイギリスの医師たちも多くの新しい知見を発見したが、フランスのように病気の分類や病因について論じることは少なかった。

一八世紀ドイツの臨床医学

ドイツが近代国家として認められるようになったのは一七〇一年、プロイセン（プロシア）王国が創設されてからといえるが、ドイツ医学といった場合、ドイツ語圏の医学を指していることが多い。

ルネッサンス時代のパラケルスス以来、ドイツの社会は理想主義的、行動主義的あるいはロマン主義的傾向が強く、医学でも同様であったといえよう。

とくに、一八―一九世紀に活躍したメスメル Mesmer FA（一七三四年―一八一五年）は身体に内在するとされた磁気力を患者に感応させて催眠させるなどの治療を行い、ハーネマン Hahnemann S（一七五五年―一八四三年）は病気の原因物質、毒物を希釈して投与し治療する同種治療（ホメオパシー homeopathy）を提唱し、ガル Gall FJ（一七五八年―一八二八年）は頭蓋骨の形状は脳の形を表し、脳の機能を推定できるという骨相学を説いた。このような治療は一時期人気があった。面白いことに、結局、彼らは最後はパリで活躍している。もちろん、こういった風変わりな医師は例外的であり、多くの医師はより科学的な視点で医学を捉えていたといえよう。

この時代に書かれたドイツ書のオランダ語訳書が江戸時代の日本にもたらされ、蘭方医が利用したことは特筆される。たとえば、フランクフルト出身でオランダに学び軍医となり、のちにニュールンベルグ、北ドイツのブラウンシュウェイグで活躍したハイスター Heister L（一六八三年―一七五八年）の外科書は挿図付きで実用的であり、英語、フランス語、イタリア語、ラテン語、オランダ語に訳された。わが国では杉田玄白（一七三三年―一八一七年）、大槻玄沢（一七五七年―一八二七年）らが、オランダ語訳の書から訳し『瘍医新書』など数部に分けて出版している。また杉田玄白らが訳し出版した『解体新書』はダンチッヒのクルムス Kulmus JA（一六八九年―一七四五年）が初心者向けに書いた解剖書 *Anatomische Tabellen* のオランダ訳書に依ったものである。

前述のように一八世紀になってプロイセンが近代国家として台頭し、その首都ベルリンは文化、経済、行政、学問の中心として発展し、一時期ナポレオンに征服されたりしたが、一九世紀には息を吹き返し、一八〇九年に新たなベルリン大学（フリードリッヒ・ウィルヘルム大学）が設立された。この大学では教育、研究の自由や大学の教授による自治が容認され、世界の近代的大学のモデルとされた。とくに基礎医学の発展は目覚ましかったが、これについては後述する。

また初代の医学部長のフーフェランド Hufeland CW（一七六二年—一八三六年）が一八三六年に著した『医学必携』*Enchiridion medicum* の中で医師の道徳について述べた遺訓に感動した幕末の蘭方医、杉田成卿（すぎたせいけい）（一八一七年—五九年）や緒方洪庵（おがたこうあん）（一八一〇年—六三年）はこれを『医戒』として訳し、これは幕末の医師たちに大きな影響を与えたとされる。

さらにライプツィヒ大学の内科教授のウンデルリヒ Wunderlich CRA（一八一五年—七七年）はパリの医師たちのように患者の身体所見と病理解剖所見から病気を説明するだけでなく、生理学的手法を導入すべきと考え、患者の体温、脈拍数などを記録するいわゆる温度表を作り、利用したことで知られている。彼の下で学んだベルツは単身来日し、長年にわたり東京大学で教鞭（きょうべん）をとった（後述）。

ウィーンの医師たち

ウィーンは古くから栄えた都市である。一三世紀頃からハプスブルク家の支配下にあって、すでに一三六五年には大学が創設されるなど、オーストリアの中心都市として発展した。とくに一八世紀になると繁栄し、一七四〇年、帝位についた女帝マリア・テレジア Theresia M（一七一七年—一八〇年）はプロイセンに対抗し、国力の強化、重商主義による社会改革を進めた。

また、ウィーン大学を教会の支配から独立させた。医学部では、当時臨床教育で評判の高かったオランダ、ライデン大学のブールハーヴェ Boerhaave H（一六六八年—一七三八年）の下で学んだスヴィーテン Swieten Gvan（一七〇〇年—七二年）とデ・ハエン de Haën A（一七〇四年—七六年）らを招き改革に乗り出した。彼らは体温計を利用し、徹底した臨床教育と病理解剖所見に基づく教育を重視し、多くの医学生が集まった。

さらに、一七八四年には、前述のように当時では最大級とされる四〇〇〇床の総合病院が建設され、ウィーンは医学において重要な役割を果たすことになった。この時期、この病院のアウエンブルッガー Auenbrugger JL（一七二二年—一八〇九年）は一七六一年に打診法を発表しているが、当初ドイツでは注目されなかった。それをパリのコルヴィサールが取り上げたことは前述した。この時代、すなわち一八世紀中盤から後半にかけてウィーンで活躍した医師たちは「旧ウィーン学派」と呼ばれる。

一八世紀末から一九世紀初めにかけて、ウィーンもナポレオンに占拠されたが、ナポレオンの失脚とともにオーストリア帝国宰相のメッテルニヒが主導したウィーン会議が開かれるなどして再び活気を取り戻した。一八三〇年頃には、ウィーンの総合病院では専門分化が進み、多くの優秀な人材が集まった。当時までパリの病院などでは臨床医が病理解剖にあたるのが通例であったが、ここでは専任の病理医が死体解剖を行い、一八三四年に教授として就任したロキタンスキーRokitansky C（一八〇四年―七八年）は退職時までに三万体以上の病理解剖を行い、彼によって病理解剖学は完成したとさえいわれている。

臨床では内科医のスコーダ Skoda J（一八〇五年―八一年）が知られ、彼はフランスの医師たちが採用した打診・聴診に興味を持ち、ロキタンスキーと協力して病気の診断に熱中した。彼らは人気教師であったが、治療には熱意がなかったとされている。一九世紀のこの時代の医学は、旧ウィーン学派に対して「新ウィーン学派」と呼ばれている。

一九世紀後半になると、麻酔や消毒法が導入されて本格的な外科の時代になるが、ウィーンには初めて胃切除に成功したビルロート（後述）をはじめ多くの有能な外科医が輩出し、一時期、ウィーンは世界の医学の中心地となった。

第二章

基礎医学の興隆——一九世紀後半

一　ドイツにおける基礎医学者の活躍

ベルリン大学の「三傑」

一九世紀後半になると、医学に物理学や化学の進歩の成果が取り入れられて、新たな息吹がもたらされることになった。とくに顕微鏡を使った観察により、生体の微細な構造が明らかにされたことは特筆される。それまで顕微鏡による観察では、腸間膜（ちょうかんまく）のような透視できる薄い組織の観察を除くと生体の表面しか観察できなかった。しかし、金属性の刃を用い組織を一〇—三〇ミクロンに薄切りできる装置「ミクロトーム」が開発されて事情が変わる。アルコールやホルマリ

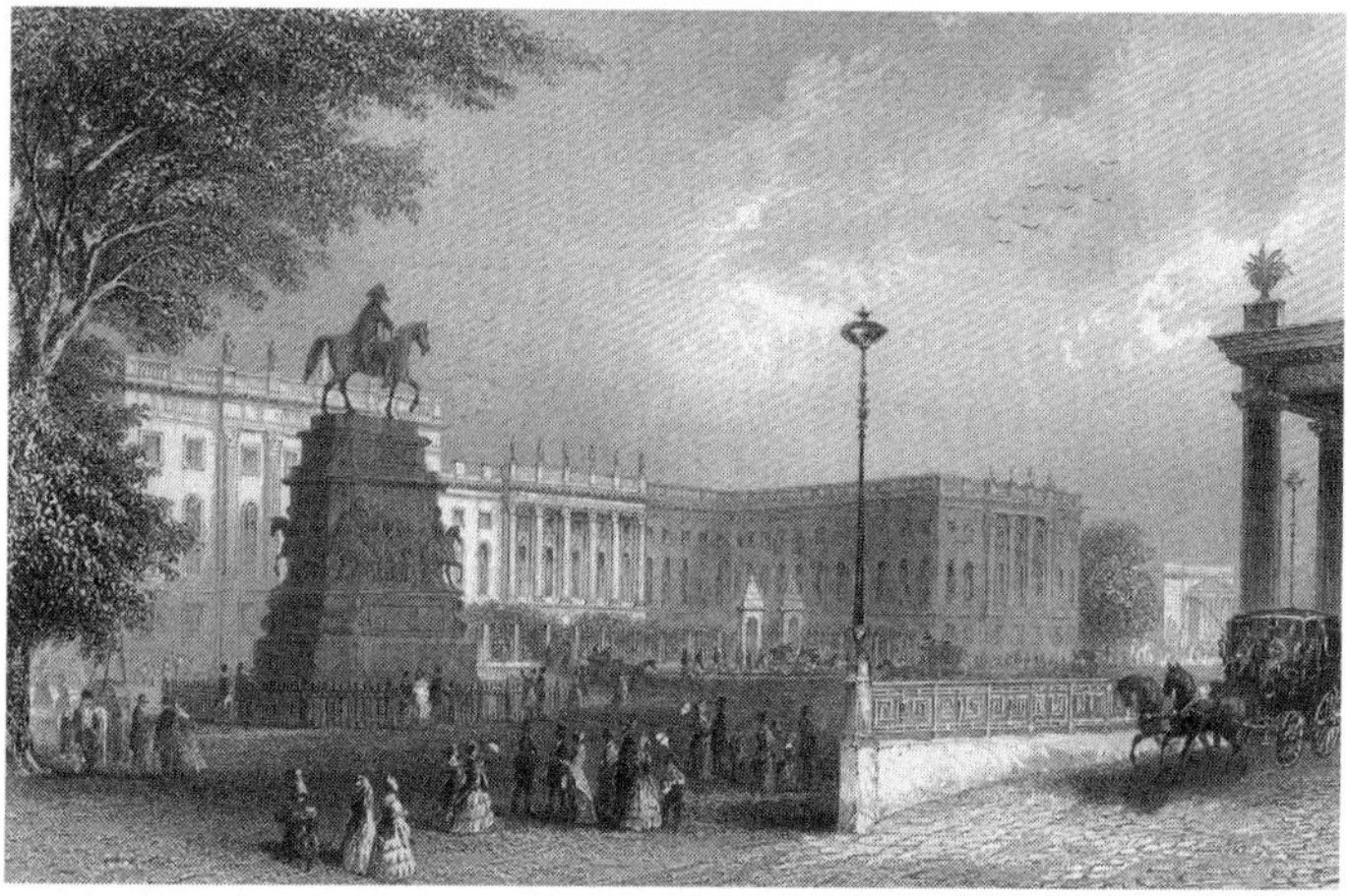

1840年頃のベルリン大学。のちに改称されて東ドイツ時代にはフンボルト大学と呼ばれた。フリードリヒ大王の像が見える（A. Carseによる）

ンなどで固定された組織が薄切りされ、その組織をガラス板の上に乗せて染色したものを、透過光を用いて顕微鏡で観察できるようになった。これによって細胞レベルの観察が容易になり、形態学（医学にかぎらず生物学の一分野。morphology）は画期的な進歩を遂げた。また動物実験を基に基礎医学が盛んになり、医学は大きく進歩した。

基礎医学とは、患者の診療に直接は関わらない研究分野で、解剖学や生理学、病理学、細菌学などを含む学問である。その名の通り、この分野の知見を基礎として内科学、外科学、精神医学などの臨床医学の進歩が可能になる。逆に言えば、この基礎医学の充実なくして（臨床）医学の充実はありえないのであり、ここまでに見てきた当時の臨床医たちがその才覚や努力にもかかわらず大きな成果を出すことができなかったのも、基礎医学が不十分だったからということもできよう。

とくに、ドイツでは一九世紀後半に産業革命が起こり、国力が増強され、ベルリン大学では有能な基礎医学者が続出した。中でも生理学のミュラー、病理学のウィルヒョウ、細菌学のコッホら三人は特筆されよう。

生理学の大家ミュラー

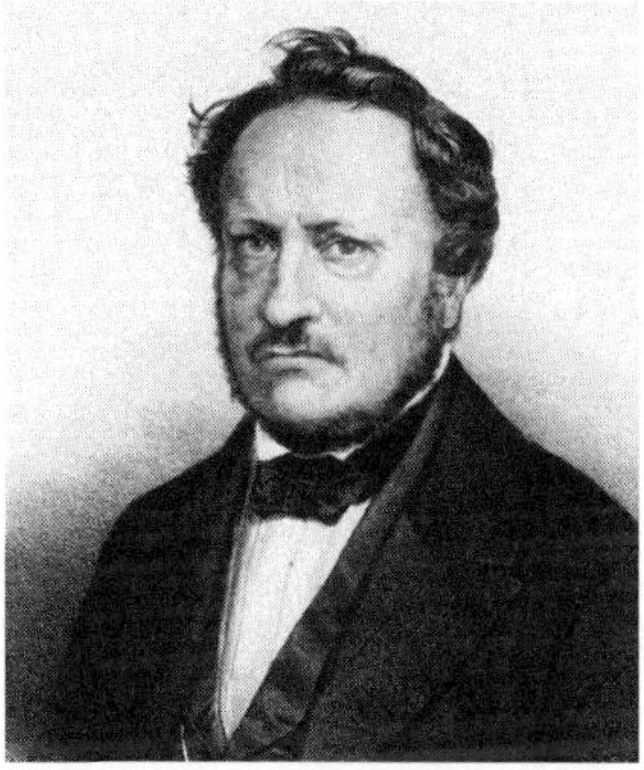

ミュラー。「ミュラー管」が現代にその名を伝える。ベルリン大学とボン大学で業績を残し、たくさんの弟子を育てた

ドイツ西部のライン河畔コブレンツに生まれたミュラー Müller JP（一八〇一年―五八年）は、生地近くのボンにあるボン大学で医学を学んだ。その後ベルリン大学で解剖学を修め、二十代のうちにボン大学の教授となり、再びベルリン大学に戻って一八三三年に教授となった。

彼は解剖、病理学に顕微鏡での観察を加えた。それによって生理学、解剖学、胎生学の領域で多くの研究業績を上げたが、中でも有名なのはその名を冠したミュラー管（Müllerian duct）の発見である。これは動物の発生過程において生じるもので、オスでは消失するがメスでは残って輸卵管、子宮などに発達する器官である。

彼はまた神経の作用にも関心を示した。感覚神経に対して機械刺激・温熱刺激・電気刺激など異なる種類の刺激を与えても、それぞれの感覚神経はそれ固有の感覚を生じさせる――例えば、視神経にはどのような種類の刺激を与えても、「明るい」とか「光である」という感覚を生じさせる――ということを示したのである。彼はこうした知見を主著『視覚の比較生理学』*Zur vergleichenden Physiologie des Gesichtssinnes* などで示し、生理学の多大な発展に寄与したといえる。

彼は五十歳代のうちに亡くなったが、死後、多くの優秀な弟子たちが生理学をさらに発展させる。彼の助手を務め、動物と植物は同様に細胞から成り立っていることを明らかにし、神経線維を取り囲む鞘(さや)状組織にその名を残しているシュワン Schwann T（一八一〇年―八二年）、同様に助手を務めて腎臓の尿細管（ヘンレ係蹄(けいてい)）に名を残したヘンレ Henle FGJ（一八〇九年―八五年）、神経や筋肉における刺激の伝達を電荷の変化によるものととらえ、ミュラーの地位を継いだデュ・ボア＝レイモン du Bois-Reymond EH（一八一八年―九六年）、検眼鏡を発明して眼底の観察を可能にしたほかエネルギー保存、聴覚と音響学、流体力学、電気力学など物理学での活躍も見せたヘルムホルツ Helmholtz HLFvon（一八二一年―九四年）らが有名である。その他とくに重要なのは次に述べるウィルヒョウであった。

近代病理解剖学の祖ウィルヒョウ

ポーランド北部（当時はプロイセン領）に生まれたウィルヒョウ Virchow RLK（一八二一年—一九〇二年）はベルリン大学で解剖学を学んだのち、ベルリン市立病院の病理解剖担当となる。ヴュルツブルク大学の教授を経て一八五六年にベルリン大学に戻り、顕微鏡を使った病理解剖学の基礎を確立した。

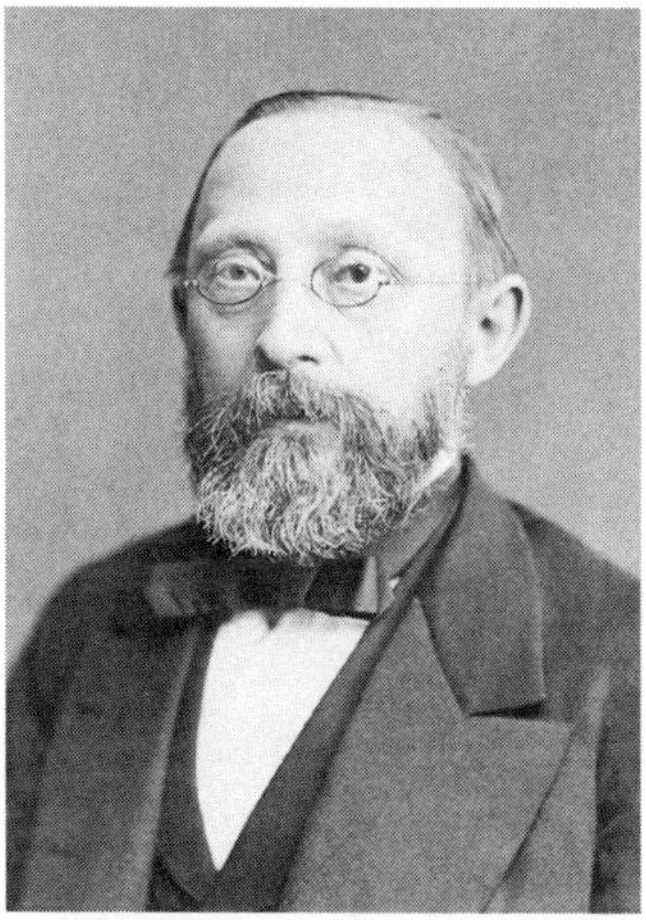

ベルリンで活躍したウィルヒョウ。「病気の原因は細胞にある」と考えた。政治家としてはビスマルクに対抗し、自由主義的な議会政党「進歩党」の結成に力を尽くした

すでに述べたように、薄切りされた組織切片を染色して透過光線を利用することで顕微鏡による細胞レベルの観察が可能になり、肉眼では見られない微小構造が解明されて、解剖学は飛躍的に進歩した。こうした技術を基に、彼は「総ての細胞は細胞より生じる」、また「病気の原因は細胞の異常による」と主張し、『生理的及び病理的組織学を基礎とする細胞病理学』*Die Cellularpathologie in ihrer Begründung auf physiologische und pathologische Gewerbelehre*（一八五八年）や『病的腫瘍論』*Die krankhaften Geschwulste*（一八六三年—六七年）を書いて、近代

病理学の祖としてその名を不動にした。彼はまた考古学にも興味をもつ人類学者でもあり、ドイツ人類学会の創始者となった。さらに一八六一年にはプロイセンの下院議員となり、鉄血宰相と恐れられたビスマルク（一八一五年―一八九八年）の強兵政策に対抗して活躍した政治家でもあった。

病理学は病気の原因を明らかにするものであるといえるが、病気の原因については、西洋では古代ギリシャのヒポクラテス以来、体液説が長く信じられていた。一八世紀前半にイタリアのモルガーニがこれを器官、臓器に置いたことで流れが変わった。その後、一八世紀末にフランスのビシャは病因を組織の変化に求めたが、一九世紀中盤のウィルヒョウに至ってそれは細胞のレベルに移されたといえる。その後、二〇世紀になると病気の原因の追究はさらに細胞内の成分、遺伝子の変化へと進んでいくことになる。

細菌学の開祖となったコッホについては別項で述べることとしたい。

二　フランスにおける実験医学

動物実験による発展

前章で述べたように、一八―一九世紀のフランス、とくにパリの臨床医たちは病気について考える時、患者の症状や所見を、肉眼で見られる病理解剖所見と対比することに熱中していた。しかし肉眼で観察される臓器や組織の変化がどんな原因、機序(きじょ)(仕組み、メカニズム)で起こるのかという問題になると、それを観念的解釈で済ませていたところがある。もちろん、その説明には生理学的知識などが必要であることを認識していた医師もいたが、多くの医師はこういった基礎医学の重要性についてはあまり関心を示さなかった。

このようなフランス医学界の中でも、生理学的研究、とくに実験医学に取り組んだ人びとがいた。フランス実験生理学の創始者とされるマジャンディ Magendie F(一七八三年―一八五五年)はパリのオテル・ディュでビシャに学んだが、ビシャの神秘的な生気論や観念的疾病分類を批判し、より実証的な医学を目指して実験を重ねた。とくに有名なのは、イヌの神経を切断する実験によって神経系統を区別したことである。彼は、脊髄から腹部側へ出る前根(ぜんこん)が運動神経で、背中側から脊髄へ入る後根(こうこん)が感覚神経であることを明らかにした。

また、同じくパリで活躍したフルーランス Flourens P(一七九四年―一八六七年)は、動物の脳の一部を切除するなど多数の動物実験を行い、神経生理学に貢献した。彼が示したのは、小脳が運動の協調の役をしていること、延髄(えんずい)に呼吸中枢(ちゅうすう)があることなどである。

しかし彼は当時問題にされていた大脳の機能局在説には反対の立場をとっていた。機能局在説とは、生物の行動を司る機能が大脳の特定の部分に存在しているという考え方である。現代ではおおむね支持されているが、当時では、対抗する全体論（脳がその全体をもって初めて機能しているとする立場）との間で激しい論争があった（後述）。

グリコーゲンを発見したベルナール

一九世紀後半になると、パリに二人の基礎医学の巨匠が出現した。実験生理学のベルナールと細菌学のパスツールである。

ベルナール Bernard C（一八一三年—七八年）はパリ大学で医学を学び、動物を使った実験を重ねて数々の新しい知見を示した。たとえば、南米の原住民が使用していた毒矢の毒の成分であるクラーレ curare（植物性の猛毒物質の一種）の機序の研究を行い、またウサギの頸部交感神経切断により同側の頭部の皮膚温が上昇することを示して、神経には感覚や運動を司る神経線維だけでなく、血管を収縮、拡張させる神経線維があってこれが血流の調整をしていることなどを報告した。

さらに有名なのは、肝臓のグリコーゲンについての研究である。グリコーゲンとは、生物が食べ物から得たブドウ糖（とう）から生成される物質（巨大分子）で肝臓に蓄積され、これが分解されてブドウ糖として血中に放出され筋肉や脳などのエネルギー源となるものである。ベルナールはイヌに糖質を含まない食事を与えると門脈（胃や腸から肝臓に血液を運ぶ血管）中には糖がほとんど検出されない一方、肝臓から流出する肝静脈の血液中には高濃度の糖が存在することを発見し、肝臓は糖を分泌していると考えてこれを内分泌と呼んだ。消化液や粘液が消化管内、いわば体外（消化管は口から肛門へ至る一本の管であり、外部へ開かれている）に分泌されるのは外分泌で、これに対して、細胞から血管内や組織中に生成物質が分泌される機序を内分泌としたのである（現在では内分泌という語は別の意味で使われている――後述の「内分泌学の発展」参照）。

彼は実験にあたり正確を期して二度、検査をすることを原則としていたが、肝臓に含まれる糖分の測定をしていた時、二度目の検査がたまたま翌朝になってしまった。その翌朝の肝臓の検査で高濃度の糖が検出されたのである。これを機に、切除された肝臓は室温に放置されると糖を作り出すことに気づき、この糖の産生の素となる物質をグリコーゲン glycogen と命名した。これは糖の代謝（物質の分解や合成によって生体に必要なエネルギーが供給されること）についての、

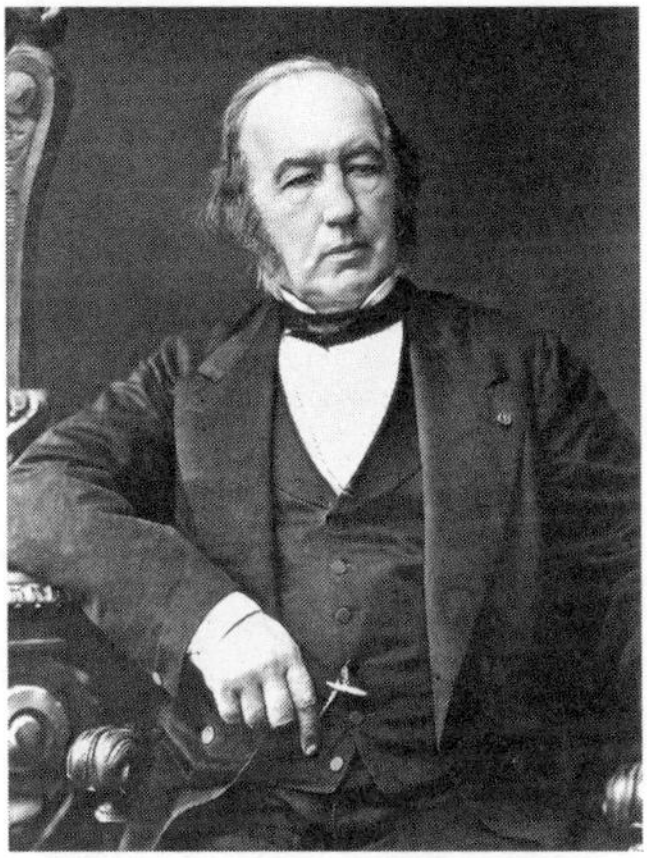

19世紀パリの生理学の大家ベルナール。コレージュ・ド・フランスでマジャンディの助手となり、のちにその後を継いで教授となった。実験の前に仮説を立てることを推奨した

画期的に重要な発見であった。

また生体は上皮(じょうひ)で外界と隔離され、細胞はあたかも血液などの体液の中に浮遊しているかのようである。生体はこの体液を通して生命活動を営んでいるわけで、彼はこれを内部環境(milieu intérieur)と呼んだ。この考えはのちの生理学者に大きな影響を与えた。

また彼の著書『実験医学序説』*Introduction à l'étude de la médecine expérimentale*(一八六五年)は実験医学の重要性を強調したもので多くの人たちに読まれた。

細菌学の巨匠パスツールについては次節で述べることとしたい。

三　病原体の発見と同定

種痘法の発見とその普及

ある種の病気が伝染、感染することは経験的に知られていたが、どのようにして伝染するのかは分からないままであった。なお伝染と感染という言葉はほぼ同意だが、今日では感染という言葉が多く使われ、かつて伝染病と呼ばれていたものはほぼすべて感染症の名で呼ばれるようになった。

一八世紀に至るまで約三〇〇〇年にわたって人類を悩ませていた感染症の一つに天然痘(てんねんとう)(痘瘡(とうそう)、variola, small-pox)があった。この病気は一度罹(かか)るとその人は二度と罹らないことが知られていて、インドや中国では天然痘患者の皮膚の膿胞(のうほう)から採取した分泌物を健常人の皮膚や鼻内に接種し、これを予防しようということが行われていた(人痘法、人痘接種法)。しかし、この方法は実際に天然痘を発症させてしまう危険性があり、また効果も確かでなかった。

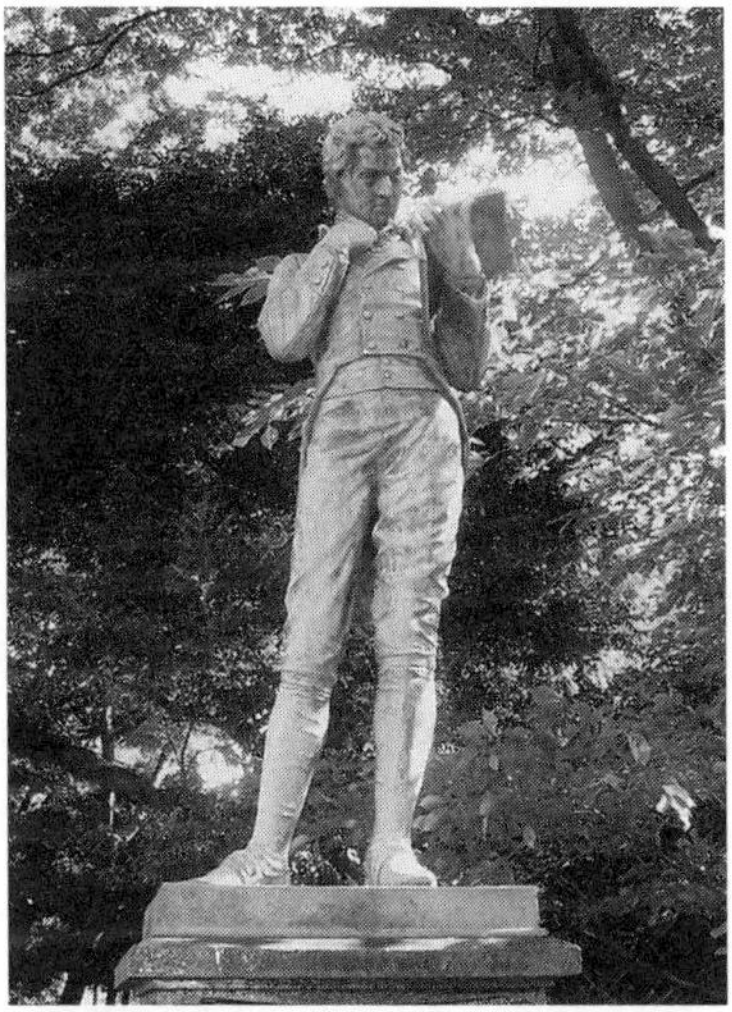
東京・上野公園の東京国立博物館の敷地内に建つ、書を読むジェンナー像

イギリスのジョン・ハンター(後述)の弟子のジェンナーJenner E(一七四九年—一八二三年)は二四歳の時、郷里の田舎で開業していたが、牛の乳搾りをする女性が天然痘に似た牛痘(ぎゅうとう)に罹るとその女性は天然痘を発病しないことを知り、牛痘を人に接種して天然痘を予防することを考え、一七九八年にこの方法が有効であることを報告した。今でいう免疫療法であるが、この牛痘法は急速に世界に広がった。
わが国ではそれまで、一部で中国流の人痘接種法が行われていたが、一八四九年に長崎に牛痘が輸入され、急速に全国に広まった。のちに天然痘の原因がウイルスであることが分かり、またワクチン療法が普及して、一九八〇年にＷＨＯ（世界保健機関）は地球上から天然痘が根絶されたことを宣言した。ジェンナーの論文の発表から二〇〇年近い歳月が過ぎていた。

牛痘の接種、さらに現在では一般に病原体の接種による免疫療法をワクチン接種（vaccination）と呼んでいるが、これは後述のパスツールの命名によるもので、ジェンナーの牛痘法にちなみ「雌牛（vacca）」という名がそこに残されている。

ウイルスや細菌などの微生物には人間にとって病原体となるものがあるが、病原体としての細菌学の興隆はこのあと述べるように一九世紀の後半からで、ウイルスの特定はその小ささからさらにあとの時代になる。天然痘はこのように病原体が発見されるよりずっと前に予防法が出来上がったことになる。

根拠不明だが有効だった消毒法——ゼンメルワイスの嘆き

一九世紀以前、感染症については病原体が介在するという考え方はまだ普及しておらず、感染経路は不明で、伝染の機序については接触伝染（contagion）説とミアスマ miasma（瘴気〈しょうき〉）説が並存し論議されていた。

このような時代にあって、ハンガリー出身のウィーンの産科医ゼンメルワイス Semmelweis IP（一八一八年—六五年）が気づいたことがあった。それは、医学生の産科実習病棟では、助産師養成のための産科実習病棟よりも産褥熱（産道などの創傷が細菌感染して起こる発熱で、当時比較的高い致死率をもっていた）の患者が顕著に多いことであった。そこで医学生たちに実習前に塩化カルシウム液で手洗いをさせたところ、産褥熱患者が激減した。ゼンメルワイスは病原体の存在を認識していなかったが、手洗いは結果的に消毒の効果を持った。この画期的な成果を彼が論文にしたのは一八六一年のことであったが、当時ではなお、なぜこうなるのか、さらなる根拠を示すことができなかったため、その主張は広範には受け入れられず、彼は失意のうちに世を去った。

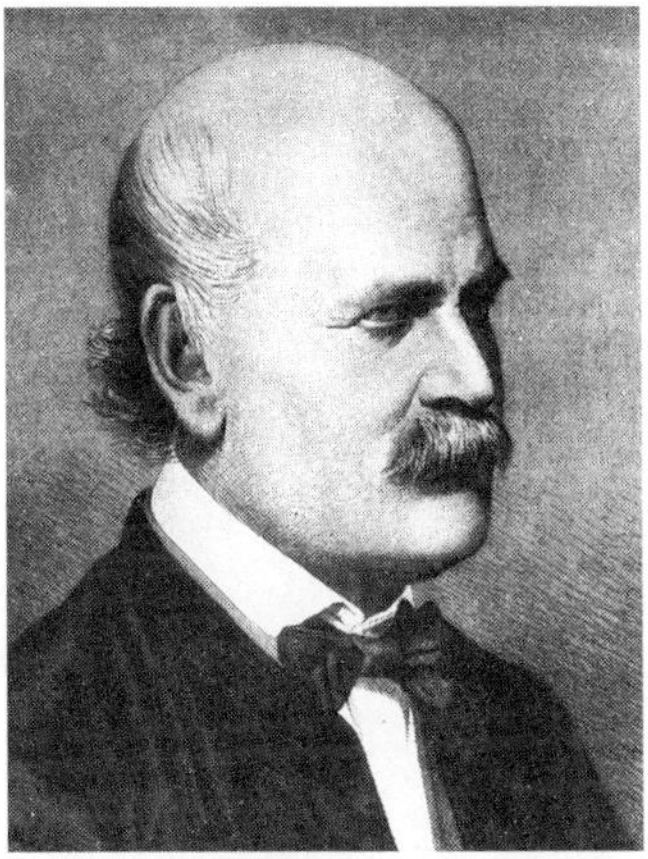

手洗いによる消毒法を実践したゼンメルワイス。劇的な実績を挙げたにもかかわらず、彼の主張は生前、十分に広がらなかった

微生物、病原体の発見とワクチン療法
——パスツールの活躍

パスツール Pasteur L（一八二二年—九五年）はそもそも医師ではなかったが、フランスで最も高く評価されている医学者であり、現在でもパリにその名を冠した世界的に有名な研究所（一八八八年創立のパスツール研究

所 Institut Pasteur）がある。

彼はパリで化学を学び、最初は酒石酸の結晶の光学異性（分子式は同一だが原子の立体的な配置が分子内で異なるために光に対して異なる反応を示すこと）について研究していたが、リール大学に勤めていた頃、ブドウ酒の腐敗は微生物の混入による乳酸の生成によることを顕微鏡で見つけ、微生物に興味を示すようになった。のちにパリに移ったが、発酵が微生物の増殖の結果であること、この微生物は自然発生するものでなく同じ微生物から生じるものであること、また空気中に多くの雑菌が存在することを実証した。これは「神がブドウ酒を作られた」と考える、いわば自然発生説を信じる科学者や神父たちの非難を受けた。

一八六〇年代の後半、イギリスのリスター（後述）はパスツールの考えを基に石炭酸防腐法によって創傷の化膿を防ぐことに成功しており、この知らせにパスツールは大いに喜んだという。一八六八年に彼は脳出血で倒れたが研究は続け、普仏戦争で一八七〇年のパリの攻囲の折には一時期故郷に帰ったが、再びパリに戻った。

一八八〇年頃より、ドイツではコッホが微生物の培養に成功し種々の細菌を発見した（後述）が、以後パスツールは国威をかけて競争することになる。当時フランスではヒツジ、ウシ、ウマの病気として炭疽病（脾脱疽。炭疽菌が血中に入ることで起きる中毒症状や急性の炎症）が問題視されていて、パスツールはその対策を頼まれた。この原因細菌である炭疽菌はすでにコッホが発見していたが、一八八一年、パスツールは病原細菌培養を繰り返すことで細菌の弱毒化を図り、

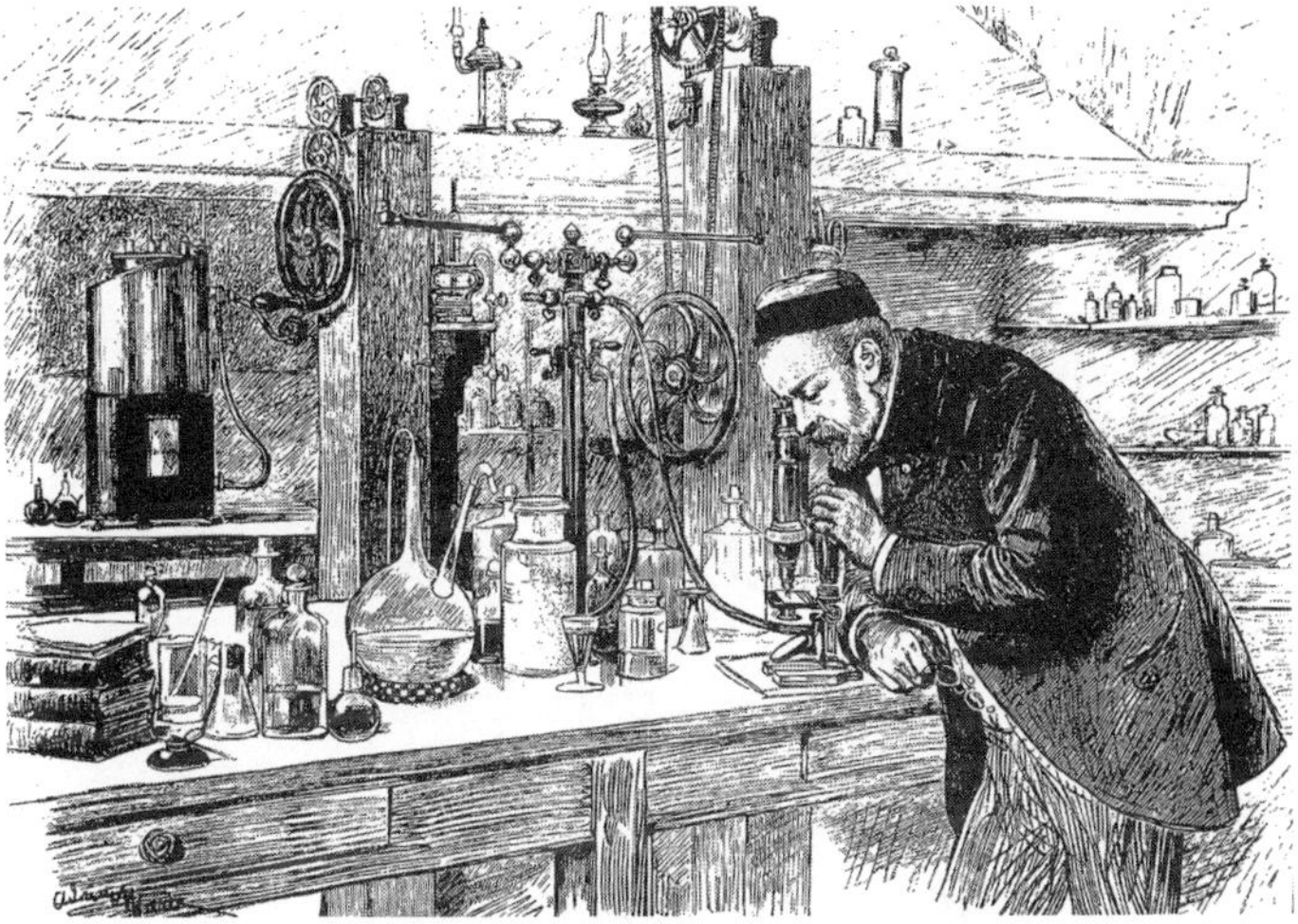

パリのウルム通り(Rue d'Ulm)にあった研究室で顕微鏡を覗きこむパスツール(*La Médecine à Paris du XIIIe au XXe Siècle*より)

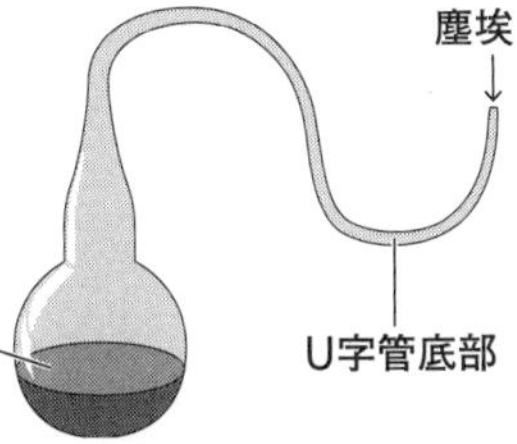

パスツールの実験:生物自然発生説についての反論。腐敗、発酵は空気中の微生物によってもたらされることを示すため、パスツールはフラスコの頸部を引き伸ばしU字型に屈曲した長い管を作製した。フラスコ内に腐敗しやすい有機物を入れ煮沸、冷却しておくと、フラスコ内の液は腐敗しない。しかしフラスコを傾けてU字管の部分に内部の液を流してから戻すと、腐敗が始まる。要するにU字管底部に塵埃が溜まりフラスコ内には侵入しないようにすれば腐敗が起こらないが、塵埃と接触させると腐敗が起こる。この実験は、腐敗や発酵は空気中に存在する微生物の作用によるものであることを示し、当時の生物自然発生説を否定したものとして知られている

これを家畜に注射することにより、炭疽病を予防しうることを実証し、その功により政府からレジオン・ドヌール勲章を授けられた。また同様にニワトリのコレラについて、ワクチンによる予防法を示した。

さらにパスツールは一八八二年、六〇歳の頃、狂犬病の研究に着手し、狂犬病で死んだウサギの脳、脊髄から抽出した液を別のウサギの脳、脊髄に注射し、この病原体を接種、保存できることを示した。また、何度もこの接種を繰り返すことでその病毒が弱まること、さらに脳、脊髄を乾燥させることで無毒化できることを発見し、その抽出液の投与によって狂犬病の発症を予防しうることを示して幾多の患者を救ったとされる。

狂犬病の病原体は当時不明であったが（その後ウイルスであることが分かった）、パスツールはその原因を病原体の中枢神経への感染と考え、弱毒化あるいは無毒化した病原体をヒトや動物に注射しておけば今日でいう「免疫」状態ができて、その病気に罹らない、あるいは治すことができることを実証したわけである。これはジェンナーの種痘に似ており、パスツールは前述のように弱毒化された病毒を、ジェンナーに敬意を表してワクチン vaccine と呼んだ。

細菌の発見と同定——コッホの三原則

ドイツに生まれたコッホ Koch HHR（一八四三年—一九一〇年）は、ゲッティンゲン大学で医学を修め、田舎町で開業していた。彼は当時フランスで活躍していたパスツールなどの業績に刺激されて、顕微鏡を手放さず、微生物の観察に明け暮れた。

彼は炭疽病に罹ったヤギの血液の中に原因菌らしきものを見つけて、それを培養することに成功した。この成果を一八七六年、三三歳の時に報告した。その業績により一八八〇年にベルリン大学に就職し、以後細菌学の領域で数多くの業績を残し「細菌学の祖」として評価されている。

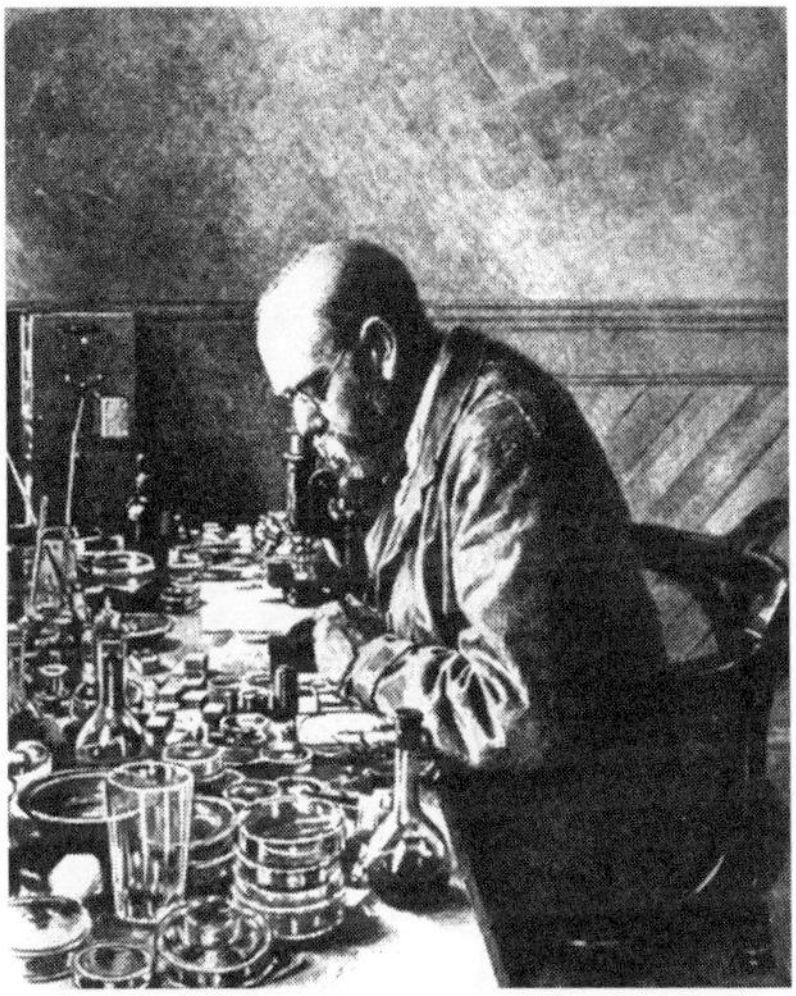

研究室で顕微鏡を覗くコッホ。パリでのパスツールの活躍にライバル心を燃やしながら、次々と細菌を発見、同定し、1905年にノーベル生理学・医学賞を受賞した

前述のように、顕微鏡の改善によってすでに一九世紀以前に微生物の存在が知られていたが、コッホは寒天培地（寒天［ゼラチン］と肉汁などを合わせて固めた、培養のための素地）などを利用した細菌の培養により、いくつもの病原細菌を同定した。

とくに、ある細菌が病気の原因であることを証明するには、

① その病気にはいつも同じ細菌が見つかること
② 体外でその細菌を培養できること
③ 健康体にその細菌が入るとその病

主な病原体の発見

年	細菌名	発見者（出身国）
1873	らい菌	ハンセン（ノルウェー）
1878	ブドウ球菌	コッホ（独）、オグストン（英）
1879	淋菌	ナイセル（独）
1880	マラリア原虫	ラヴラン（仏）
1881	連鎖球菌	オグストン（英）
1882	結核菌	コッホ（独）
1883	コレラ菌	コッホ（独）
	ジフテリア菌	クレブス（独）
1884	破傷風菌	ニコライエル（独）
1885	大腸菌	エリシェリヒ（独）
1894	ペスト菌	北里（日）、イエルサン（仏）
1898	赤痢菌	志賀（日）
1905	梅毒の原因菌	シャウディン、ホフマン（独）

気が起こること

という三つの条件が必要であるとしたことは有名で、これは「コッホの三原則」として知られている。炭疽菌についても、ヤギから見つけた菌を培地で培養し（②）、それをネズミに移したらネズミが炭疽菌に感染したこと（①）、その症状を起こしたこと（③）を確認したのである。コッホはこの原則を基に炭疽菌をはじめとして結核菌を発見し（一八八二年）、コレラ菌の純培養に成功した（一八八四年）。また染色法の利用は細菌の同定を容易にした。

さらにコッホはパスツールと同様、病気の予防に関心を持ち、結核菌の培養液を精製したワクチン（ツベルクリン）を作り結核患者の治療を目指したが、期待に反して成功しなかった。このツベルクリンはのちに結核の診断に使われるようになった。

彼の弟子は多く、とくに日本の北里柴三郎（きたさとしばさぶろう）（一八五二年―一九三一年）は一八八九年、コッホの下で破傷風（はしょうふう）菌の純培養に成功し、その毒素を抽出してウサギに注射し抗毒素血清を作った。また同僚のベーリング Behring Evon（一八五四年―一九一七年）は北里の方法に倣い、ジフテリアの抗毒素血清を作って臨床に応用し、その有効性を示して血清療法の進歩に貢献し、一九〇一年に最初のノーベル生理学・医学賞を受賞した。コッホ自身は一九〇五年に「結核の研究」によって同賞を受賞している。

北里は帰国後も北里研究所を創設するなど、日本における細菌学の先駆者として活躍した（後述）。また赤痢菌発見者の志賀潔（一八七一年―一九五七年）や森鷗外（一八六二年―一九二二年）、秦佐八郎（一八七三年―一九三八年）もコッホに学び、一九一〇年に、秦はコッホの弟子のエールリッヒ Ehrlich P（一八五四年―一九一五年）との共同で、梅毒の特効薬・サルヴァルサンを見つけ、これは感染症に対する化学療法の始まりとなった。

このようなコッホの活躍などで、一九世紀末の約二〇年間に、ブドウ球菌、淋菌、チフス菌、肺炎菌、連鎖球菌、髄膜炎菌、ペスト菌、赤痢菌などが次々に発見、同定された（表参照）。またマラリアの原因である原虫などが発見されたのもこの時期であり、総じてこの時代には病原体という考え方とその発見、特定が一斉に広がったといえるだろう。

第三章
外科の大発展――一九世紀から二〇世紀

一　一九世紀前半のロンドンの外科医たち

外科医の地位向上に尽力したチェゼルデン

ここで時間を遡り、外科という領域に焦点をあててその来歴をたどっておきたい。創傷の縫合や処置、骨折や脱臼の処置は古代から行われており、古代ギリシャのヒポクラテスの時代、あるいはインドなどで行われていた手術には次のようなものがある。

痔瘻（じろう）（膿を伴う痔疾患）、痔核（じかく）（静脈瘤を伴う痔疾患）の手術

鼠径ヘルニア（太ももの付け根部分の皮下へ腸が飛び出すいわゆる脱腸）の手術
膀胱結石の手術
白内障の手術
穿頭術（頭蓋骨の損傷、脳内の膿瘍〔細菌感染〕に対する手術や精神病者にとりついたとされた悪霊の除去のための手術など）

また古代ローマの時代には、腹部の穿通（開放性）外傷（腹部の表面に傷口の開いたもの）で脱出した腸管の損傷の処置（裂創の縫合を含む）、静脈瘤の切除、兎唇の手術、甲状腺や扁桃腺の手術も行われていたとされる。

西欧では中世、アラビア医学の影響で、肢の切断面や創の止血に焼き鏝が使われていたが、床屋外科医のパレがそれを廃し、肢切断に先立つ血管結紮を推奨したことは序章で述べた通りである。さらに人体の局所解剖の普及により正確な手術法が考案され、外科医の挑戦が続く。とくに一八世紀後半から一九世紀前半にかけて、ロンドンでは勇敢な外科医の活躍が目立った。

ロンドンのセント・トーマス St. Thomas 病院で活躍した外科医のチェゼルデン Cheselden W（一六八八年―一七五二年）は、正確な解剖学の知識に基づく手術を重視し、当時の床屋外科医組合に反発して新たに外科医組合を作るなど、外科医の地位向上に尽くした。とくに膀胱結石の手術は有名で、一五秒で会陰部から膀胱を切開し結石を除去していたという。一七二八年の報告では、二一三例の手術中、死亡例は二〇例で、当時としては良好な成績であった。

彼のあと、ロンドンでは脊椎の結核（ポット病、脊椎カリエス）を記載したことで知られるポット Pott P（一七一四年―八八年）が活躍し、とくに煙突掃除人たちの陰嚢の皮膚がんを報告した。のちに日本の山極勝三郎らはこれにヒントを得て、ウサギの耳にコールタールを塗布し、世界で初めて人工がんを作ったとされる（後述）。

ジョン・ハンターの凄まじい実験精神

ポットとほぼ同時代、イギリスの産科医、外科医としてハンター兄弟が活躍した。彼らはスコットランドの農村の出身で、兄のウィリアム・ハンター Hunter W（一七一八年―八三年）はグラスゴー大学で医学の教育を受け、ロンドンで産科医として活躍し、王室の侍医をも務めた。また人体解剖に興味を持ち、ロンドンで解剖学の塾を開き、また解剖学書を著した。

より有名なのは弟のジョン・ハンター Hunter J（一七二八年―九三年）である。彼は田舎で暮らしていたが、兄の解剖学教室の助手としてロンドンにやってきた。ジョンはいささか粗野だが旺盛な好奇心を持ち、死体解剖に熱中するとともに、死体の確保にも努力した。当時のイギリスではこのような教室で解剖のための死体を集めることは難しく、埋葬業者を買収して手に入れたり、埋葬されたばかりの死体を墓から盗んできたりしていたといわれている。

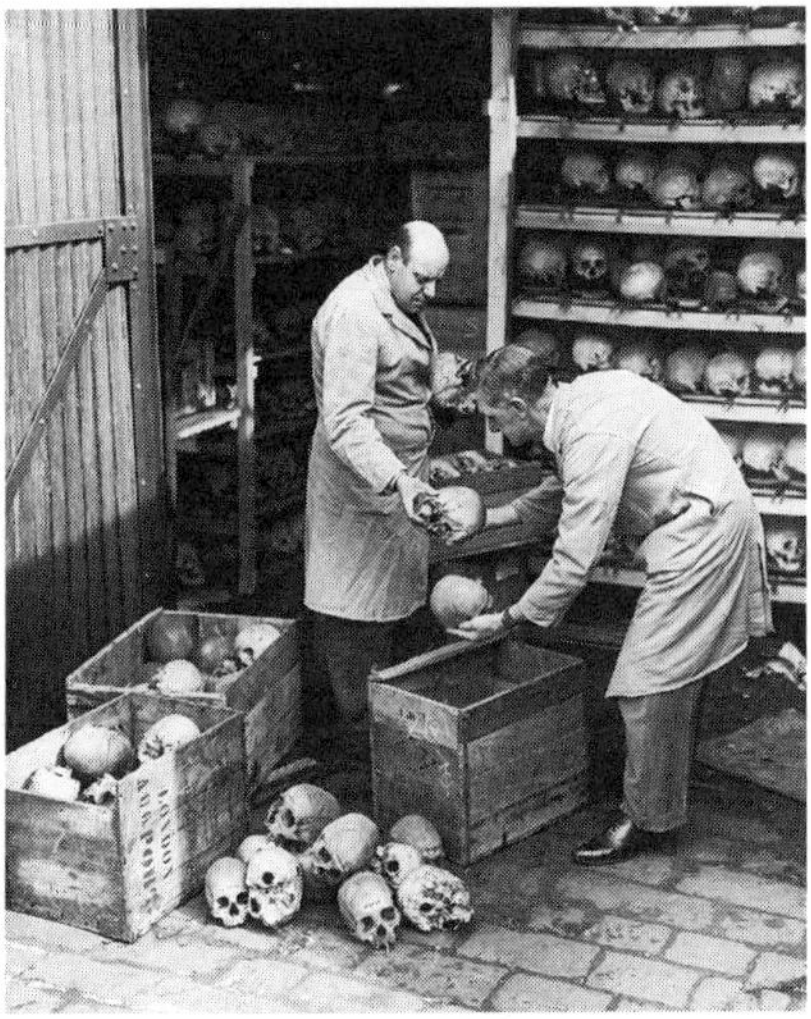

3000個を超える人間の頭蓋骨を箱詰めするハンター博物館の研究員たち。同博物館のコレクションはジョン・ハンターの収集したものが基になっている。1948年、ロンドン（写真：Getty Images）

ジョンは病院の外科の見習生になり、さらに軍医として戦城に赴くなどして、ロンドンのセント・ジョージ St. George 病院の常勤外科医となった。当時では「外科医は実践的技術、内科医は理論的技術」とされてきたが、彼は両者とも誤りだらけの知識しか持っていないとし、正確な科学的知識を医学に導入すべきとした。また、書物や権威を信ぜず、自ら観察し実験で得た証拠に基づく医療を行うことを強調した。

また、膝の裏にある膝窩（しっか）動脈の動脈瘤は放置すると破裂し致死的状態になることも多いが、治療法は当時、大腿部での切断手術しかなかった。ジョンは動物実験で、下肢の主幹動脈を結紮しても側副血行路が形成されて末梢の組織の血流が保たれ、壊死（えし）になることはないことを検証した。これを臨床に応用し、良好な結果を報告した。この方法は治療として十分でないため現在では行われていないが、動物実験で確かめ、臨床応用した態度は特記され、解剖や生理学の知識を基にして外科を単なる技術から学問のレベルに引き上げたという点で評価されている。

さらにジョンは多くの動植物に興味を持ち、自宅にウマ、ウシ、さらにライオンなどの猛獣も飼っていたという。人体や胎児のみならず、クジラやキリンなどの珍獣から昆虫に至るまで多くの解剖を自ら行い、比較解剖学に優れた博物学者でもあった。彼が収集したヒトや動物の骨格や組織の標本は一万点以上に及び、晩年に博物館を作って展示した。この博物館は第二次世界大戦時に戦災を受けたが、標本は現在、イギリス王立外科医師会内に展示され、一般に公開されている。

ジョンは好奇心に富み、行動力も凄まじく多くの逸話がある。ある時、性病に興味を持ち、淋病患者の患部の膿を自分の陰茎の亀頭に接種してみた。淋病と梅毒は同じ毒素によるもので、病期によって症状が違うだけであるという考えを実証しようとしたのである（実際には病原体が異なるが当時では病原体は不明であった）。淋病はほどなく治癒したが、患者は梅毒にも侵されていたので、彼は一生梅毒の治療で悩まされることになった。それでも自説の正しさが証明されたとした。「考える前に実験をしてみよう（Don't think, try the experiment）」が彼のモットーであった。

ジョンは麻酔のない時代の外科医の雄といえようが、一〇〇〇人以上の弟子がいたともいわれ、中でも前章で述べたジェンナーは、種痘法を確立したことで有名である。

国王の手術におびえたクーパー

ジョン・ハンターのあとにロンドンで活躍した外科医はクーパー Cooper AP（一七六八年—一八

四一年）である。彼の母親はニュートンの従姉妹で、祖父や叔父も医師という恵まれた家庭に育ち、子供の頃から餓鬼大将であったとされる。クーパーは解剖学を学び、ロンドンのガイ病院の外科医として活躍した。一七二一年に創設されたガイ病院は、前述のようにブライト、アディソン、ホジキンら臨床医の「三羽烏」が一九世紀中盤にかけてさまざまな病気を発見した舞台であるが、クーパーが解剖や外科学を学んだのはそれよりも前のことである。

彼はヘルニアの手術についての書を著し、今日でも鼠径ヘルニアの手術をする外科医は誰もが

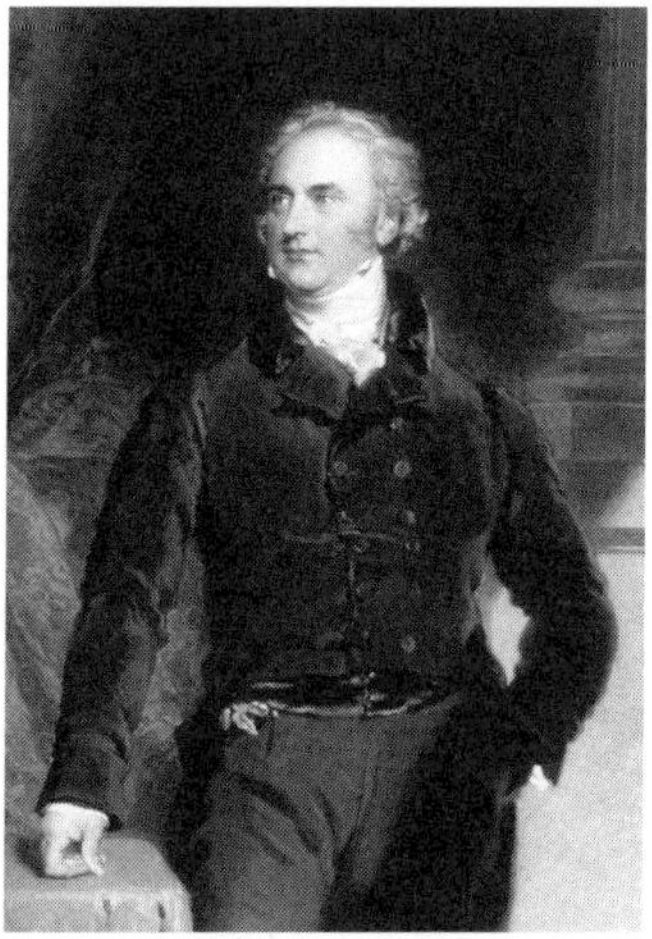

外科医として名を成したクーパー。ハノーヴァー朝ジョージ4世の手術を手がけ、爵位も与えられた

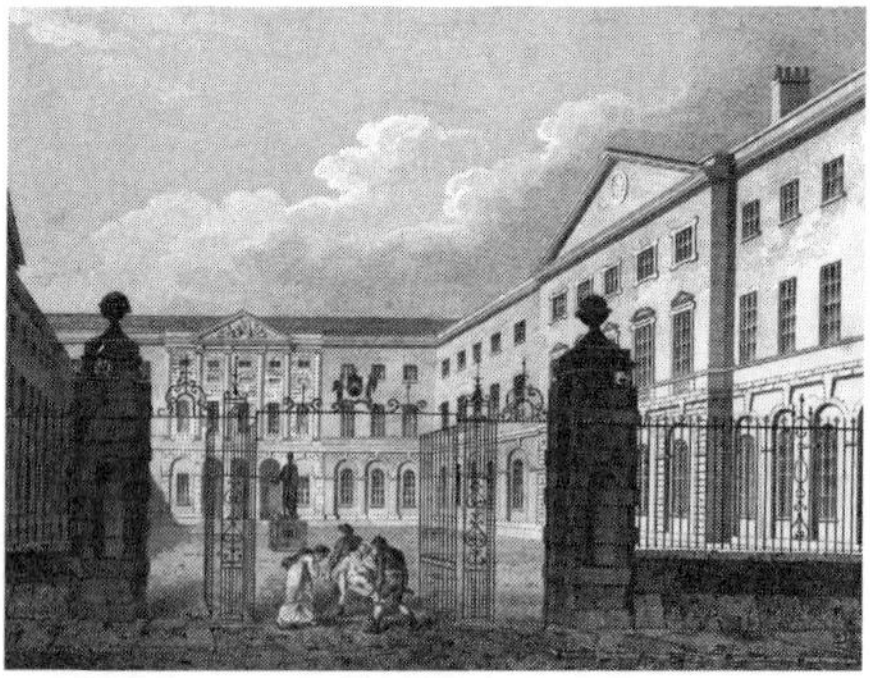

ガイ病院へ、担架に乗せられた人が運び込まれようとしている。この病院は18世紀からクーパーが、19世紀にはアディソンらが活躍する舞台となった。1820年頃の様子

知っているクーパー靭帯（恥骨靭帯）に彼の名が見られる。また、ジョン・ハンターと同様に動脈瘤の手術に興味を持ち、頸動脈、大腿動脈、膝窩動脈などの動脈瘤に対する流入動脈の結紮術を行い、腸骨動脈の動脈瘤に大動脈の結紮も行っており、かなり大胆な外科医であったといえる。手術の結果は良好とはいえなかった。

当時、国王のジョージ四世（一七六二年―一八三〇年）は頭にできた醜い嚢胞を手術で取り除く決心をし、名声の高かったクーパーを術者に指名した。消毒や殺菌という考えのなかった当時、術後の化膿は必至で、しかも頭部の化膿は脳膿瘍に発展しやすく恐れられていた。外科医としていかに大胆なクーパーも、依頼されるとショックを受け、「自分の運命が懸っていると思うと眩暈がした。手術に失敗すれば自分の幸福は台無しになり、評判は地に落ちるので、引き受けたくなかった」と、あとで語っていたという。

手術は成功し、彼には一八二〇年にナイトの爵位が与えられた。運の良い外科医であった。

一九世紀になると体表の手術のみならず開腹手術も行われるようになる。卵巣嚢腫（卵巣良性腫瘍）の切除（アメリカのマクダウェル〔後述〕による）、直腸がんの手術（フランスのリスフラン〔一七九〇年―一八四七年〕による）、人工肛門造設術（フランスのデュピュイトラン〔一七七七年―一八三五年〕による）など、大胆な手術が手がけられた。

麻酔もなかった時代、このような手術では患者や外科医の苦労も大変なものであったと思われるが、それに対して術後の生存はそれ自体が奇跡であったともいえよう。

二　麻酔法の発見

麻酔と消毒のない時代の手術

一九世紀後半になると麻酔が発明され、消毒法が導入されて外科は大きく発展し、今日行われているような手術が一気に花開いた。

麻酔のない時代では、アルコールや鎮痛薬を飲ませるくらいで、患者は押さえつけられ、外科医は迅速に手術をし、患者はその間、痛みに耐えていなければならず、その様は想像を絶するものであった。創傷の処理から痔や膀胱の切開手術、果ては肢切断、焼き鏝など、すべての処理がそうして行われてきたのである。痛さはどれほどであっただろうか。しかし人類が麻酔を知らない時代はそれが当然のことであって、患者は耐えていた。

またゼンメルワイスやリスター（後述）以前は消毒という概念がなかったので、手術に伴う手術創の化膿、細菌感染は必発で死亡率も高かった。しかし手術以外に患者を救う道がない時もあって、外科医は患者の悲鳴を耳にしながら敢然と手術に挑んでいた。

華岡青洲と「全身麻酔」

手術の悲惨さを前にして、外科医にとって無痛手術は夢のまた夢であったが、伝説としては中国の三国志時代の外科医、華佗（かだ）（？—二〇〇年頃）が麻沸散（まふつさん）を内服させ、全身麻酔下に開腹手術をしたといわれる。またインドの『スルスタ大医典』には、全身麻酔による開頭術や開腹術が記述されているが、具体的な麻酔法は不明である。また中世イタリアのサレルノ医学校では催眠薬（ケシ〔阿片〕、ヒヨス、マンダラゲ〔チョウセンアサガオ〕、クワの果汁、レタスの種子、毒ニンジン、ツタの混合液）を染み込ませた海綿を口にあてて手術をしていたとされる。このように麻酔薬としては、アルコールのほか、ケシ、ヒヨス、マンダラゲなどの薬草が古くから利用されていたといえよう。

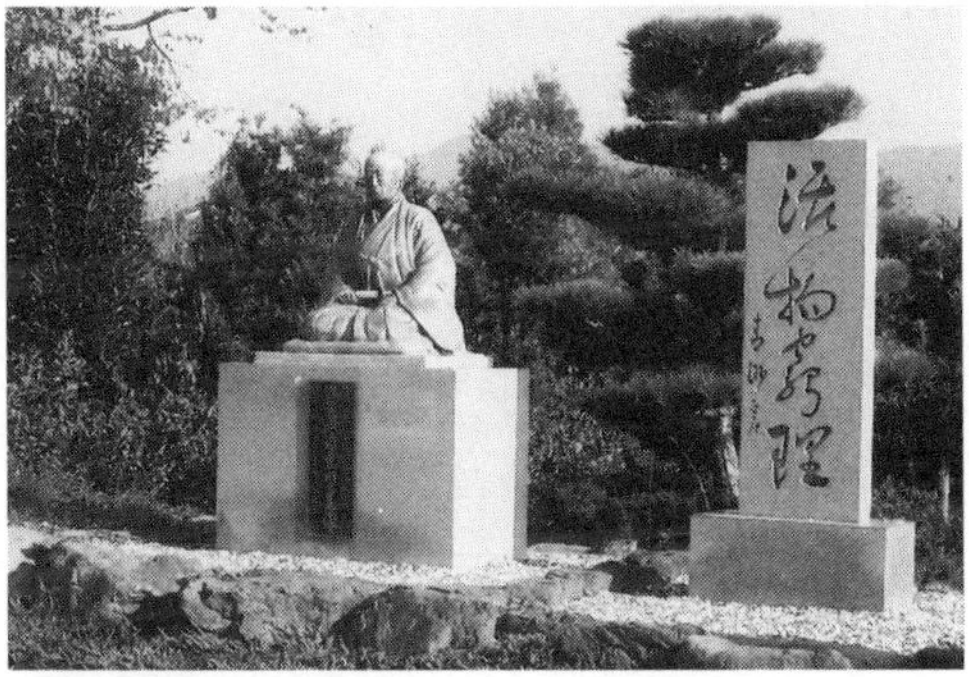

和歌山県紀の川市の「青洲の里」にある華岡青洲像と青洲の言葉「活物窮理」を刻んだ碑

　日本では華岡青洲（はなおかせいしゅう）（一七六〇年—一八三五年）が一八〇四年以後、マンダラゲなどを調合した麻沸散「通仙散（つうせんさん）」を患者に内服させて乳がんなど数多くの手術を行ったことはよく知られている。このような薬の内服による方法は、薬の調整が難しく効果が不十分であったり、危険であったりして、普及するに至らなかった。

麻酔（anesthesia）という言葉を最初に使ったのは、一世紀に有名な『薬物誌』*De materia medica* を書いたディオスコリデス Dioscorides P（四〇年—九〇年頃）とされている。また、日本語の「麻酔」は江戸時代の杉田成卿の造語で、中国の華陀の「麻沸散」から考えたものとされている。

ガス麻酔の発見者と先陣争い

西洋では一八世紀頃になると化学が進歩し、いろいろな薬物が抽出、精製されるようになった。一九世紀になり、ガスの吸入による全身麻酔法を開発したのは、一七七六年に独立した新興国アメリカの医師たちであった。ここに、麻酔法の発見・開発をめぐって四人の人びとが登場する。当時、人に亜酸化窒素（笑気（しょうき）N_2O）を嗅（か）がせると短時間、意識がなくなることが知られ、笑気は大道の芝居小屋で見世物として使われていた。

これに目をつけたのが、コネティカット州で開業していた歯科医ウェルズ Wells H（一八一五年—四八年）である。彼は一八四四年、この笑気を用いて自らの歯を抜かせ、麻酔の成功とした。こうした臨床での成功例を積み重ねて、翌一八四五年一月に、その効能を認めてもらうためにボストンのマサチューセッツ総合病院で公開実験をしたが、運悪く失敗する。彼は自ら設定した公的な場で嘲笑（ちょうしょう）を買う結果となった。あきらめきれない彼は、笑気だけでなく各種の麻酔薬の効果について調べ続けた。

ウェルズの助手をしたことのあるモートン Morton WTG（一八一九年―六八年）は、ウェルズが自分を実験台に使って麻酔に成功した一八四四年、ボストンで歯科医院を開業していた。翌年、ウェルズの公開実験の残念な結果に接し、モートンはヒントを得た。笑気ではなく、エーテル（ジエチルエーテル $C_2H_5OC_2H_5$）を使って患者を眠らせることを考えたのである。

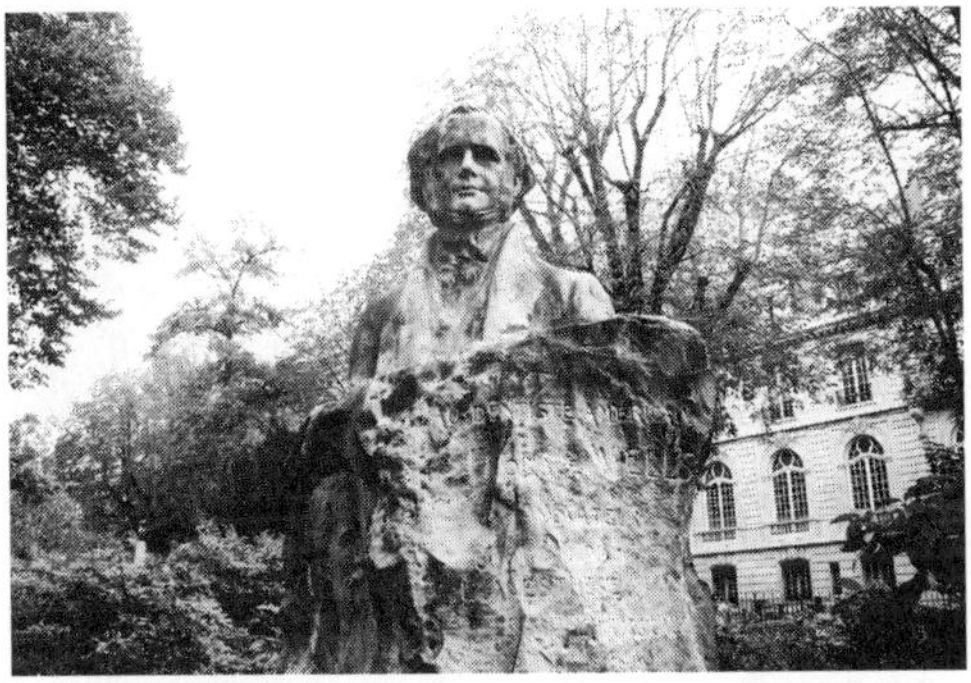
パリの合衆国広場の一角。こんな場所にウェルズの像がある
（奥田七峰子氏撮影）

ここにもう一人の人物が現れる。ボストンにいた博学の化学者ジャクソン Jackson CT（一八〇五年―八〇年）である。ジャクソンはモートンにエーテルの効果を示唆したのである。この示唆をもとに一八四六年九月、モートンはエーテル麻酔による抜歯に成功する。その直後の一〇月一六日にはウェルズと同じマサチューセッツ総合病院のホールで、公開のもと、エーテルを使って頸部の血管腫の切除手術の麻酔を行って成功した（本書の帯参照）。こうして彼は全身麻酔の発見者としての栄誉を受けた。これはたしかに記念すべき出来事で、その後ガス麻酔は世界に広まった。

モートンはこれを特許にしようとして紛争を引き起こす

ことになる。このモートンの成功の少し前、アメリカの一地方の医師ロング Long CW（一八一五年―七八年）もエーテル麻酔を用いた手術を行っていたのである。それが一八四九年に報告され、ロングも優先権を主張することになった。さらに、モートンにエーテルを教えたジャクソンも優先権を主張し、マスコミや議会を巻き込んで長い論争になった。

ウェルズもモートンの行為に立腹した。彼は国外で麻酔の功績を認めてもらうために渡仏して、パリで医学アカデミー、科学アカデミーに請願したりしたが、すぐには奏功しなかった。帰国後、笑気やエーテル、クロロホルム麻酔の実験をしているうちに中毒に陥り、一八四八年、ニューヨークで女性に硫酸（りゅうさん）をかけたかどで逮捕、投獄されてしまう。その獄中で自らクロロホルムを嗅ぎ、大腿動脈（腕の静脈ともされる）を切って自殺し、三三年の生涯を閉じる。パリの学会から、ウェルズを最初の麻酔発見者に認定する旨の手紙が届いたのは、そのあとだったという。

モートンは裁判で金を使い果たし、四八歳のときニューヨークで馬車から墜落し、脳出血を起こして死んだ。モートンの墓碑に麻酔発見者としての賛辞が書かれているのを見たジャクソンは、次第に精神に異常をきたすようになる。彼はそれ以来精神病院で七年間を過ごし、七五歳になってそこで死亡した。ロングは南北戦争に際し傷ついた兵士の治療にあたり、六二歳で亡くなったという。全身麻酔の成功は新興国アメリカで起こったもので、その快挙はともかく、ロングを除くと、金と名誉をめぐって不名誉な結末ということになった。

この全身麻酔の成功はただちにヨーロッパに伝わり、一八四七年にはイギリスのエジンバラ大学の産科教授シンプソン Simpson JY（一八一一年—七〇年）がクロロホルムの吸入による全身麻酔を開発し、その後、エーテル麻酔との優劣が論議されたが、いずれかが外科医の好みで使用されるようになった。わが国には一八五七年に長崎にやってきたポンペ Pompe van Meerdervoort JLC（一八二九年—一九〇八年）がクロロホルム麻酔をもたらし、一八六一年に江戸で、伊東玄朴（いとうげんぼく）（一八〇〇年—七一年）が日本の外科医として初めてそれを使って下肢の切断手術をしている。モートンの成功からわずか一五年後のことである。

このガス麻酔薬はその後も新たなものが開発され、現在ではより使いやすいセボフルラン、イソフルランなどのガスが使われている。

局所麻酔、脊椎麻酔、静脈麻酔

その後、全身麻酔のほかに、コカインを用いた局所麻酔も行われるようになった。南米の原住民はコカの葉を噛む習慣があり、この時、口の内が痺（しび）れることが知られていた。一九世紀半にドイツの化学者がその有効成分であるコカインを分離、結晶化した。一八八四年、ウィーンの眼科医、コラー Koller C（一八五七年—一九四四年）はこの溶液を点眼し、無痛下で手術ができることを報告した。このコカイン溶液は鼻腔や口腔の粘膜にも麻酔作用があり、さらに注射器が考案され、アメリカの外科医ハルステッド Halsted WS（一八五二年—一九二二年）はコカイン溶液の皮下注射によって局所麻酔を実現する方法を開発した。

また一八九八年、ドイツのビール Bier AKG（一八六一年―一九四九年）は、コカイン溶液を脊椎腔に注入することによりその部分の脊髄神経を麻痺させる方法（脊椎麻酔）を考案し、以後、下半身の麻酔に腰椎麻酔法が広く用いられた（腰椎は脊椎の一部）。今日では脊髄の硬膜外に細い管を挿入し局所麻酔薬を注入する方法が、より利点があることで普及している。一方、局所麻酔薬としてコカインは副作用も強く、ハルステッドやその他の研究者たちは次から次に中毒に罹ったとされる。その後、その誘導体など副作用の少ない薬物が開発され実用化された。

また静脈内に麻酔薬を注入する方法や、さらに筋弛緩薬が開発され、現在ではこれらの方法を利用した気管内挿管（口からプラスチック製の管を気管の中に入れる）によるガス吸入麻酔が広く普及し、患者は痛みを感じることなく静かな状況で手術を受けられることになって、手術は安全、正確になされるようになった。

三　消毒と滅菌

致死率が五割を超えていた手術

一九世紀後半になると、麻酔の普及に伴い、数多くの手術、とくに開腹手術が行われるようになった。しかし外科手術の困難は患者の痛みだけではなく、感染の問題があって、その問題が解決されるまで患者の死亡率は非常に高かった。死亡原因の多くは術後の創の化膿であったが、これが細菌感染によるものであることが知られ、それを防ぐための消毒法が普及するまでにはまだ年月が必要であった。

開腹手術が本格化すると、初期にはまず簡単な卵巣嚢腫の切除手術が数多く行われた。この手術はすでに無麻酔の時代、一八〇九年にアメリカのマクダウェル McDowell E（一七七一年—一八三〇年）が成功しているが、その後は失敗が続き断念されていた。一八五〇年後半になるとガス麻酔の導入によって、再度、多くの外科医がこの手術に挑戦した。

しかし、腕の良い外科医でもその死亡率は五〇パーセントを超えていた。腫瘍を取るための手術で、二人に一人は死んでいたのである。手術はとても安全とはいえなかった。外科医たちは生存率を向上させようと工夫を重ねた。たとえば、フランスのシュトラスブールのクーベルレ Koeberlé E（一八二八年—一九一五年）は、一八六二年から卵巣嚢腫の切除手術を二九三例行ったが、初期の一〇〇例の死亡率は二九パーセントに達したのに対し、後期の一九三例では一五パーセントに低下した。また、より好成績をあげる外科医もいた。しかし、当時でも評価の高かったウィーンのビルロート（後述）やフランスのネラトンなどによる手術死亡率はほぼ五〇パーセントであった。手術の成功は必ずしも外科医の手腕によるものでなかったといえよう。

また当時、手術として多かった四肢の切断術でも同様の状況で、一八六七年のイギリスの報告では、イギリスの三〇〇床以上の病院で施行された手足の切断術二〇〇〇例中、四一パーセントの患者が死亡していた。それに対し、地方の開業医では二〇〇例中、死亡率は一一パーセントであったという。その他の国でも状況は同様であった。

もっとも、とくに戦場での手術成績は不良であった。普仏戦争（一八七〇年—七一年）では、ドイツの戦陣医学の権威とされた軍医総監の外科医による膝関節切断術で、三六例中生存者はゼロであったという。全員が死亡した。また、フランス軍でも指を含む肢切断術一万三一七三例中、死亡者は一万六例であり、助かった人は数人に一人ということになる。

わが国でも、幕末に活躍したイギリスの外科医ウィリス Willis W（一八三七年—九四年）は、戊辰(ぼしん)戦争（一八六八年—六九年）で一六例の手足の切断術を行ったが、生存者は二名のみであったとされている。ウィリスは創の洗滌(せんじょう)に焼酎(しょうちゅう)を使っていた。

このように、外科医は麻酔という手段を手に入れたものの、なお高い手術死亡率に直面していた。しかしほとんどの外科医はその真の原因、すなわち手術創の細菌感染、化膿については理解していなかった。

それでも外科医はいろいろな工夫をこらした。まず、開腹手術などの普及に伴い、手術器具の改良を行った。たとえば一八六四年頃にフランスのペアン Péan JE（一八三〇年―九八年）やスイスのコッヘル Kocher ET（一八四一年―一九一七年）が開発した止血鉗子は、現在でもその名で呼ばれ、広く使われている。また一八五九年、パリの外科医シャセニャック Chassaignac EPM（一八〇四年―七九年）は腹腔内に溜まった膿液をガラス管で排除する方法を示し、この「ドレナージ drainage（排液）法」は今日でもゴムやプラスチック管などを用いて広く行われている。

さらに、先述のように大病院の手術成績が個人の病院よりも悪いというので、自ら郊外に小さな家を建てて手術をする、あるいは屋根裏の小部屋を利用するなどした外科医もいたが、それでも手術成績は改善をみなかった。そこで一部の外科医は、清潔な環境を重視し、手を石鹸で洗い、手術器具を煮沸するなど工夫をしており、少しずつ消毒法へ近づいていった。

一八六一年、周囲から無視されたとはいえ、ウィーンのゼンメルワイスが術者に手を塩化カルシウム液で洗わせることで産褥熱を防止できると報告したのは前述の通りである。その後、多くの経験によって、外科医は手術中、術後の化膿に対する対策が重要な課題であることを次第に認識するようになった。そしてその原因が微生物の感染であることを明らかにし、手術時の消毒の必要性を示したのが、イギリスの外科医リスターであった。

リスターが引き起こした革命

一九世紀後半になると、パリでは化学者パスツールが発酵と腐敗は空中の微生物、細菌によって起こることを示していたが、医師たちには、なお細菌についての知識は乏しかった。イギリスのグラスゴー大学の外科教授リスター J. Lister（一八二七年―一九一二年）はパスツールの考えに刺激され、化膿を伴う複雑骨折患者の局所を石炭酸（フェノール C_6H_5OH）で消毒することが、創の治癒、また患者の救命に有効であることを知り、一八六七年に報告した。その後リスターは手術にこれを応用し、手術野（手術を施す範囲）の皮膚、術者の手、手術器具を石炭酸で消毒

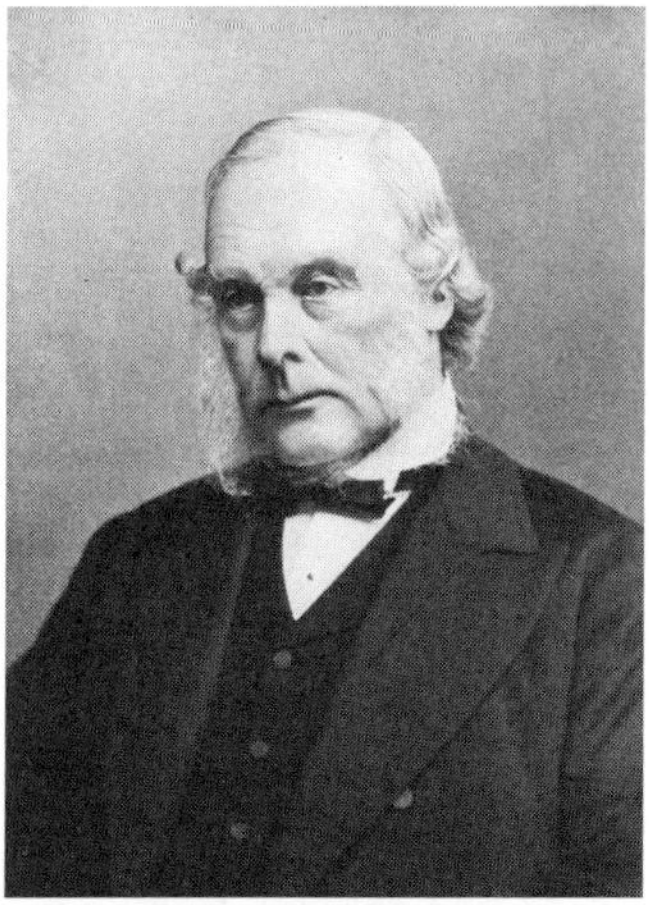

リスター。石炭酸消毒を実践して手術に劇的な影響を与えた

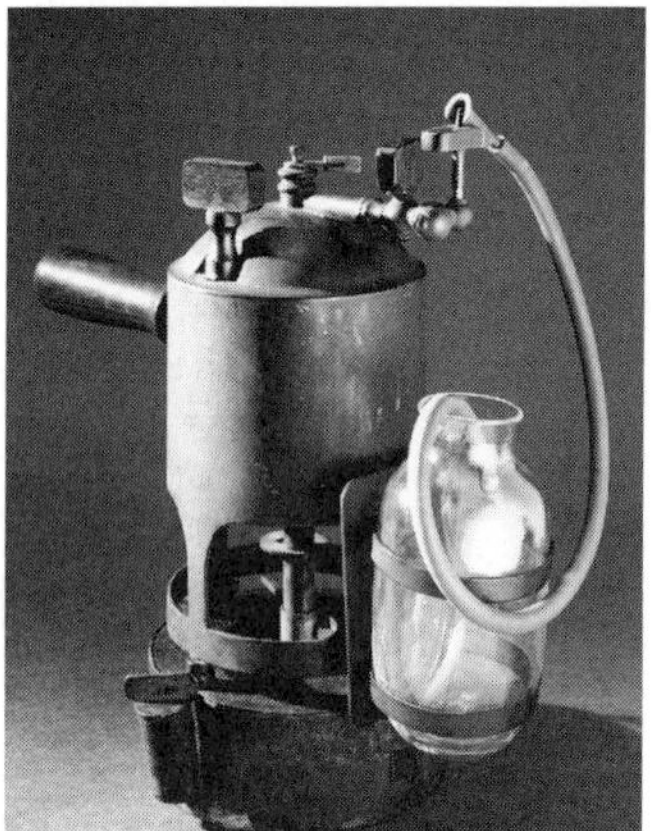

リスターが実際に使っていたとされる石炭酸噴霧器（写真：Getty Images）

し、手術に伴う化膿を防御できることを示し、さらに一八六九年にエディンバラ大学に移ったあとには、パスツールの説に基づき空気中の細菌を除去するために手術室で石炭酸の空中噴霧を行い、手術中の病原体の感染の防止に努めた。石炭酸は刺激性が強く、その臭いを嗅がされた術者の苦労も思いやられるが、それはのちに無益であることが判明し、空中噴霧は中止された。

リスターの消毒法は大きな反響を呼んだが、当時はまだ細菌学者がやっと病原体としての細菌を発見しつつあった頃で、外科医でも消毒法に反対する人が多かった。しかしこの消毒法は次第に多くの外科医に採用され、西欧では一八七五年頃にはほとんどの外科医が消毒法を採用するに至り、リスターは王立協会（The Royal Society）会長や爵位の授与など栄誉を与えられた。

滅菌法が主流となった現代

消毒法（antisepsis）は毒を消すという意味だが、手術時の化膿の原因は細菌あるいはその他の病原体の感染であることがわかってきて、より確実な感染防止のために手術野やそれに接するものを無菌状態にすることが求められるようになった。これは無菌法（asepsis）あるいは殺菌法（disinfection）と呼ばれている。

また殺菌のために使われる薬液として、刺激性、腐食性の強い石炭酸の代わりに、昇汞水（しょうこうすい）（猛毒である塩化第二水銀 $HgCl_2$ の水溶液。現在では使用されていない）やヨードホルム（CHI_3）、アルコール（主としてエタノール C_2H_5OH）などが利用されるようになり、さらに手術器械などには煮沸による消毒が施されるようになった。

しかし細菌の芽胞（胞子）やウイルスなどのすべての微生物、病原体を死滅させるには、煮沸消毒では不足であることが明らかにされて、完全に病原体の微生物を死滅させる滅菌法（sterilization）の必要性が強調され、このために、手術着、マスクや手術に使われる布や手術器械、手袋（手術時の手袋は一八九〇年頃、アメリカの外科医、ハルステッドが助手の看護師――のちの夫人――の手の保護のために考案し、以後普及したとされている）などは、あらかじめ高圧蒸気により滅菌処理され利用されるようになった。

高圧蒸気滅菌に耐えられないプラスチック製の器具などは、ガス（酸化エチレン C_2H_4O ガス）や放射線による滅菌が利用され、最近では注射器や針、手術着、マスク、手術器械などは滅菌済みの使い捨てのものも多く利用されている。さらに抗生物質などの抗菌薬の普及によって、手術に関わる感染は減ってきた。

しかし、術者の手や患者の皮膚などでは病原体の完全な除去、滅菌は不可能で、薬液――ヨードチンキ（ヨウ素のアルコール溶液）、ポピドンヨード（商品名イソジン）、エタノール、クロルヘキシジン、塩化ベンザルコニウムなど――による消毒によらざるをえない。

また感染が減ってきたとはいえ完全に制御できるわけでなく、外科医には今日でもなお、病原体感染に対する最大の配慮が求められているのが実情である。

四　一九世紀後半から二〇世紀にかけての外科の大進歩

世界の外科の指導医ビルロート

麻酔と消毒法の導入により外科の手術の安全性が高まり、一九世紀後半の二十余年間に数多くの手術の成功が報告された。

中でもウィーンの外科医、ビルロート Billroth CAT（一八二九年―九四年）が一八八一年、胃がんに対して幽門（ゆうもん）側胃切除術（胃の下半部を切除し、残胃の断端と十二指腸を吻合（ふんごう）する手術）に成功したことは、消化器外科の曙（あけぼの）を告げる快挙であった。患者は術後三カ月で肝臓への転移などで死亡してしまったが、その切除標本と剖検標本はウィーン大学に保存されている。なお、彼が消毒法を取り入れるようになったのは一八七五年頃である。わが国では、十数年後の一八九七年、東京大学教授の近藤次繁（こんどうつぐしげ）（一八六五年―一九四四年）が胃切除に成功している。

ビルロートの教室では世界各国の多くの外科医が学んだ。わが国の佐藤進（さとうすすむ）（一八四五年―一九二一年、順天堂大学創始者・佐藤尚中の養子）や橋本綱常（はしもとつなつね）（一八四五年―一九〇九年、東京大学教授、のちの陸軍軍医総監）らもその一部である。

また新興国アメリカでは、それまでイギリスやフランスに学ぶ医師が多かったが、一九世紀後半になるとドイツやウィーンにその中心が移る。第一章の末尾で述べた通り、新旧ウィーン学派の医師たちは一八世紀から一九世紀にかけてウィーンを世界の医学の中心にしたのである。とくに一八七〇年から一九一四年の間に、一万人以上の医師がウィーンで正規の研修を受けたとされ、多くの留学生がのちにアメリカの指導的医師として活躍した。

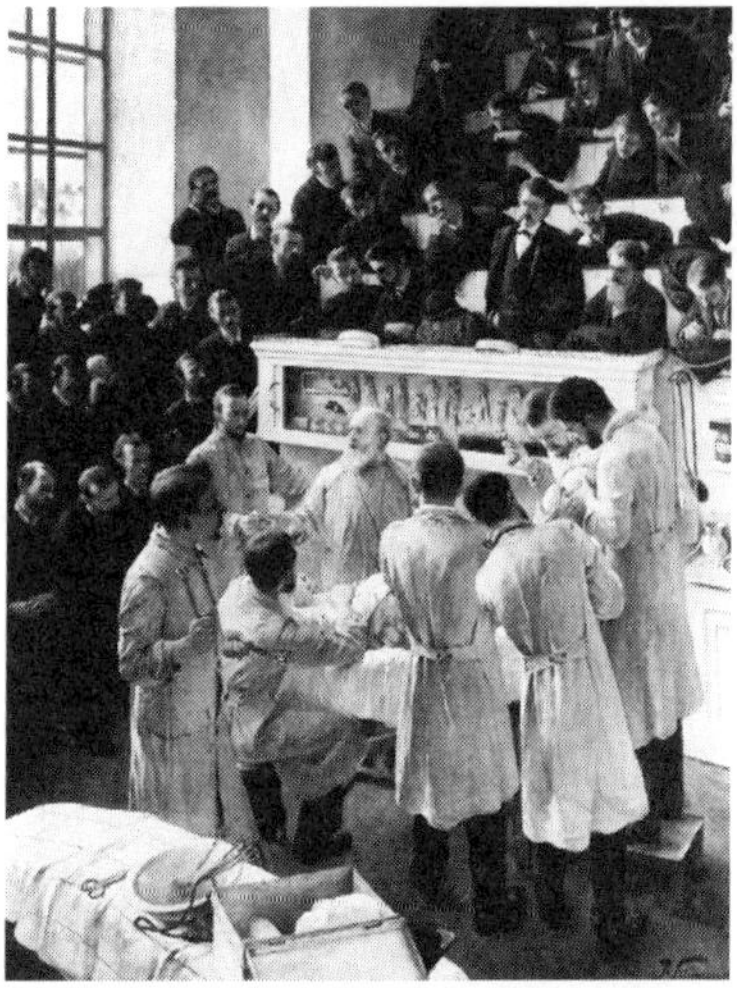

ウィーンで非常に高名であったビルロートの1890年頃の公開手術（A.Seligmannによる）

前述の、皮下注射による局所麻酔を実現しアメリカの外科指導者とされたハルステッドも当時のウィーン大学でビルロートに学んでいる。当時、アメリカもドイツ医学を範としたのであり、後述するが、それは日本だけではなかった。またビルロートは音楽にも造詣が深く、ブラームス「Brahms J（一八三三年―九七年）との交友はよく知られている。

その他、当時の外科医としては、ビルロートのほか、スイスで活躍した甲状腺の手術で有名なコッヘル（後述）、一八八二年に胆嚢摘除術を行ったドイツのランゲンブッフ Langenbuch CJA（一八四六年―一九〇一年）、ヘルニアの根治手術で知られるドイツのツェルニー Czerny V（一八四二年―一九一六年）、イタリアのバッシーニ Bassini E（一八四四年―一九二四年）など枚挙にいとまがない。

手術器械の進歩と手術室の完備

第二次世界大戦後、口腔あるいは鼻孔から管を気管内に挿入し、ガス麻酔薬と酸素を循環回路内に流す全身麻酔技術（閉鎖循環ガス麻酔）が開発され、普及した。また即効性があり、かつ排泄されやすい静脈麻酔薬と筋弛緩薬が登場したことで、患者は痛みを感ぜず、また動くことなく手術を受けられるようになり、術者は安全に手術ができることになった。

また、気管内にチューブを挿入すること（気管内挿管）で人工呼吸が容易になり、開胸による肺、心臓、食道などの手術も普及した。さらに、血圧、脈拍数などのモニタリングによって、術中の患者管理の安全性も確保されるようになった。

手術室は適切な空調によって細菌数の少ない快適な環境となり、無影灯（手術の深い部分にも影ができにくい照明灯）の利用で明るい手術野が得られるなど、手術の安全性が高まると共に、手術による感染症も減少してきた。また手術に使われるさまざまな器具が開発され、たとえば止

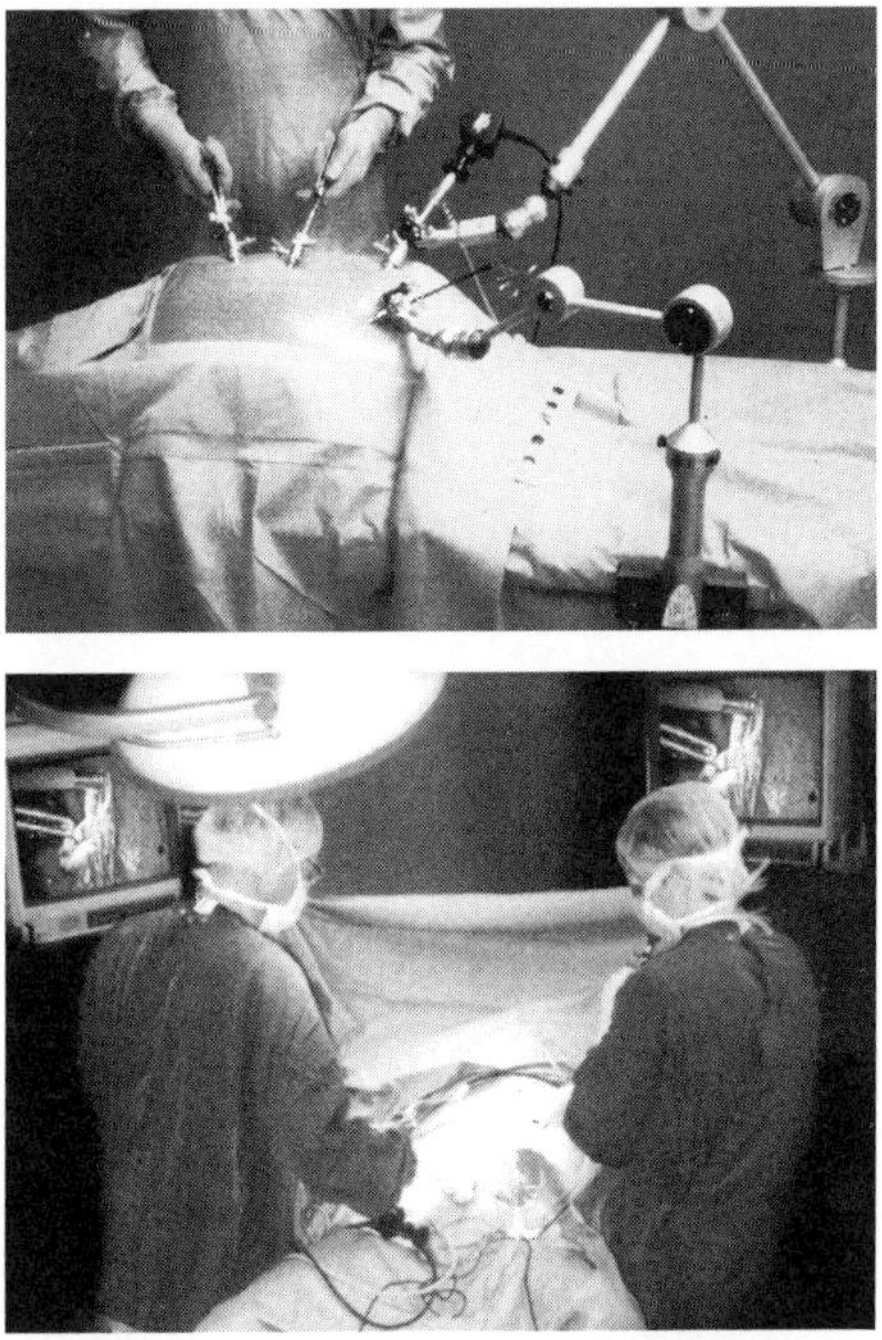

腹腔鏡手術の様子。上の写真のように腹壁に開けた小さな孔から腹腔内に小型カメラや棒状の器具を挿入して、下の写真のようにモニターを見ながら切除や縫合を行う

血のための電気メスが日常的に利用され、金属クリップを利用した各種の吻合器（ふんごうき）もしばしば使われている。

　また耳鼻科や眼科、形成外科などでの細部の手術には、拡大鏡、顕微鏡が利用され、たとえば、口径一ミリメートル以下の血管吻合も行われ、筋肉皮膚弁の遊離移植や切断指の再接着なども可能になった。

　一九八七年、フランスのムレ Mouret P（一九三八年―）は腹壁に二、三の孔を作り、そこから手術器械と内視鏡を腹腔内に挿入して、内視鏡の画像を見ながら手術を行う方法を始め、これによる胆嚢摘除術に成功した。これを契機に腹腔や胸腔内などの臓器、組織に対する内視鏡下手術が広く行われ、患者の術後の苦痛が緩和されるようになった。

　さらに、同様の技法を発展させ、術者の手の動きを間接的にロボットの手に伝え手術する方法や、心臓の動きを止めた画像を作成し、その画像により手術する方法などが行われるようになり、さらにより精巧なロボット技術の手術への導入が試みられている。こうした分野は今後ますます発展していくことであろう。

心臓の手術と人工心肺装置

心臓に直接メスを加えるのではないが、先天性心臓異常（奇形）に対しても手術が開始され、一九三八年、アメリカのグロス Gross RE（一九〇五年―八八年）はボタロー動脈管開存症に対して動脈管の結紮に成功した。

また心臓の先天性異常で、生後より全身のチアノーゼ（血中の酸素濃度の低下で皮膚などが青くなること）が見られ、やがて死に行く運命にある病気があった。これを一八八八年、フランス、マルセイユの医師、ファロー Fallot ELA（一八五〇年―一九一一年）は、次のように整理した。

① 肺動脈狭窄（きょうさく）……右心室から静脈血を肺に送り出す肺動脈が狭くなってしまっていること

② 心室中隔欠損……（かつてガレヌスは中隔に孔を想定したが）実際に中隔に孔が開いて動脈血と静脈血が混ざってしまうこと

③ 大動脈騎乗……通常は左心室のみに開口しているはずの大動脈が右心室へもまたがって開

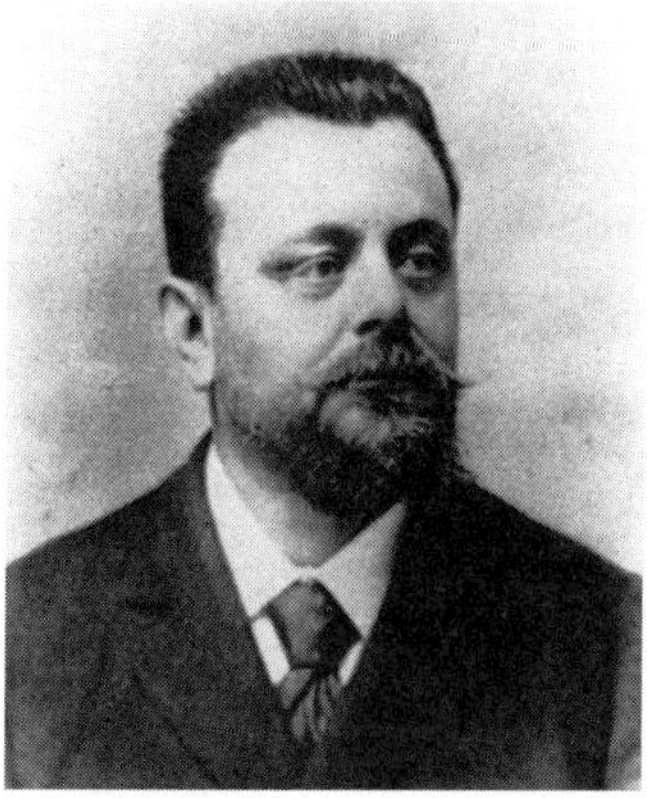

「ファロー四徴症」に名を残したファロー

口していること

④　右心室肥大……①と連関して、肺動脈が細いため、血液を送り出す力を高めるために通常は比較的薄い右心室（壁）が肥大してしまうこと

以上四つの異常を伴う心疾患として報告したのである。これは先天性心疾患の中でもよく見られるもので、今でもファロー四徴症と呼ばれている。この病気ではとくに肺動脈狭窄によって十分な静脈血が肺に流れず、右心室に流入した静脈血の大部分は心室中隔の孔を通ったり、③の大動脈の右心室への開口部から静脈血も一緒に全身に送られたりして、動脈の酸素濃度の低下、ひいては全身のチアノーゼが起こり、これが致命的原因であった。

小児の心疾患を研究していたアメリカの女性医師のタウシグ Taussig HB（一八九八年―一九八六年）は、肺動脈への血流を確保する手術を考えつき、外科医のブレイロック Blalock A（一八九九年―一九六四年）は動物実験で検討を重ね、一九四四年、生後一一カ月の乳児に左鎖骨動脈の切断端と肺動脈との吻合手術を行い、チアノーゼの改善をみた。患者は六カ月後に再手術が必要になり死亡してしまったが、以後この手術によって多くの子の命が救われるようになった。

この手術はブレイロック・タウシグ手術と呼ばれ広く行われるようになったが、心臓異常の一部を補正するだけのものであって治療としては不十分で、今日ではまずこの手術を行って、その後、子の成長を待って、より根治的な手術が行われるようになっている。

心臓にメスを入れるような手術では、心臓に流入、流出する大血管を遮断し、心臓内の血液を駆逐することが必要である。しかし、心臓に流入する血流を遮断すると、体の組織への血流が停止し、組織の阻血、酸素欠乏が起こり、これが一定時間続くと不可逆性の組織障害が起こる。とくに脳はこの酸素欠乏に弱く、長時間の阻血に耐えない。ところで、全身を冷却し脳を低温にしておくと、より酸素欠乏に耐えることとで、当時、この低体温法は主に頭部外傷患者の脳の保護治療として行われていた。一九五二年、アメリカのミネソタ大学のリレハイ Lillehei CW（一九一八年―一九九年）はこの低体温法を用いて世界で初めて、心臓を切り開き手術をする開心術を成功させた。

同じ頃、大静脈の静脈血を体外に導き、ポンプを使いこれを酸素化装置（人工肺）に送って、再び大動脈に流し込むという人工心肺の開発が始められた。これには多くの工学的技術が動員され、動物実験が繰り返されたあと、一九五三年にアメリカのギボン Gibbon JH（一九〇三年―七三年）、また次いで、リレハイらが、人工心肺装置を使ったヒトでの開心術に成功し、以後、多くの開心術が行われるようになった。

さらに心臓の拍動停止下での開心術も可能になり、心臓外科は大きく発展した。かくして外科医は二〇世紀半ばに、最後に残された聖域、心臓にもメスを入れることができるようになり、この人工心肺装置を利用して心臓近辺の大動脈の手術も可能になった。

また近年、動脈造影の進歩により、動脈硬化症による冠動脈狭窄・閉塞の診断が正確に行われるようになって、その治療が重要な問題になっている。一九六四年、アメリカのガレット Garrett HE らは冠動脈狭窄部末梢の血流再建を目指し、自家大伏在静脈（じかだいふくざいじょうみゃく）を利用した大動脈・冠動脈バイパス術を行った。

さらに、内胸動脈や胃大網動脈を利用したバイパス法が普及するようになって、今日では数多くのバイパス術が行われ、その開存率（血管が開通した状態である確率）が改善してきた。さらに人工心肺を利用しない手術法も普及している。また、インターベンショナル・ラディオロジー（X線透視下で行う手術）の進歩により、冠動脈造影下にカテーテルを挿入し冠動脈狭窄部を拡張させ、ステント stent（金属性の網状の管）を入れる方法が普及し、バイパス手術との優劣について論議されている。

開胸手術とザウエルブルッフの悲劇

一九世紀後半に麻酔法と消毒法が普及し、多くの手術が行われるようになったが、開胸手術はなお困難で外科医の夢であった。胸腔内は外部よりも圧力が低くなっていて、外傷によって胸壁が損傷されると空気が胸腔内に流入し（気胸）、肺は虚脱（急激に収縮）し、一側の開胸でも死亡することが多いことが知られていた。肺は片肺でも十分生存可能だが、一方の肺が気胸を起こすと縦隔動揺（左右の肺の間にある、心臓などが収まった部分が縦隔で、これが片側の気胸で反対側に移動し、また呼吸により左右に動くこと）が起こり、他側の肺も圧迫され、これが致命的原因であることがわかってきた。

二〇世紀になると、ドイツのブレスロウの外科医、ミクリッツ Mikulicz-Radecki Jvon（一八五〇年—一九〇五年）とその弟子のザウエルブルッフ Sauerbruch EF（一八七五年—一九五一年）は安全な開胸手術を目指して幾多の実験を繰り返し、低圧のキャビネット内で手術を行う方法を開発し、一九〇四年には何例かの患者の開胸手術に成功し脚光を浴びた。

しかし、同じ頃、気管切開部より挿入した管、あるいはマスクを利用し加圧した酸素を注入し肺を膨らませながら開胸手術をする方法がより優れていることが示され、次第にこれが認められ、さらに第二次世界大戦中、前述のように気管内挿管による閉鎖循環ガス麻酔が発展して、ザウエ

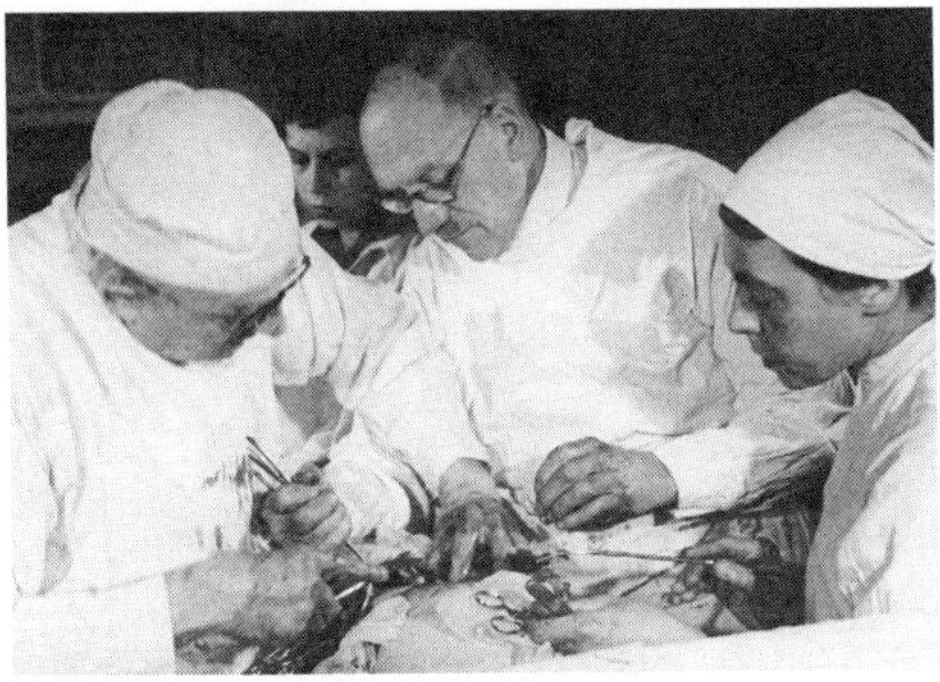

手術を行うザウエルブルッフ（中央）。20世紀ドイツの外科の世界では絶対的な存在であった（写真：Getty Images）

ルブルッフの低圧キャビネットは歴史的遺物となってしまった。

当時その研究は評価され、彼はその後チューリッヒ大学教授、ミュンヘン大学教授、さらにベルリン大学教授、シャリテ病院外科主任に昇任し、ドイツにおける最高の外科医として名を成し、ドイツの医学会に君臨した。しかし、一方において彼は頑固、尊大、独善的で、また感情の起伏が激しく性格的欠点もあった。

自らの腕の静脈から管を心臓まで入れた経験を持ち、心臓カテーテル法の開祖として知られる、一九五六年にノーベル生理学・医学賞を受賞したフォルスマン Forssmann WTO（一九〇四年—七九年）は若い時、彼の教室から追放されたこともあってか、ザウエルブルッフを評して次のように述べている。

> 彼の教室はしっかりしており、英俊も集まっているのに、なぜ、ろくでもない頭の働かない医師ばかり輩出するのか不思議に思っていた〔中略〕その後になって上司の鞭に震え戦き、ただ卑屈にさえしておれば褒められるといった経験を若いうちにしてしまったら、人は活力を保ち確固たる自信を身につけるのは不可能であるということに気付いた。
>
> （J・トールワルド『大外科医の悲劇』）

ザウエルブルッフは有能な外科医であったが、指導者あるいは教育者としての素質を欠いていたということで、これは現在でもトップにある人の心すべきことであろう。

また第二次世界大戦後、東ベルリンはソ連の占領下に置かれたが、この偉大な外科医も七〇歳に近く、彼本来の性格に加え、脳障害、知力の減退から、異常な行動が目立つようになった。とくに常軌を逸した手術から患者が犠牲になることが続き、たとえば簡単な鼠径ヘルニアの手術で動脈を傷つけ死亡させるなどの事態も起こり、当局は彼に辞表を書かせ、シャリテ病院から退職させた。

しかし、その後も彼は自宅で診療を続け、当局の勧告を無視して手術をし、犠牲者を作った。彼としては手術が唯一の生き甲斐で、これを止めさせることは「ヒットラーに辞職を勧告する」のと同じで、周囲の人たちも制止できなかった。外科医は高齢になっていつメスを捨てるべきかと問われても、個人による状況次第で一概に答えられないが、この「ザウエルブルッフの悲劇」は未だに外科医の間で囁(ささや)かれているものである。

この問題は一般の人でも同じで、とくに権威者ではとかく要職に執着し「老害」となることも多く、難問である。

第四章
移植される臓器とつくられる臓器

一　臓器移植の歴史

死に抗するための夢

ヒトはいつの日か死ぬことを避けられない。

しかし一つの重要な臓器や器官が廃絶しただけで死を迎えざるをえないことは残念であって、古来より人びとはその機能を代替するために人工の臓器、器官また他人の臓器を移植したいという夢を持っていた。二〇世紀になると医学の進歩と共に、外科医は廃絶した臓器を健康な臓器と交換しようというこの夢に現実に取り組みはじめた。

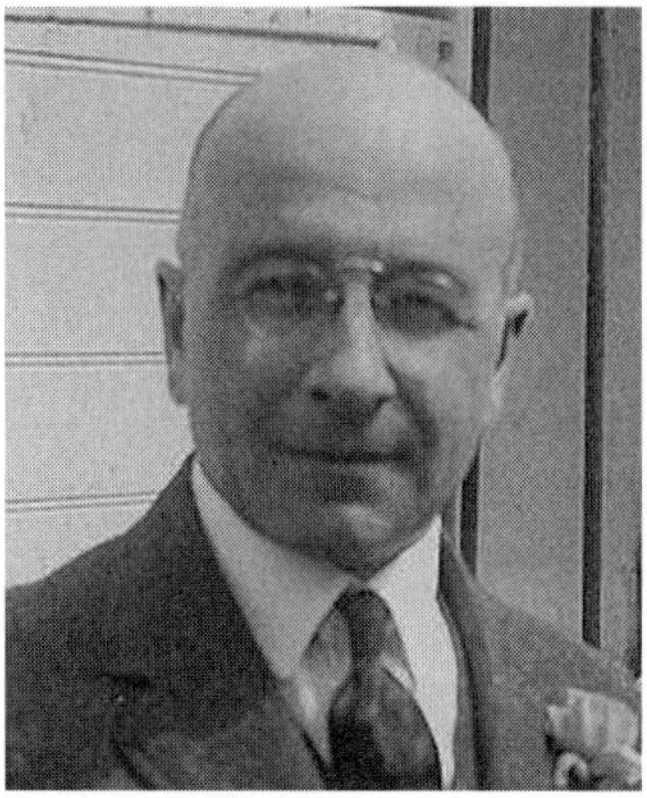

カレル。20世紀初頭のアメリカでイヌの腎臓移植を試みた

アメリカのロックフェラー研究所で活躍したフランス人カレル Carrel A（一八七三年―一九四四年）は一九〇八年、野心的な試みを行う。彼は、血管を針と糸で縫合する技術を用い、イヌから摘出した腎臓の動脈、静脈をほかのイヌの血管に吻合し、腎臓を移植するという実験を行った。移植された腎臓は、しばらくは生着（臓器としての機能を果たすこと）しているように見えたが、やがて壊死に陥り移植は成功しなかった。

あたかもギリシャ神話にあるように、蠟で接着された翼が太陽の熱で融かされ、剝がれてイカルスが墜落してしまうかのようであり、移植の難しさを思わせた。

しかし、一九三〇年頃になると勇敢な外科医がヒト間での腎臓移植を決行したりしたが、カレルと同様に、成功しなかった。これは、移植を受けたヒトの生体が移植臓器を拒絶し受け入れない反応を示したためである。この拒絶反応の克服が移植の成否の鍵を握っていることがわかってきた。

拒絶反応はなぜ起きるか

角膜には血管がなく基本的には拒絶反応が起こらないので、一九〇六年にツィルム Zirm EK（一八六三年―一九四四年）が死体から採取した角膜を移植し成功して以来、角膜移植は広く行われてきた。

第二次世界大戦の頃、熱傷患者の治療の研究をしていたイギリスのメダウォー Medawar PB（一九一五年―八七年）は同種マウスの間の皮膚移植で、移植片の拒絶反応は、細菌のワクチンによって免疫能を獲得した（感作された）個体がその細菌を攻撃するのと同様の機序、すなわち免疫反応であることを示した。この功績をもって彼は一九六〇年にノーベル生理学・医学賞を受賞した。

その後、臓器移植における拒絶反応は一種の免疫現象で、その主役はT細胞であることが突き止められた。

また一九五〇年代の終わり頃、フランスのドーセ Dausset JB（一九一六年―二〇〇九年）は、白血球にも赤血球のABO型と同様に型（HLA：human leukocyte antigen）があること、しかしこの型は赤血球の型に比べてかなり複雑であることを示した。この功績によって彼は一九八〇年、ノーベル生理学・医学賞を受賞する。またこの型を決める型物質、抗原は遺伝子に関係していて、白血球だけでなくほかの組織の細胞の表面にも存在することも明らかにされてきた。

結局、移植を受けたヒト（レシピエント）と移植臓器・組織の提供者（ドナー）との間の細胞表面の遺伝的形質、抗原が異なると、レシピエントはこれを感知し拒絶反応が起こるわけで、この抗原は組織適合性抗原と呼ばれている。この抗原、型がレシピエントとドナーの間で一致すれば、移植時の拒絶反応は起こらないわけである。

事実、一九五四年にアメリカのメリル Merrill JP（一九一七年―八四年）は、一卵性双生児間での腎臓移植の成功例を報告している。一卵性双生児以外では完全に組織抗原が一致する可能性はないが、組織適合性抗原の中でも主要な部分（主要組織適合性抗原ＭＨＡ〔major histocompatibility antigen〕あるいは複合体ＭＨＣ〔major histocompatibility complex〕）が一致すれば拒絶反応は少なくて済むというので、とくに腎臓移植などではこの抗原の型合わせが行われ、より適切な提供者が選択されるようになってきた。

一九六〇年頃から、この拒絶反応を薬物、抗がん薬やステロイド薬で抑制しようという試みがなされ、とくに強力な免疫抑制薬（商品名イムラン）の出現によって腎臓移植が盛んになった。

アメリカのスターツル Starzl TE（一九二六年―）らは一九六三年、ヒトの肝臓移植に着手した。その後も数多くの肝臓移植を行い、彼は世界での第一人者として知られ、わが国の多くの移植外科医が彼の下で学んだ。

南アフリカのバーナード Barnard CN（一九二二年―二〇〇一年）らは一九六七年に心臓移植を行い、世界を驚かせた（患者は一八日後に死亡した）。その後、心臓、肝臓、腎臓、肺などの移植が盛んになったが、期待されたほどの成績が得られず、一時期移植は下火になった。一九七六年頃にカビから抽出されたさらに有力な免疫抑制薬シクロスポリン cyclosporin A が登場し、またその後、日本の企業が同様のタクロリムス Tacrolimus を開発して臓器移植は再び隆盛に向かい、膵臓（すいぞう）や腸管などの移植も行われるようになった。

かくして臓器移植の成績は向上し、移植医療は定着してきたが、免疫抑制薬の投与によって生体の細菌やウイルスなどに対する抵抗性の低下が起きることから感染症の危険性なども存在し、また提供臓器、ドナーの不足は深刻で問題を残している。

移植を可能にした「脳死」の概念

一九六〇年代の後半になると、人工呼吸器の発達、普及によって、脳の重篤（じゅうとく）な障害で意識がなく自発的呼吸ができない患者が、回復のあてもなく人工呼吸器によって生命を維持されているような例が目立つようになってきた。このような患者では治療は無益であるばかりでなく、患者の人間としての尊厳が毀損（きそん）されているとの指摘から、治療を中止（尊厳死）すべきではないかという声が高まってきた。とくに脳幹の機能が廃絶した患者では、どんな治療をしてもせいぜい数日の内に心停止が起こり救命できないことから、この状態が診断された時点で死亡として、治療を中止してよいとする考えが起こってきた。これは脳死（brain death）と呼ばれ、欧米を中心に脳死体からの臓器摘出による移植が盛んになった。とくに心臓や肝臓は阻血（そけつ）（血流が阻（はば）まれること）に弱く、心臓が拍動している状況で摘出しないと移植が成功しないので、脳死体からの臓器提供が必要である。

わが国では、南アフリカでの心臓移植の翌年（一九六八年）、札幌医科大学で心臓移植がなされたが、その移植の前後の状況について疑惑が生まれた（患者はしばらく生きたが死亡。提供者に治癒可能性があったのではないか、脳死の判断に必要な脳波測定を怠ったのではないか、などの疑問が残り、その他の手続きにも不明確な点があった）。これ以後、日本における脳死体からの移植はタブー視され、移植医療は停滞した。

また、これまで死の確認は、①心臓の拍動停止、②呼吸停止、③瞳孔の散大、の三徴候で診断されてきた。つまり「心臓死」の確認であった。そのため「脳死」という概念の導入に際しては、人工呼吸に支えられているものの心臓が正常に拍動し体も温かいのになぜ死なのか、また脳死は一〇〇パーセント確実に診断できるのかといった疑問が提出され、脳死についての論議に明け暮れる結果となった。

その間、移植を求めて海外に渡航する患者が相次ぎ、結局一九九七年になって脳死患者からの移植を認める法律（通称、臓器移植法）が成立した。これによって脳死体からの臓器移植が日の目を見るようになった。しかし、臓器提供者はせいぜい年間一〇例程度で、またこの法律では小児の移植は不可能であったため、相変わらず海外に移植を求める患者も多かった。

二〇〇九年に法改正がなされ、生前、本人が臓器提供に反対の意思を示していないかぎり、家族の同意で脳死患者からの臓器提供が可能になり、小児の臓器移植にも道が開かれたが、なお欧米に比べるとその数は少なく、年間三、四〇例で推移している。また心停止後の臓器提供者が減少し、今後、臓器提供者はどうなるのか予断を許さない。

腎臓と肝臓の生体移植

腎臓は二つあって、健常人では一つを摘出しても生活できるため、健常人の腎臓を摘出し移植する生体腎移植が一九六〇年頃になってから広く行われてきた。また腎臓は死後（心停止後）早急に摘出すれば移植可能で、脳死患者からの移植とは別に、死体腎移植も行われてきた。わが国では腎臓移植数は全体として先進国の中でも少なく、兄弟、親からの腎臓提供（生体腎移植）が多いという独特の状況にある。

また肝臓は再生力が強く、健常人ではおよそ八〇パーセントを切除しても影響がないことがわかっていて、わが国では脳死体からの移植が低迷する中、一九八九年以後、他人の肝臓の一部を切除して移植する部分生体肝臓移植が盛んに行われている。

ともあれ世界各国とも臓器移植希望者に比べて提供者、ドナーの数は少なく、ヒト以外の動物の臓器を移植する試みもなされてきたが、拒否反応の壁は高く成功していない。

二　臓器をつくる

身体の欠損を人工物で補う

先天性異常や外傷、疾患などによって起こる身体組織の変形や欠損機能異常について、人工物をもって補塡（ほてん）、代替しようという試みは古くより行われており、義眼、義肢、入れ歯などが使われてきた。近年になって、とくに耐久性に富む種々の合成高分子（プラスチック）、化学物質や金属などが開発され、装具の改善が進み、体内に植え込まれる人工組織、人工器官、人工臓器などが臨床的に利用されるようになってきた。整理すれば次のようになる。

①　体外に装着されるもの
義肢、義眼、入れ歯、コンタクトレンズ
人工腎臓（人工透析（とうせき））、人工心肺、人工心臓など

②　体内に移植されるもの
支持組織……人工眼内レンズ、人工骨、人工関節、人工弁（心臓）、人工血管など
人工臓器……植え込み型人工心臓、心臓ペースメーカー、人工血液など

このように身近に利用されているものも多いが、とくに臓器の代替という複雑な機能をもったものについて述べておきたい。

人工透析（人工腎臓）とは何か

腎臓は、代謝によって生じた血液中の老廃物を透析作用（溶液中の一部の粒子を半透過性の膜で濾し取ること）によって血液中から尿中に除去するのがその主要な機能である。腎不全患者では老廃物が血液中に貯留し、尿毒症となって致死的状態になる。

一九四三年、アメリカのコルフ Kolff WJ（一九一一年—二〇〇九年）は長いセロハン膜の管を電解質液（透析液）中に入れ、管の中に患者から流出する動脈血を流し、静脈に還流する装置を開発し血液透析を行った。腎臓の機能を完全に代行するわけではないが、この方法によって血液中の低分子物質である尿素やクレアチニン creatinine などが排除され、腎不全患者が救命されるようになった。これは人工腎臓というよりは人工透析といったほうが正しい。

その後、人工高分子物質（プラスチック）の進歩によって、より効率の良い透析膜が出現し、現在では血液が中を流れる細い中空の管を数多く束ねた形の装置が使われ、装置も小型化されている。

また、慢性の腎不全患者では頻繁に人工透析を繰り返す必要があり、動脈を穿刺して血液を流出させるにしても、頻回に行うことは難しいという隘路があった。最近では手術によって直接腕の動脈と静脈とを吻合し瘻孔を造り、動脈化された静脈を穿刺して血液を透析器に導く方法が行われるようになった。これによって、頻繁な透析が容易になり、週二、三回の透析によって三、四〇年以上も生存する患者も稀ではなくなってきた。また、血液中のより高分子の物質の排除のために、孔のより大きい膜が利用されたりしている（血液濾過法）。

わが国では腎移植例が少なく、透析に頼る慢性腎不全患者が極めて多い。その数は二〇一三年現在三〇万人を超えており、さらに増加が予想されているという世界でも特有な状況にある。

心臓をつくる

すでに述べたが、一九五〇年代には一時的に心臓に流入する血液をバイパスさせる、人工心肺装置が臨床利用されるようになって、心臓を直接切開して手術ができるようになった。一九五八年頃から、さらに長期間稼動できる人工心臓の開発が始まった。そして一九九六年頃より、体内植え込み型の左心補助人工心臓が臨床的に実用化されるようになり、これによって患者は二、三年にわたって延命しうるようにもなってきた。

心臓はポンプ作用で血液を全身に送り出しているが、人工心臓の開発では耐久性の小型ポンプと動力源の開発、血流調整、血栓（血管内で血液が固まったもの）防止といった多くの問題を解決せねばならず、いわば最先端の医療工学技術が投入されてきたといえよう。今日では人工心臓として、前述の植え込み型左心補助心臓が広く臨床で利用されている。左心（左心室）は全身に血液を送り出す機能を果たしており、手術後の回復期や心臓移植の待機患者に一時的に利用されていることが多いが、さらに完全人工心臓の開発、長期利用への期待が高まっている。

合成繊維で血管をつくる

血管は血液の導管で、その機能は比較的単純である。

一九世紀の初めには、植物の茎、金属管などを動物の動脈に移植する実験が行われた。しかし移植された管は早期に血栓によって閉塞し、成功しなかった。また、ほかの動物の動脈やそれをアルコールなどで処理したものの移植では、ある程度の成功がみられ、とくに朝鮮戦争ではヒトの死体から摘出し急速冷凍乾燥し保存した同種動脈が移植に使われ、第二次世界大戦時に比べ戦傷による肢の切断例は減少したとされる。しかし、この同種動脈も移植後、しばらくすると、血管壁に変化が起こり、血栓形成による閉塞や破裂を起こすことが多かった。

一九五二年、アメリカのヴォーヒーズ Voorhees AB（一九二一年—九二年）は合成繊維のビニロンを使った布で作った管をヒトの大動脈に移植し成功した。ビニロンは一九三九年に日本で開発されたものである。その後、合成繊維としてより安定性のあるダクロンDacron（アメリカでの商品名。日本での商品名はテトロン。ポリエステル繊維の一種）やテフロンTeflon（アメリカ、デュポン社の商品名。フッ素樹脂の一種）が使われ、それをメリヤス編みに編んで作られた人工血管が広く臨床で利用されるようになった。しかし、このような人工血管も五ミリメートル以下の口径の小さい動脈では閉塞の危険が高く、多孔性のテフロン管などが利用されているがなお問題を抱えている。また内圧が低く血流の遅い静脈への人工血管移植は成功が難しいのが現状である。

後述するが、京都大学の山中伸弥（やまなかしんや）教授（一九六二年―）が創った人工的万能細胞（ｉＰＳ細胞）からあらゆる組織、臓器の細胞が生成されるので再生医療の発展が期待されている。

限られた実用化

厳格な意味で臓器としての人工臓器では現在実用化されているといえるのは、人工腎臓と人工心臓だけで、人工膵臓、人工肝臓、人工子宮、人工頭脳というのはなお未完成である。夢はあるものの実用化への道は遠いといわざるをえない。

たとえば、肝臓は多くの物質の合成や排除に関与していて、その機能は複雑である。現在話題となっているのは、ヒトや動物の肝細胞に患者の血液を接触させる型のもので、ハイブリッド型人工肝臓と呼ばれているが、なお臨床的にはほとんど効力が見られないのが現状である。

第五章
二大死因克服への挑戦

一　がんとの闘い——手術法の発展

がんとは何か

がん（癌）は西洋の言葉ではcancer（英、仏）、Krebs（独）で、いずれもギリシャ語の「蟹（かに）」を意味するKarkinosに由来している。古来知られた病気で、乳がんのように皮膚の体表に現れるがんは硬い凹凸のある腫瘤（しゅりゅう）を形成し、しかも蟹が四方に足を出しているように不規則な形状をしていることから名付けられたのであろう。

生体の多くの細胞は死滅と増殖とのサイクルを繰り返すことで生命機能を支えているが、これ

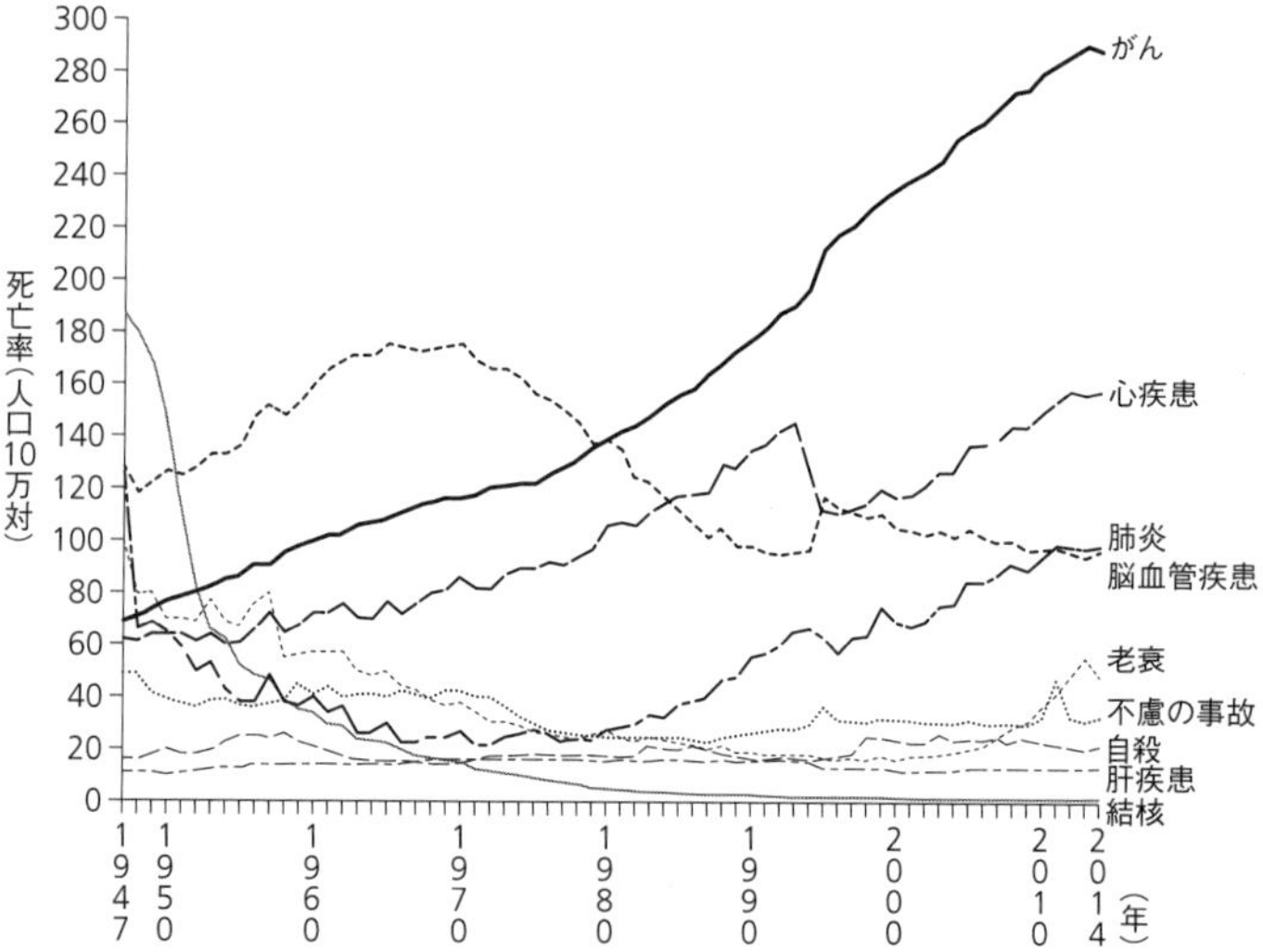

主な死因別にみた死亡率の年次推移（厚生労働省「人口動態統計月報年計（概数）の概況」平成26年より）

は一定の統制機序のもとに行われていて、過不足なく組織の形態を保ち機能している。ところが、何かしらの原因で細胞に異常が起こり、勝手に増殖することがある。

第二章で述べた、一九世紀末の細胞病理学の祖ウィルヒョウは、細胞が自律的に増殖したものを新生物（neoplasma）、あるいは腫瘍（tumor, Geschwulst）と呼んだ。その中でも細胞の形状の異型性（anaplasia）が強く増殖速度の速いものが悪性腫瘍、がんである。

また狭義には上皮細胞の悪性腫瘍を癌腫あるいは癌（carcinoma）と呼び、骨、筋肉、結合組織などその他の組織細胞の悪性腫瘍全般を肉腫（sarcoma）と呼んでいる。本書では悪性腫瘍を「がん」として記述することにする。

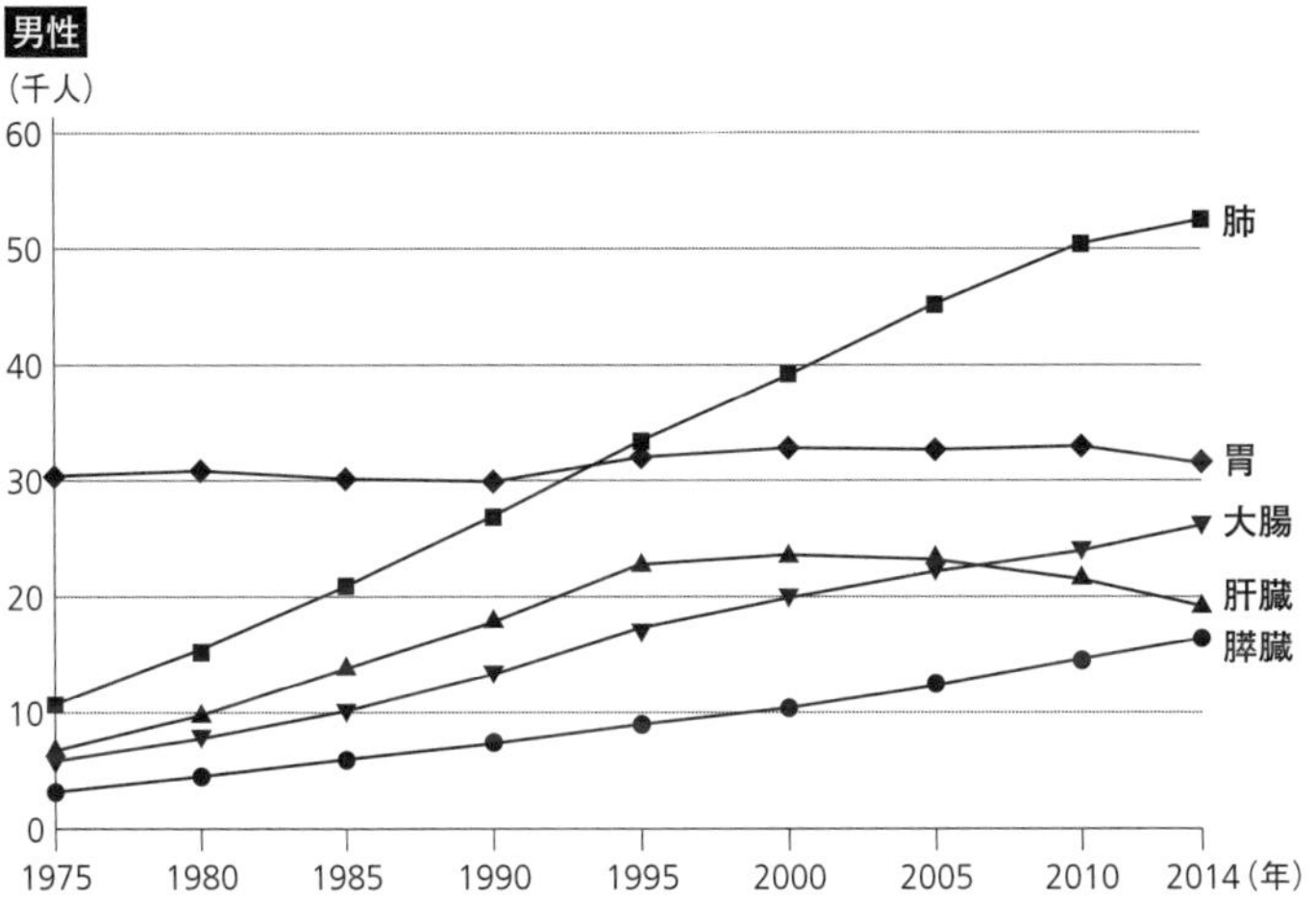

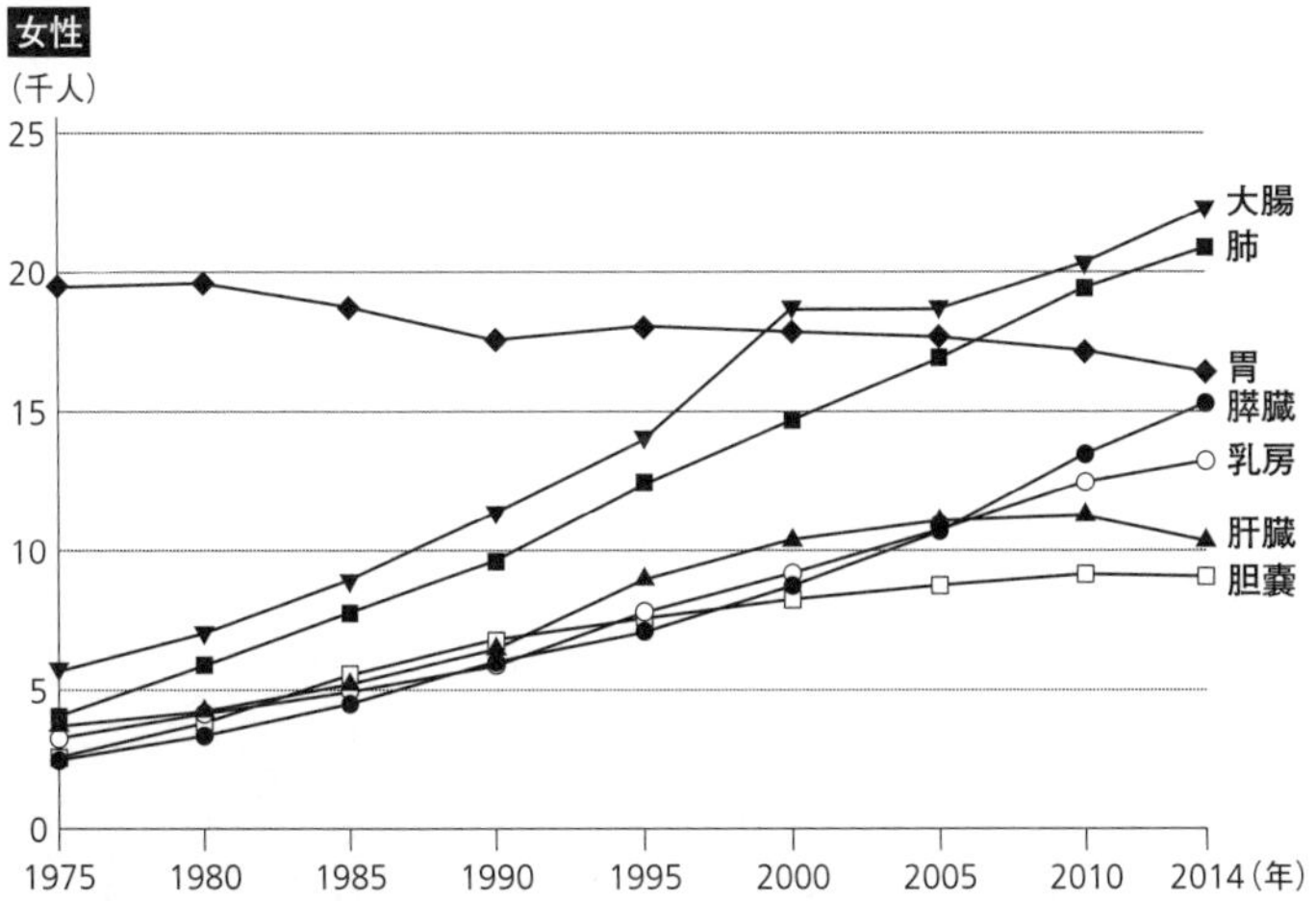

がん部位別、性別死亡者数年次推移（厚生労働省「人口動態統計」平成25年、および、「人口動態統計月報（概数）」平成26年より）

がん細胞は発育が速い。しかも周囲組織に不規則に浸潤し、血管やリンパ管内に侵入し全身に散らばり（転移）、生体の生命を脅かすといった厄介な病気で、治療が難しく、今日、先進国では主要な死亡原因となっていて、その対策が当面の重要課題となっている。

図のように、わが国でもがんは国民の死亡の最大の原因となっていて、健康政策上の重大な問題である。性別の死亡者数の内訳では、男性では肺がん、胃がん、大腸がんが、女性では大腸がん、肺がん、胃がん、膵臓がん、乳がんが、この順で上位を占めている。

一九世紀までのがん手術

がんの存在は西洋でも古代から知られ、病気の原因を体液に求めたギリシャの医師たちは黒胆汁の過剰な状態ががんの原因であると考えていた。また乳がん、子宮がん、舌がんなどが知られ、薬物による腐食、焼灼（熱などによって組織を破壊すること）、切除手術などいろいろな治療も試みられていたが、この段階ではまだがんは不治の病であった。

西洋では一七世紀末頃から病理解剖が進歩し、胃・大腸・肝臓、前立腺などの内臓のがんの存在も明らかにされてきた。また、がんは古代ギリシャ以後考えられていた全身の病気でなく、そのはじまりは局所の病気であること、またリンパ系の循環という事実が明らかにされるようになって、がんは局所に発生しリンパ管、リンパ節さらに血管内に侵入し全身に広がる（転移する）ものという考えが認められるようになった。そして多くの外科医は乳がんの切除術を手がけるようになった。

一九世紀になると、麻酔もない時代に大胆な外科医はさらに内臓のがんの手術にも挑戦するようになり、フランスのリスフラン（前述）は直腸がんに対する直腸切除術を九例行っている。ただし術死三例で、残りの患者も二年以内に死亡している。

さらに一八三三年、同じフランスのレイバール Reybard JF（一七九〇年—一八六三年）はS状結腸がんを切除し腸管を端端吻合（切除した部分の両端をつなぐこと）する手術に成功したとされるが、このような例は僥倖であったといえよう。

ロンドンで病理解剖学教授としてがん研究に従事した、アイルランド生まれのウォルシィ Walshe WH（一八一二年—九二年）は一八四六年、当時までのがん治療の状況について検討し、①内臓のがんで治癒したとする証拠はない、②薬物療法のみで除去されたものはない、③切除手術では再発の起こらなかったことはない、としており、がん治療の難しさを述べている。

根治手術と「取りすぎる」ことへの反省

一九世紀後半になり、麻酔と消毒法を手に入れた外科医はがんに対しての本格的な切除手術を行うようになった。

すでに述べたが、一八八一年、ウィーンの外科医のビルロートは胃がんに対しての幽門側胃切除術に世界で初めて成功し、わが国では一八九七年、東京大学の近藤次繁教授が胃がんの胃切除術に成功した。しかし一八九〇年、ビルロートの報告では二九例の胃がんの胃切除術例のうち、術死が一六例で、なお手術の危険性は高く、また術後五年以上生存したのは一例のみであった。また一八六七―七六年に彼の科で手術を受けたがん患者五四八例についての集計によると、一七〇人の乳がん患者で、術死は二四パーセント、三年以上生存した者はわずかに四・七パーセントであったとされている。

前述のように一九世紀初め、わが国の華岡青洲は漢方薬を調合した麻沸散（通仙散）を使って全身麻酔下で一五四人の乳がん患者の切除手術をしており、松木明知弘前大学名誉教授によれば、調査し得た三三人の患者の術後の平均生存期間は五二カ月であったという。当時としては立派な成績であったといえる。

前述のように一九世紀末では、なおがんに対する手術の死亡率は高く、その予後も良好といえなかった。二〇世紀になって外科医は輸血、輸液さらに抗生物質といった手段を手に入れ、また気管内挿管による麻酔法などの進歩によって手術の安全性は高められた。

こうして、今日では手術による死亡は例外的なことになり、また手術の長期成績も向上してきた。しかし進行したがんに対しての手術ではがん病巣を取り残し再発することが多いことから、原発巣を十分に取り除くために、肉眼的に認められる病巣を含めて周囲組織の切除と所属リンパ節を郭清（肉眼で転移が見られなくとも安全を期して所属リンパ節を切除すること）する方法ががんの根治手術として行われてきた。

乳がんについては一九世紀後半から、大胸筋を含み腋窩（腋の下にある）リンパ節の郭清を伴う乳房切断術が提唱された。アメリカのジョンズ・ホプキンス大学の外科医であった前述のハルステッドはこのような手術を数多く行い、一八九四年の報告では術後三年生存率を約四〇パーセントに高めたとしている。

これは前述のビルロートの成績をはるかに凌ぐものである。このハルステッドの手術術式はその後、標準術式として世界で広く行われ、またリンパ節の郭清範囲をさらに拡大した拡大手術も行われてきた。しかしハルステッド流の根治手術では術後の胸部の変形が著しく、また上肢の浮腫で悩まされる患者も多く過大な手術ではないかとの反省が起こってきた。

また近年ではハルステッドの時代と異なり、早期に発見される小さながんも多く、このような場合には、より縮小した手術で十分であるとの考えが強くなって、一九七〇年頃から、大胸筋を残す手術が行われるようになり、さらに最近では、小さながんでは腫瘤の局所切除に留め、その他の乳腺組織を温存する術式がなされるようになった。

また直腸がんについては、一九世紀末にはがん病巣をより徹底的に切除しうる腹会陰式術式（開腹術と会陰部からの手術を加える術式）が行われ、二〇世紀の初めには、イギリスのマイルズ Miles WE（一八六九年―一九四七年）はさらにこれを徹底させ系統的リンパ節郭清を加えた方法を提唱した。その後、マイルズの術式は直腸がんの根治手術の標準術式とされ、近年まで多くの外科医がこれに倣ってきた。ただし、それでもがんの局所再発が多いことも指摘され、とくに直腸側方の組織の郭清を徹底する拡大手術も試みられてきた。

しかし一方において、このような手術では人工肛門を作る必要があり術後の患者の苦痛も無視できず、多くの場合、本来の肛門を残してもよいのではないかという反省から、最近では肛門を温存することが多くなってきた。またリンパ節郭清に伴い神経が切断され、術後に排尿障害や性機能障害が起こることが多く、これを避けるために神経を温存する手術も行われている。

このような状況は胃がん等の手術でも同様で、これまではがんの手術では、命さえ助かれば術後の生活が少しくらい辛（つら）くともよいのではないかと考えられていたが、近年になって患者の術後の生活の質（ＱＯＬ）に配慮した手術が重視されるようになってきた。

さらに最近では、術後の苦痛のより少ない内視鏡（腹腔鏡、胸腔鏡など）下の手術や、いわゆるロボット手術も盛んになってきた。もちろん、このような手術によってがん病巣を取り残すことのないような配慮も重要で、個々の症例によって術式を選ぶことも大切であるといえる。

さらに、がんの治療には、手術以外に放射線治療や抗がん薬などの治療などもあって、いずれの治療を選ぶのか、またどのように手術とこのような治療法を組み合わせるのかも重要な課題となっている。

がん手術、治療の効果

がんに対する手術、治療の効果、成績は、術後のがん再発の可能性があるため長期の観察が必要である。再発は治療後五年以内に起こることが多く、手術成績は五年後の患者の生存率、がんの再発率をもって評価されている。

またひと言でがんといっても、早期のものと進行したものとでは治療の予後が異なることは当然で、治療開始の段階でがんの進行度を決めたうえで治療を評価する必要がある。このがんの進行度は原発腫瘍の大きさ（T）、と所属リンパ節への転移（N）、さらに遠隔転移巣（M）の有無の三つの要素で規定され、それぞれの進行度（TNM分類）に応じた治療効果が比較検討され評価されている。

主要ながんに対する手術成績についてのわが国の現状では、乳がん、大腸がん、胃がんなどでは比較的良好だが、肺、食道、膵臓、胆管などのがんではなお良好とはいえない。

ともあれがん治療では早期発見と手術を中心とする早期治療が重要である。

二　がんの原因を究明する

病理組織学的、実験的研究

がんについての臨床上の観察からその病態が知られるようになったが、一九世紀になって原因の究明がなされるようになった。

一九世紀後半、顕微鏡が医学の領域で使われるようになって、ウィルヒョウが『腫瘍病理学』を著し、また血液のがん、白血病（Leukemia）の存在を示しているが、以後がんの診断は光学顕微鏡でなされるようになり、これは基本的に今日でも変わらない。

がんは局所に増殖する力が強く、これをほかの動物に移植できるのではないかという考えから、一九世紀初め、好奇心の強い医師たちはヒトの乳がん組織の一部を自分たちの皮下に移植してみたという。しかし移植部の皮膚に炎症反応が認められただけで移植は成功しなかった。

また、すでに一八世紀頃には動物にヒトと同じようながんが見られることが知られていたが、一八七五年、ペテルブルグの獣医ノヴィンスキー Novinsky MA（一八四一年―一九一四年）はイヌの鼻のがんを仔イヌの皮下に移植することに成功し、ある種の動物のがんは同種の動物に移植できることがわかってきた。しかしこれは例外的なことで、同種動物への移植は通常は成功しない。

一九三〇年頃になると、マウスを頻繁に交配することで同じ遺伝子を持つ純系マウスが作成され、実験に利用されるようになって、腫瘍の移植は同系あるいは近交系マウス間で成功して、移植の成否は動物間の組織適合性によることが分かってきた。またこの組織適合性は遺伝的なもので、血液型と同じように先天的に決まった組織の型があり、この組織の遺伝的型物質の解明も進んできた。

また胸腺の欠如した変種のマウス（体毛がないためヌードマウスと呼ばれる）が発見され、このマウスでは免疫機能が低下しているので、ヒトのがん細胞、がん組織の移植も可能で研究に利用されている。

ノーベル賞を逃した山極勝三郎

二〇世紀になると動物に人工的にがんをつくることが成功するようになって、ヌードマウスのような実験動物のがんを使った研究が盛んになり、がんの成因、治療の研究が大きく進歩した。

すでに述べたが、一七七五年、イギリスの外科医、ポットは長年煤（すす）に晒（さら）された煙突掃除人たちの陰嚢がん患者を報告しているが、一九一五年、東京大学病理学教授の山極勝三郎（一八六三年―一九三〇年）と獣医の市川厚一（一八八八年―一九四八年）はウサギの耳に長期にわたりコールタールを塗りつけて皮膚がんを発生させ、その後その成分に発がん性があることが示された。

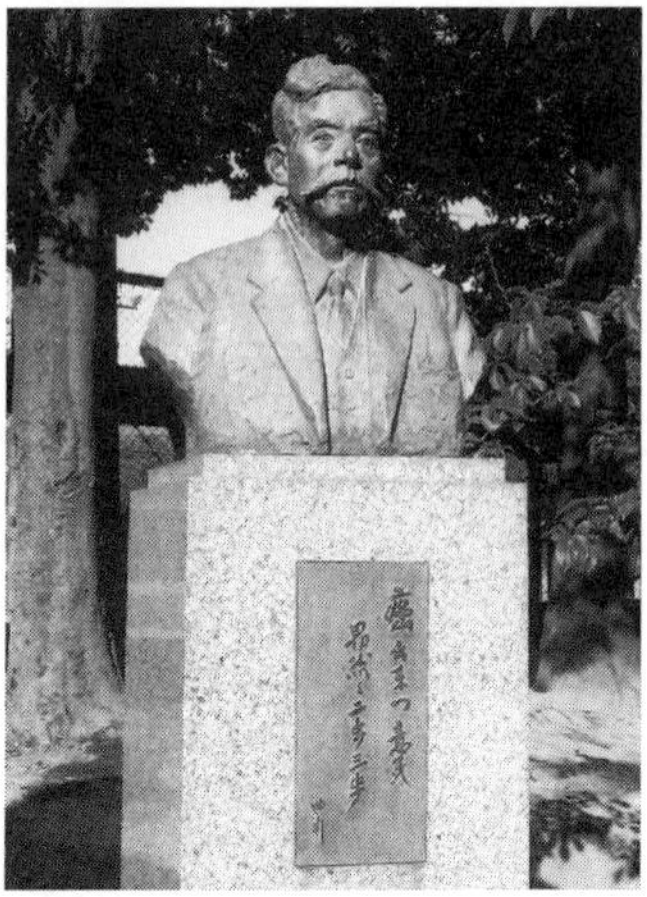

故郷である長野県上田市の上田城跡公園にある山極勝三郎の胸像。「癌出来つ意気昂然と二歩三歩」と刻まれている

これは世界で初めての人工がんであり、わが国での快挙であった。

同じ頃、一九一三年、デンマークのフィビゲル Fibiger J（一八六七年—一九二八年）はゴキブリ（線虫が寄生）を混ぜた餌をネズミに与えて胃がんを発生させたことを報告し、一九二六年に人工がんの最初の作製者としてノーベル生理学・医学賞を受賞した。しかし、以後の研究ではこの方法でがんができることは証明されず、フィビゲルの見つけた病変はビタミンAの不足によるものとされた。あとで考えればノーベル賞の選考の誤りで、本来は当然、山極教授らが受賞すべきであり、彼は不運であった。

またアニリン染料工場従業者の膀胱がん患者や鉱山労働者の肺がん患者、断熱材として使われるアスベストによるがん（中皮腫（ちゅうひしゅ））の発生などが注目され、化学物質による発がん、また放射性物質のウラニウムなどの発がん性が動物実験で証明されるようになった。

また実験動物に作られたがんはほかの同系の動物に移植されたり、ガラス皿の上で培養され研究に利用されたり、がんの研究の発展に大きな貢献をしてきた。

報告から五五年後のノーベル賞——がんウイルスの発見者

二〇世紀になり、山極教授らがウサギに人工がんを発生させる少し前の一九一一年、アメリカのラウス Rous FP（一八七九年—一九七〇年）は、ニワトリの腫瘍（肉腫）を潰して、生物ではウイルスしか通過できないような微小な孔の濾過器を使って得た濾液をほかのニワトリに注射して同じ腫瘍を発生させ、ウイルスによる発がん、がんウイルスの存在を示唆した。

この業績はほとんど無視されていたが、一九五八年にアイルランドのバーキット Burkitt DP（一九一一年—九三年）がアフリカの小児に見られる特異なリンパ腫を発見、報告し、一九六四年になってイギリスのエプスタイン Epstein A（一九二一年—）とバール Barr CM（一九三二年—）がその原因ウイルスを発見、同定し、ヒトでもウイルスががんの原因になることがわかった。

また、動物でも発がんウイルスがいくつか発見されたことで、一九一一年のラウスの報告はやっと評価され、彼は一九六六年にノーベル生理学・医学賞を受賞した。発表から五五年後の受賞という記録は、今後も破られることはなさそうである。当時、ラウスは八七歳で運良く生存していた。

その後も一九七九年には日沼頼夫京都大学教授（一九二五年—二〇一五年）らが、九州地方に見られていた成人T細胞白血病（ATL：adult T-cell leukemia）の原因ウイルスを発見しており、また肝臓がんに対する肝炎ウイルス、子宮頸がんについてのヒト乳頭腫ウイルス（HPV：

human papilloma virus）の関与が示され、一九七六年、B型肝炎の発見者のアメリカのブランバーク Blumberg BS（一九二五年―）、そして二〇〇八年にヒト乳頭腫ウイルスの研究でドイツのツア・ハウゼン zur Hausen H（一九三六年―）がノーベル賞を受賞している。

またウイルスではないが、細菌にも発がん性を持つものがある。わが国に多い胃がんの原因として胃壁に存在するピロリ菌 Helicobacter pylori が注目されている。一九八九年にオーストラリアのウォーレン Warren R（一九三七年―）とマーシャル Marshall B（一九五一年―）はこの菌を分離、培養したことを報告し、両人は二〇〇五年にノーベル賞を受賞した。酸度の高い胃液の中にこんな重要な細菌がいるとは思われなかった中での快挙といえよう。

マーシャルは胃壁にらせん状の細菌を見つけ培養したが、これをブタに投与しても何も起こらず、結局自分でこのピロリ菌の培養液を飲み、急性胃炎が起こることを実証したという。この細菌の感染による胃炎は胃がんの原因と考えられており、その除菌によって今後の胃がん患者の減少が期待されている。

がんは細胞のＤＮＡの病気である

一九五〇年頃には、先述のように化学物資やウイルス、さらに放射線ががんの原因であることがわかってきたが、どのように細胞をがん化させるのかということは謎であった。

一方、一九五三年にクリック Crick FHC（一九一六年―二〇〇四年）とワトソン Watson JD（一九二八年―）がＤＮＡ（デオキシリボ核酸）の二重らせん構造を示し（後述）、その頃にはすでに細胞のＤＮＡが遺伝情報を担っていることが分かっていたが、一九五八年に、イタリア出身でアメリカにいたウイルス学者のダルベッコ Dulbecco R（一九一四年―二〇一二年）の下で研究していたテミン Temin HM（一九三四年―九四年）は、試験皿の上で培養したニワトリの正常細胞にラウス肉腫ウイルスを加えると正常細胞が増殖することを示した。すなわちラウス肉腫ウイルスのＲＮＡ（リボ核酸）がニワトリの細胞のＤＮＡに組み込まれ、その細胞をがん化することが考えられた。

一九五〇年頃までは、生物では最小と思われるウイルス類にはＤＮＡが存在し、ウイルスは生体の細胞に寄生し、このＤＮＡのコピーを作って増殖すると考えられていた。ところでラウス肉腫の原因ウイルスなどはＲＮＡから成るウイルスであることがわかり、当初は細胞に侵入したウイルスのＲＮＡがコピーのＲＮＡを作り増殖すると考えられていた。

また当時まで細胞のＤＮＡの情報はＲＮＡに転写されＲＮＡはこの情報を基に種々のタンパク質を作るという原則、セントラル・ドグマ central dogma が容認されていた。その後、独立して研究を続けていたテミンはラウス肉腫ウイルスのＲＮＡが細胞に侵入し、宿主の細胞のＤＮＡに変化を与え、がん化が起こることを想定し、ウイルスのＲＮＡは細胞内でＤＮＡに変換され、宿主のＤＮＡに組み込まれるのではないかと考えた。

彼の研究室にいた日本人の水谷哲(みずたにさとし)はこのウイルスにRNAをDNAに変換させる酵素があることを突き止めた。またRNAがんウイルスが感染した培養細胞に、DNAに作用するがRNAには変化を与えないような物質を与えると、細胞の増殖が起こらない。すなわちセントラル・ドグマに反してRNA→DNAという「逆転写」があることを見つけた。

彼らとは別にアメリカのボルティモア Baltimore D(一九三八年—)も同様の逆転写酵素を見つけた。またダルベッコらはポリオーマの原因ウイルスSV40でも培養した正常細胞をがん化させること、また感染したウイルスのDNAは宿主細胞のDNAに結合することを証明し、テミンらの考えが正しいことを示唆した。

すなわち、RNAがんウイルスは自らのRNAをDNAに転写し、これを宿主細胞のDNAに組み込ませる。そして増殖した細胞にもウイルス由来のDNAが伝わるということになる。このような一連の研究でダルベッコ、ボルティモア、テミンの三人は一九七五年にノーベル生理学・医学賞を受賞した。

原がん遺伝子は正常人のDNAに存在している

がんウイルスが正常の細胞のDNAの遺伝子に組み込まれ、がん細胞が発生することが考えられるようになったが、DNAのどの部分ががん遺伝子として機能するのかという疑問が残った。

アメリカのウイルス学者たちはラウス肉腫ウイルスの一種で発がん性のないウイルスを見つけ、発がん性を持つウイルスに発がんの原因となる遺伝子であるサーク src という遺伝子（タンパク質）を検出した。これを前記の発がん性を持たないウイルスに加えると肉腫が発生するというわけである。またサークは極度に活性化されたキナーゼ（タンパク質を燐酸化させる酵素）であることを見つけた。この酵素の活性化によってがん細胞の増殖が起こるわけである。

一九七六年には、インド出身でアメリカで研究していたヴァーマス Varmus H（一九三九年—）とアメリカのビショップ Bishop JM（一九三六年—）は、このサークはほかの鳥類のＤＮＡにも存在する遺伝子で、ヒトや脊椎動物のＤＮＡにもあることを突き止めた。すなわち、発がんに関わるがん遺伝子は正常と思われる細胞のＤＮＡに遺伝子として内在していること、このがん遺伝子の活性化ががん発生の原因であることを示した。このがん遺伝子の基になるものを原がん遺伝子（proto-oncogene）と呼んだ。彼らは一九八九年にノーベル生理学・医学賞を受賞した。

また、ほかの発がん遺伝子を持つレトロウイルスに原がん遺伝子の myc が見出され、その後、アメリカのワインバーグ Weinberg RA（一九四二年—）らによってヒトのがん細胞から多くの原がん遺伝子（ras, neu など）が分離され、また同時にその作用を抑えるがん抑制遺伝子（Rb, P53, APC など）も発見されるようになった。

すなわち、われわれの細胞のＤＮＡには多数の原がん遺伝子とがん抑制遺伝子が内在しており、バランスを取っているが、ある種の化学物質やウイルス、放射線などによってＤＮＡに障害が起

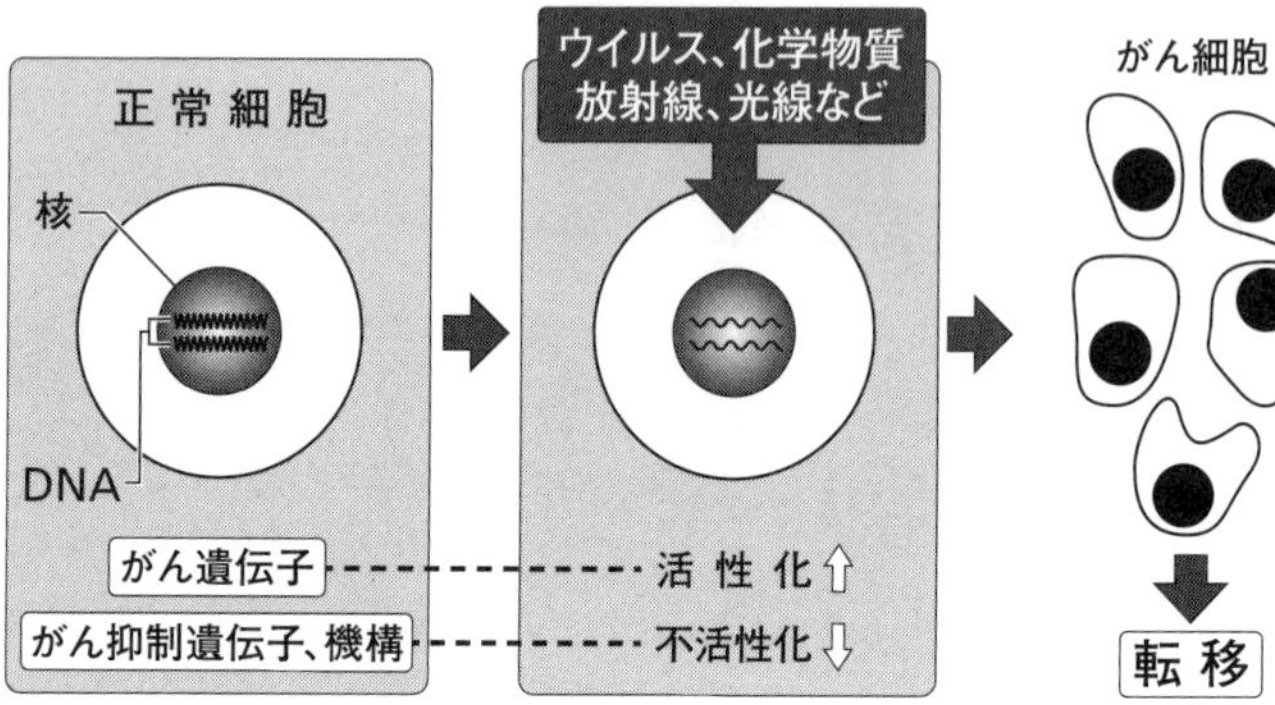

がん細胞が発生する仕組み

こり、そのバランスが崩れ、がん遺伝子の活性化が起こることでがん細胞が出現すると考えられるわけである。

またがん化についてはDNAの構造の変化だけでなく、これを修飾する、後天的な化学的変化（エピジェネチック異常）によってがん抑制遺伝子の不活性化が起こり、これが発がんの原因になることも認められていて、発がんに至る機構は複雑である。

また、DNAは傷つきやすいものだが、その修復作用もあり、たとえばDNA末端にある部分のテロメア teromere はDNAの安定化に寄与している。このテロメアは細胞の分裂によって短くなり、ある程度短くなると細胞は死に陥る（アポトーシス）。細胞には寿命があるということである。しかし、がん細胞では盛んに細胞分裂が起こるのに増殖を続けられる。がんはテロメアを再生させる酵素（テロメアーゼ）を持ち、持続的増殖が可能になっている。また、加齢に伴いがんの発生が増えるのはこのテロメアが短くなるためとされる。このようにテロメアの変化も発がんに関与している。

またいくつかの遺伝子の変化が加わって初めて発がんすること（多段階発がん）も示され、さらにテロメアのほかにも傷ついたＤＮＡを修復する機能があって、われわれの細胞は簡単にがん化しないようになっている。さらにがんは増殖機能だけでなく、周囲の組織、さらにリンパ管や血管内に侵入して転移する力を持っており、固形腫瘍（がん）では栄養血管を増殖させる血管内皮細胞増殖因子（ＶＥＧＦ：vascular endothelial growth factor）も発現していて、がん細胞の持続的増殖を可能にしており、そういった機能の研究も進められている。

このように、二〇世紀半ば頃からがんの成因について、細胞の遺伝子、分子レベルでの研究が進み、かなりのことが分かってきたが、これには多くの科学者の努力があり、誰がノーベル賞を受賞すべきか判断するのもますます難しくなっていて、たとえば一九八九年のヴァーマスとビショップの受賞に際しては、フランス人の共同研究者がノーベル賞の委員会に自分の業績も評価してもらいたいと異議を申し立てたといわれている（受理されなかった）。

また、アメリカでも、このような領域での研究では功を得るために、しばしばデータの捏造（ねつぞう）もみられ、一九八九―九〇年には、ノーベル賞受賞者で当時ロックフェラー大学の学長であったボルティモア（前述）が、部下の研究者の不正事件が議会で問題にされ、学長を辞任するという事件があった。研究者の倫理が問われる局面もあるといえよう。

三　がんをいかに予防し治療するか

予防は可能か

がんは細胞の遺伝子に異常をきたし異常に増殖する病気であるが、ほかの病気と同様にその原因には先天的因子と環境因子、生活習慣要因が考えられる。幼児期に発症するがんやある種の遺伝的性格を持つがん、また家族の中で多発するがんでは先天的な遺伝子の変化が発がんの主な要因と考えられる。しかし、そのほかの多くのがんの発生には環境因子、生活習慣要因も無視できず、予防策が重視されている。

すでに述べたように、がんの原因として実験動物で数多くの化学物質が指摘されており、がんの予防としては、このような発がん物質への暴露を避けることが重要といえる。しかし、一般に発がん実験で動物に使われる化学物質の投与量は、体重で換算するとヒトの生活では考えられないような大量のもので、とくに食物中の発がん物質については、一応はその許容量が設定されているものもあるが、絶対的な安全基準というわけでなく、また食物では複数の食物の相互作用もあって、どんな食事をしていればがんが予防できるのかを示すことは極めて難しいのが現状である。

またすでに述べたが、発がんにはウイルスや細菌の感染が指摘されており、ヒトでも肝がんに対する肝炎ウイルス、子宮頸がんについてのヒト乳頭腫ウイルスの感染が重視され、このような疾患に対して薬物によるウイルスの除去あるいはワクチンの投与がなされ、がん予防効果が示されている。

わが国に多い胃がんに関しては、胃壁、胃内に存在するピロリ菌の関与が指摘され、その除菌治療がなされるようになっており、胃がんの予防に繋がることが期待されている。

発がんに関与する環境因子や生活習慣要因には、化学物質やウイルスや細菌感染のほかにもいろいろなものが考えられ、特殊な例を除き、多様な生活様式の中でこれといった因子を指摘し予防策を講じることが難しい。

ヒトでがんの原因あるいは危険因子を調べるのには、あるがんになった人の環境、生活歴を分析しその原因を追跡する方法や、ある一定の集団の多くの人たちの環境や生活様式を調べ、長年にわたり追跡調査を行い発がん者の特徴を分析する方法（コホート研究）により、統計的に原因を追究することが行われている。このような統計的調査では喫煙が肺がんなどのがんの危険因子として重視されているほか、危険度の高い要因が指摘されている。しかし、一部のがんを除くとこれといった一つの決定的な予防法がないのが現状であろう。

早期発見と早期治療

がんは一つの細胞の異常増殖から発生するものと考えられ、がんが局所に留まっていれば、これを除去することによって根治できるはずである。したがって一般的にがんの予防策が不確かな現在、がんの早期発見と早期治療が重要となる。とくに症状の出ないうちに発見することが大切で、健康診断、あるいはがん検診がなされている。わが国でがんが国民の死亡原因のトップであることは前述したが、二〇〇七年、「がん対策基本法」が施行され、予防と早期発見の強化が図られている。

がん検診では乳がん（触診、超音波検査、X線撮影）、肺がん（X線撮影）、胃がん（バリウム造影）、大腸がん（便潜血検査）、子宮がん（内診、細胞診）の五つが主な対象となっていて公費で負担されている。また早期発見のためのPET（positron emission tomography：陽電子放出断層撮影）検査や、がん細胞が血液中に分泌する微量な物質（腫瘍マーカー）を検知する方法も行われている。このような検診でがんが疑われる場合には、さらに内視鏡検査、病変部の一部を切除して病理学的検査、X線、CT（写真参照）などの精密検査が行われ確定診断される。

このような健康診断、がん検診は多くの健常人を対象とするスクリーニング（選別）検査で精度が高く、かつ検査を受ける人への苦痛また経済的負担が少ないことが必要でなお検査法の改善が期待されている。

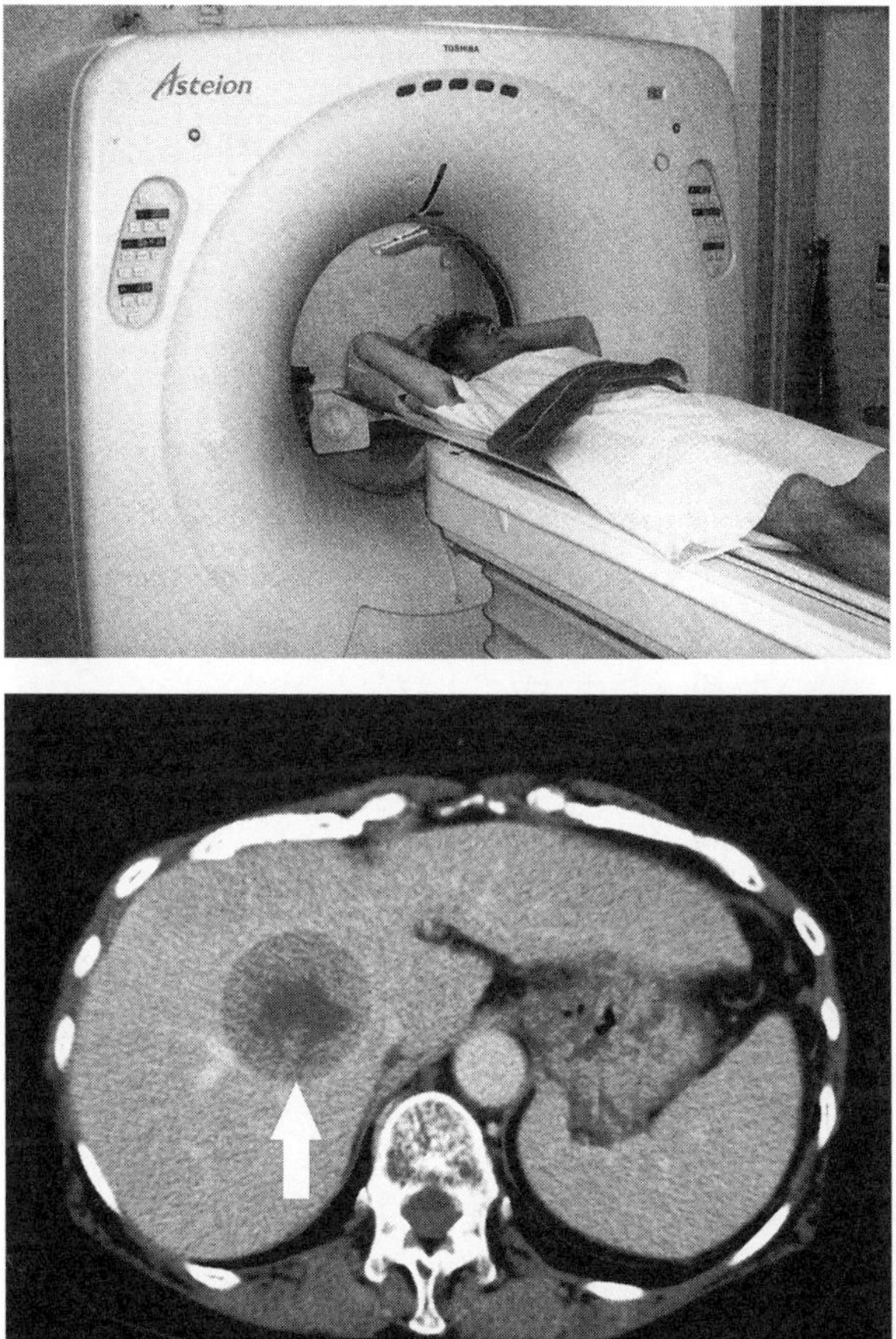

上段はCT（computed tomography）検査の様子。下段はCTで得られた画像の例。これは肝臓の断面図で、がんを示す腫瘍陰影が矢印部分に認められる。CTは1972年に開発された技法で、生体の周囲にX線発生装置を回転させ、反対側に置いた検出器で得られた透過線量をコンピュータで計算し、1枚の切断面の画像を作るものである。これによって、連続した断層画像を処理して立体画像を作るなど、体内の臓器、器官、組織がより鮮明に描出できるようになった

また、膵臓や胆道のがんなどでは早期に症状が出現せず、またごく小さいがんでもすでに転移を起こしていることが多いため、早期発見が難しく、治療の予後も悪く問題を残している。

手術以外の治療法

一、放射線治療

がんの中でも腫瘤を作るがん（固形がん）では手術による切除療法が主体で、これについてはすでに述べた。

二〇世紀初頭にX線、ラヂウムが発見され、放射線照射により皮膚損傷が見られることがわかり、放射線を使ってがん細胞を死滅させようとする治療が試みられるようになった。一九〇三年には子宮頸がんについてのラヂウム照射療法が行われ、その後もそのほかのがんについても放射線照射療法が行われるようになった。初期には照射線量や照射時間などについての試行錯誤が続き、次第に放射線療法が確立されてきた。また、コバルトやリニアック（X線加速装置）を用いるさらに強力な放射線治療が開発され、広く行われている。

しかし、放射線治療は手術と同様に限局したがんに対して適応となるものだが、正確にがん組織だけに照射することは難しく、周囲の正常な細胞にも変化を及ぼし副作用を伴うので、治療の難しさと限界もある。現在では食道・直腸・前立腺・乳線・脳のがんやがんの骨転移巣などの治療に用いられ、また抗がん薬との併用療法が広く行われている。

最近では、画像診断学の進歩によりがん病巣の正確な部位、形状が診断できるようになり、また体内の深部の限局した部分に放射線照射する方法が考案されている。また一九九〇年頃から原子力、すなわち陽子線・重粒子線治療が試みられ、体内深部のがん組織により正確に照射できるようになってきた。しかしこの粒子線などの発生装置にはかなり大きな建物が必要で、しかも建設費用、治療費も高価で、またその適応にも限界がある。

二、化学療法

手術や放射線療法はいわばがんの局所療法といえるが、多発性遠隔転移のある場合や白血病のように全身の血液に悪性細胞が見られるような場合には全身的療法に頼るほかない。

二〇世紀になり細菌に対しての抗菌薬が開発されるようになると共に、実験動物の腫瘍や培養したがん細胞を使った抗がん薬の開発が始まり、数多くの化学物質が試みられたが、副作用が強く臨床的に利用できる薬の開発は困難であった。

一九四〇年代半ば頃、アメリカのローズ Roads CP（一八九八年―一九五九年）は毒ガスとして使われているマスタードの誘導体、ナイトロジェン・マスタード nitrogen mustard が白血病や悪性リンパ腫に有効であることを示し、その誘導体が開発され臨床に使われるようになった。また、その頃から抗葉酸薬や5－フルオロウラシール 5-fluorouracil, 5-Fu などの合成化学物質が臨床に使われるようになり、さらに多くの薬剤が開発され、一九七〇年頃から多剤併用療法が行われるようになった。さらに一九八〇年代になるとこれに骨髄移植を加える療法も行われるようになって、一定の効果が見られるようになった。

生体の多くの組織は常に増殖、死滅を繰り返しており、このような薬物はがん細胞の分裂を阻止するものの、正常な細胞、とくに骨髄細胞のように分裂能の高い細胞にも障害を与えるので副作用があり、なお効果も限られている。理想的にはがん細胞にだけ特異的に効く薬物が望ましいが、正常な細胞に対する障害に比べてがん細胞の分裂・増殖をより強力に抑制する薬剤が使用されてきたといえる。

一九八〇年頃になると、治療前に患者の骨髄液を採取しておき、大量の抗がん薬を投与し、のちに患者に骨髄を戻すか、あるいは他人の骨髄を移植し副作用に対応する方法が提唱され、その効果が期待された。しかし、副作用に比べてそれほどの効果がなく、この療法は白血病などを除き行われなくなった。

ところで、一九九五年、南アフリカの大学病院の医師ベズヴォダ Bezwoda W は、多くの医師が失望し撤退する中で、骨髄移植と大量の抗がん薬治療が難治の乳がん患者で良好な成績を得たことを報告し注目された。アメリカの医師たちはこの報告に疑問を持ち、南アフリカの病院を訪れ現地調査をしたところ、ベズヴォダの資料は信頼できないことがわかったという。データの改竄（かいざん）ということであろうが、先端的研究において不正行為が問題になっていて後を絶たない。

三、分子標的治療薬

前述のように最近では発がんの機序が明らかにされ、サーク src のようながん遺伝子の活性化が原因と考えられるようながんでは、タンパク質の燐酸化を行うキナーゼ活性が高まっており、この活性を抑制する薬剤イマチニブ（商品名グリベック）が二〇〇一年に登場し、慢性骨髄性白血病に劇的効果をもたらした。また、乳がんではHER－2という遺伝子の受容体を発現しているタイプがあって、この抗体（ハーセプチン）が投与され有効であることが確かめられている。また、がん細胞が分泌する血管内皮細胞増殖因子（VEGF）を抑制する薬剤など数多くの薬剤が登場した。このようにがん遺伝子の関連物質、がん細胞の増殖や転移に関係する物質を特異的に抑える「分子標的薬物治療」が行われるようになってきて、これまでにない効果がもたらされた。

一方において、がんのほうも自らの形質を変化させ、薬剤耐性になることがあり、こういった場合にはさらに新薬の開発が進められ、イタチごっこといえる状況もあるが、このような薬剤のさらなる進歩が期待されている。

また、分子標的薬はほかの抗がん療と併用されることも多く、がん患者の治療成績はかなり改善されたが、なお効果は限定的でまた高額な薬価も問題になっている。

四、ホルモン療法

一九二〇年代になって性ホルモンの抽出、研究が進み、また雄のマウスの皮下に雌のマウスの卵巣を移植し乳がんが発生したという報告がなされるようになり、さらに一九三〇年頃から女性ホルモンの結晶が作り出され、これを使ってマウスに乳がんを発生させるといった報告が出され、乳がんの発生に女性ホルモンが関与していることが示されるようになった。

また一九四一年、アメリカのハギンズ Huyggins CB（一九〇一年―九七年）は前立腺がんを持ったイヌで精巣を切除するとがんが消失することを見つけ、転移巣を持った前立腺がん患者に睾丸の摘除術を行い効果があったこと、このような患者にエストロゲン（女性ホルモン）の投与が有功であることを示した。またラットの乳がんに対して副腎を摘除すると効果があることなどを示し、生殖器がんや乳がんについてのホルモンの関与やホルモン療法について研究し、一九六六年にラウスと共にノーベル生理学・医学賞を受賞した。

現在では進行した乳がんについて、エストロゲン受容体陽性患者に対する抗女性ホルモン薬（タモキシフェン）療法、また前立腺がんについての抗男性ホルモン薬療法などが行われている。

五、免疫療法

すでに述べてきたように、生体の細胞の機能は一定の統制の下に制御されているが、がん細胞は勝手に増殖を繰り返し最終的に生体を死に追いやるもので、生体はこのような細胞を異物として認識し排除しようとする機能を持っている。これは細菌に対する免疫反応や臓器移植での拒絶反応と類似したものでがん免疫といわれている。この免疫反応はT細胞リンパ球が主体で、一九七〇年頃からこの免疫反応を使ってがんを抑制するいろいろな試みがなされてきた。

この免疫療法には、次のようなものがある。

① 患者のT細胞を刺激してその作用を増強する薬物の投与。

② 患者からT細胞を取り出し、がんを攻撃するように遺伝子を導入し、これを大量に培養して患者に戻す方法。

③ がんを攻撃する指令を出す患者の樹状細胞を体外で増殖させ、またがん細胞抽出液（成分）など腫瘍抗原で感作させて患者に戻す方法。

④ がん細胞表面にはこれを攻撃するT細胞の表面のタンパクに結合する物質があり、この存在によってT細胞の攻撃力を阻害しているが、本庶佑（ほんじょたすく）京都大学特別教授はこれを阻止し免疫力を増大させる薬剤を開発し、二〇一八年にノーベル生理学・医学賞を受賞した。さらにがんワクチンの構想も進められている。しかしいずれもその効果はなお限定的なものに留まっているといえよう。

六、遺伝子治療

すでに述べたが、がんは細胞核に含まれるＤＮＡの遺伝子の異常であることがわかってきて、理論的にはこれらの遺伝子の変化を修復すればがんを根治できるわけで、直接、遺伝子に何らかの操作をしてがんを治そうという試みもなされるようになった。しかし実際にはなお臨床上成果が見られていないのが現状である。

これまで述べてきたように、がんは細胞の遺伝子の変化で起こることが明らかにされ、予防や根本的治療法への期待が高まってきたが、なお難しい問題が多く、今日でも進行がんについては決定的な治療法はなく、いろいろな治療法が考えられているのが現状である。

四　血栓症と動脈硬化症

血栓はなぜできるのか

今日、日本の国民の死因のトップはがんである。次いで心臓疾患、脳血管疾患が多く、その原因は動脈硬化症に起因する血栓による動脈閉塞に基づく組織の壊死（梗塞）、すなわち心筋梗塞、脳梗塞がおもなもので、その対策は国の重要課題となっている。

西洋では一八世紀、病理解剖学の祖、モルガーニは心臓の冠状動脈の閉塞性硬化が狭心症の原因とし、脳卒中は血管の病変であることを指摘したが、以後、血管の病気についてはそれほどの知見は得られなかった。二〇世紀半ばになると臨床的検査、とくに血管造影の普及から血管の病変が明らかにされ、注目されるようになった。

血液は生体内では凝固することなく循環しており、正常な状態では血栓を作ることはない。しかし血管壁に病変があるとその部に血栓が形成されることを指摘したのは、一九世紀後半のドイツの有名な病理学者ウィルヒョウで、彼は血栓の形成には、①血管壁、②血液成分、③血流の変化の三つが重要な因子とした。この考えは今日でも容認されている。

血液は採取し放置すると数分のうちに凝固するが、これは血管が損傷された時の止血のための重要な反応で、いわば生体に備わった防御反応の一つであるといえる。

血液は赤血球、白血球、血小板の細胞成分と液状の血漿（けっしょう）（タンパク質）から成っている。一七世紀後半になると顕微鏡による観察がなされるようになって赤血球や白血球の存在が知られ、一八四二年、ドンネ Donne A（一八〇一年―七八年）はそれまでごみ扱いにされていた血小板の存在を報告した。二〇世紀になると血小板の止血についての機能や血液凝固について多くの研究がなされるようになった。

血管壁が損傷されると、まずその部分に流血中の血小板が集まり止血の役を果たす。さらにそこに血漿から線維状のフィブリン fibrin が析出し血栓が形成され、止血がさらに強化される。この血栓には赤血球が含まれていて赤い色をしている（赤色血栓）が、やがて線維化が起こり古い血栓は白色となる（白色血栓）。

このような生体の止血機能は、血管壁の損傷についての生体の防御機構として重要なものであるが、また一方において、何らかの原因によって血管の内皮細胞の脱落や障害が起こるとその部分に同様な血栓が生じて動脈の閉塞が起こるので、この場合には生体にとっては負の反応となり、これが動脈閉塞症として今日の重大な問題となっている。

また、一方において血小板機能の低下や血液凝固障害のために、ちょっとした外傷で血が止まらなくなることもあり、二〇世紀になると、このような疾患の存在とその病態の解明が進み治療法が開発されてきた。

血液凝固因子の発見とその機構

外傷によって出血が起こるが、血管の外に放出された血液はやがて凝固する。一六六六年、マルピーギは凝固血から赤い部分を除去すると白い線維状のものが残ることを観察しているが、その後一九世紀中頃に至るまで注目されなかった。一八四五年、スコットランドのブキャナンBuchanan A（一七九八年―一八八二年）は液状の血漿から不溶性の線維物質（フィブリン）が生じるのには血漿中にその素があって、そこに含まれる酵素によってこれが生じることを示し、その酵素を取り出した。

その後、この前駆物質はウィルヒョウによってフィブリノゲン fibrinogen と命名された。次いで、一八九二年、エストニアのシュミット Schmidt A（一八三一年―九四年）は、フィブリノゲンが生じるのは血漿中のトロンビン thrombin の酵素作用によるもので、その前駆物質であるプロトロンビン prothrombin が活性化されてトロンビンが生じることを示した。その後の研究でこのプロトロンビンを活性化する因子が示されるなどして、血漿中の多くの因子の連鎖反応によって血液凝固が起こることがわかってきた。

このような血液凝固因子は、一九五〇年頃から国際委員会によって整理され、一三の因子はローマ数字でⅠ―ⅩⅢ因子と番号付けされた。ちなみに遺伝性疾患として知られる血友病はⅧ因子あるいはⅨ因子の欠乏によるものである。そして血友病と同様に各因子の欠乏、欠陥による止血障害（出血傾向）患者の病態が明らかにされ、その治療法も開発されてきた。

血栓溶解機能・線溶系の発見

一九世紀の末、一八九三年、フランスのダストル Dastre A（一八四四年―一九一七年）はイヌの凝固血から得たフィブリンを頻回に出血させたイヌの血液と接触させるとフィブリンが溶けること、すなわち線維素溶解現象を報告していたが、あまり注目されなかった。ところで一九三六年、ロシアのユディン Yudin SS（一八九一年―一九五四年）が外傷や心臓病で急死した患者の血

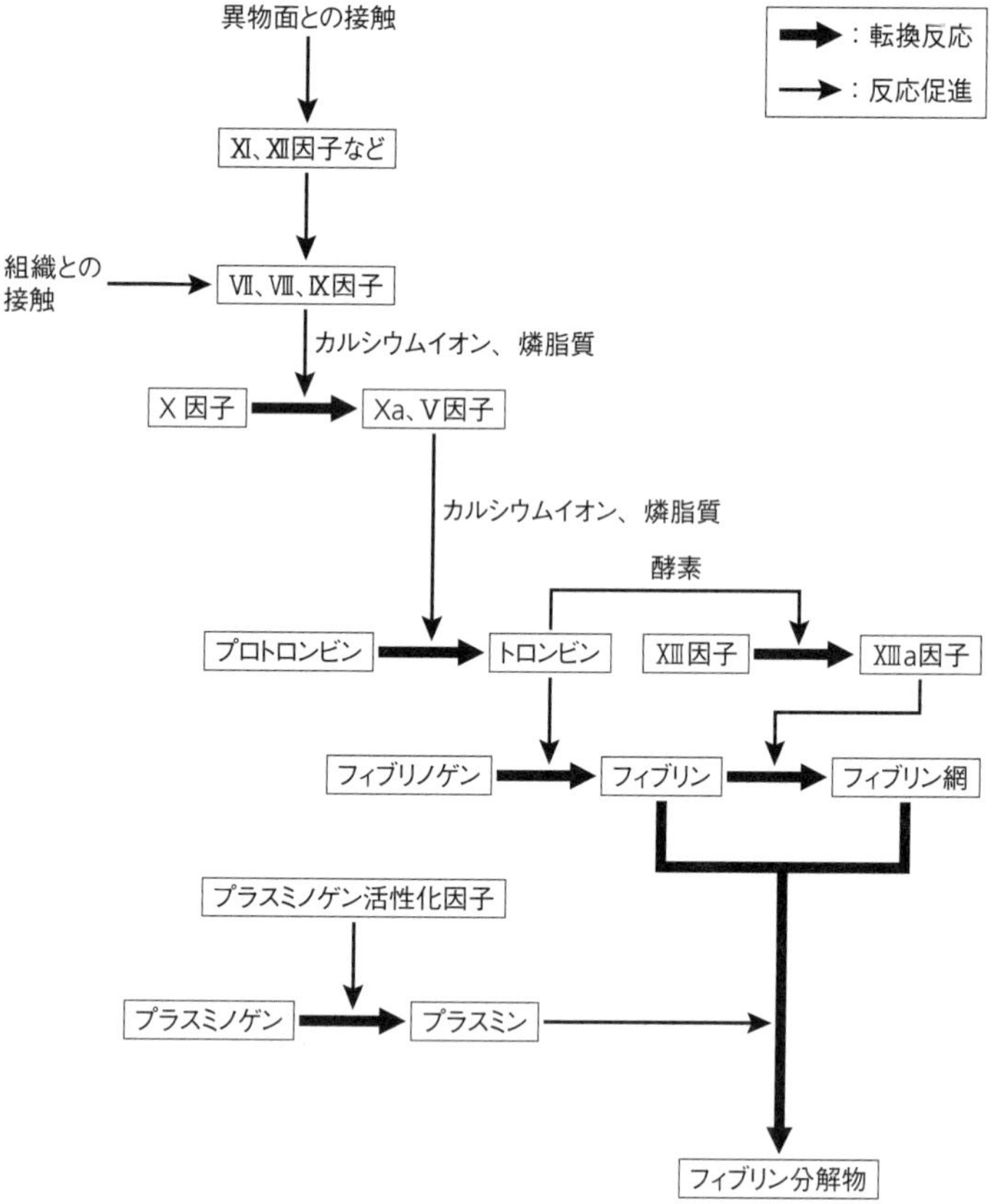

フィブリン形成から溶解までの機序。XII因子、X因子からローマ数字の小さくなる順で各因子の活性化が起こる。また、I－XIII因子中、I：フィブリノゲン、II：プロトロンビン、III：組織因子、IV：カルシウムイオンの4つの因子は、通常、ローマ数字による呼び方はされない。aは「activated」の意から活性化を表す（青木延雄『血栓の話』中公新書、2000年より一部改変）

液を死体から採血し輸血に使用し、死体血はとくに抗凝固薬を使わなくとも凝血せず、また輸血についても不利益なことはなかったことを報告し、話題となった。一九四三年、クリステンゼン Christensen LR（一九一五年—一九七年）らは細菌の培養液中にフィブリンを溶解する物質、ストレプトキナーゼ streptokinase を発見し、この酵素によって血漿中のタンパク因子であるプラスミノゲン plasminogen が活性化しプラスミン plasmin が生じ、これがフィブリンを溶解することを示した。その後人体の組織中にストレプトキナーゼとは異なるフィブリン溶解酵素が発見され、それらの酵素から血栓溶解薬が開発され臨床に利用されている。

このように生体は血液を凝固させる機能とともに血栓溶解機能を併せ持っていて、両者を上手く使い分けているといえよう。

動脈硬化症の病変

わが国や他の先進国の多くの国において動脈硬化症が注目され、それに基づく血栓性閉塞の結果起こる心筋梗塞や脳梗塞による死亡が重大な問題になっている。

動脈硬化は加齢とともに見られ、血管壁が弾性を失い硬くなった状態であるが、とくにその病変として血管内膜への脂質の沈着、アテローマ atheroma（粥腫（じゅくしゅ））が重視されている。この脂質の沈着の機序についてはなお十分に分かっていないが、ともかく何らかの血管内皮細胞の異常か

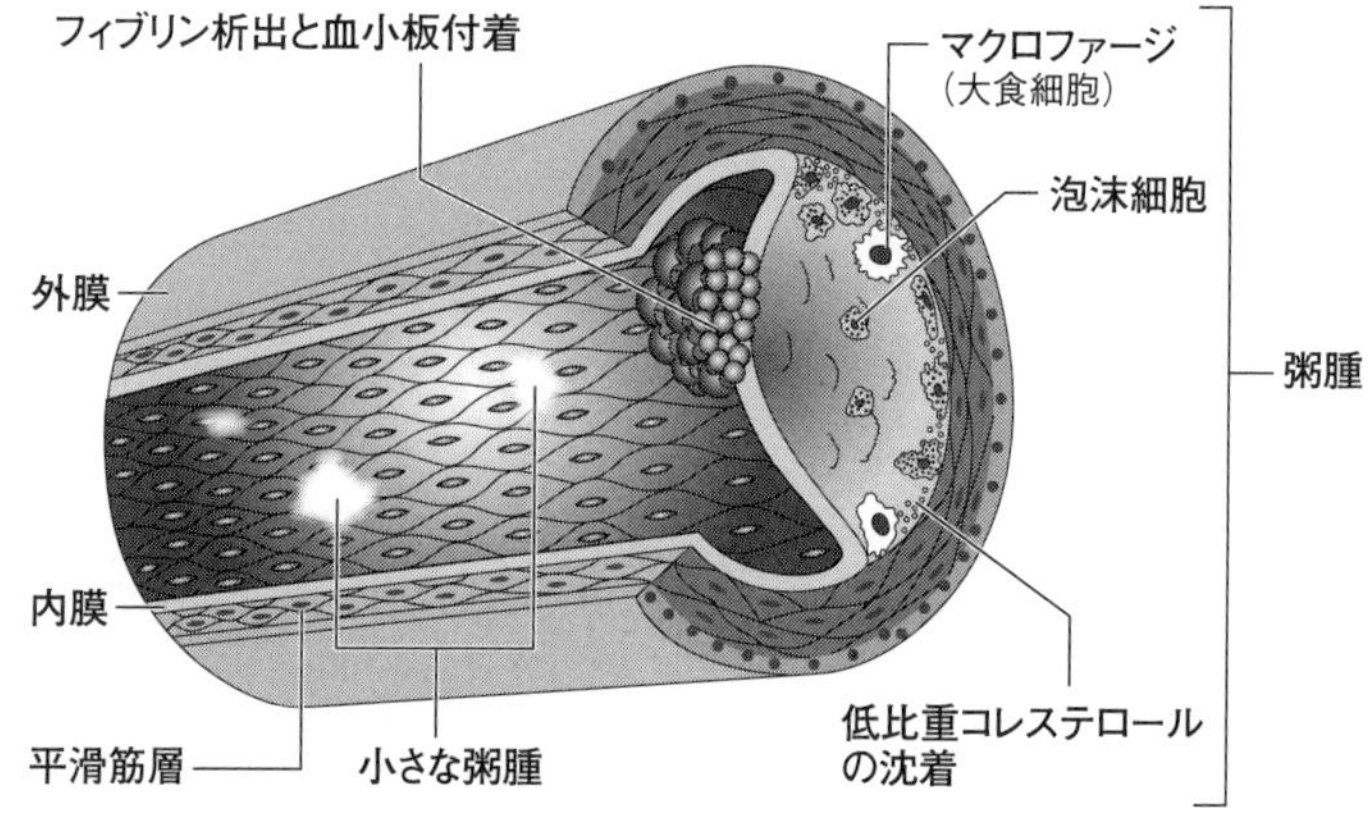

動脈壁粥腫の生成（動脈の断面図）

ら、血液中のコレステロール、とくに低比重のコレステロール（ＬＤＬ－Ｃ）が内皮下の内膜に溜まり、これを大食細胞（マクロファージ）などが取り込み、粥腫が形成される。そのうちに内部に出血や石灰化が起こり、粥腫は次第に大きくなり、内腔に突出し動脈狭窄、閉塞の原因となる。

また血管内皮細胞の破壊が起こるとその内面に血栓が形成され、動脈閉塞、梗塞へと進展する。さらに動脈の中膜への破壊が進み動脈瘤が形成され破裂に至ることもある。このような病変が心臓の冠状動脈や脳動脈のような重要臓器の動脈で起こると重大な事態になる。

メタボリック症候群とは何か

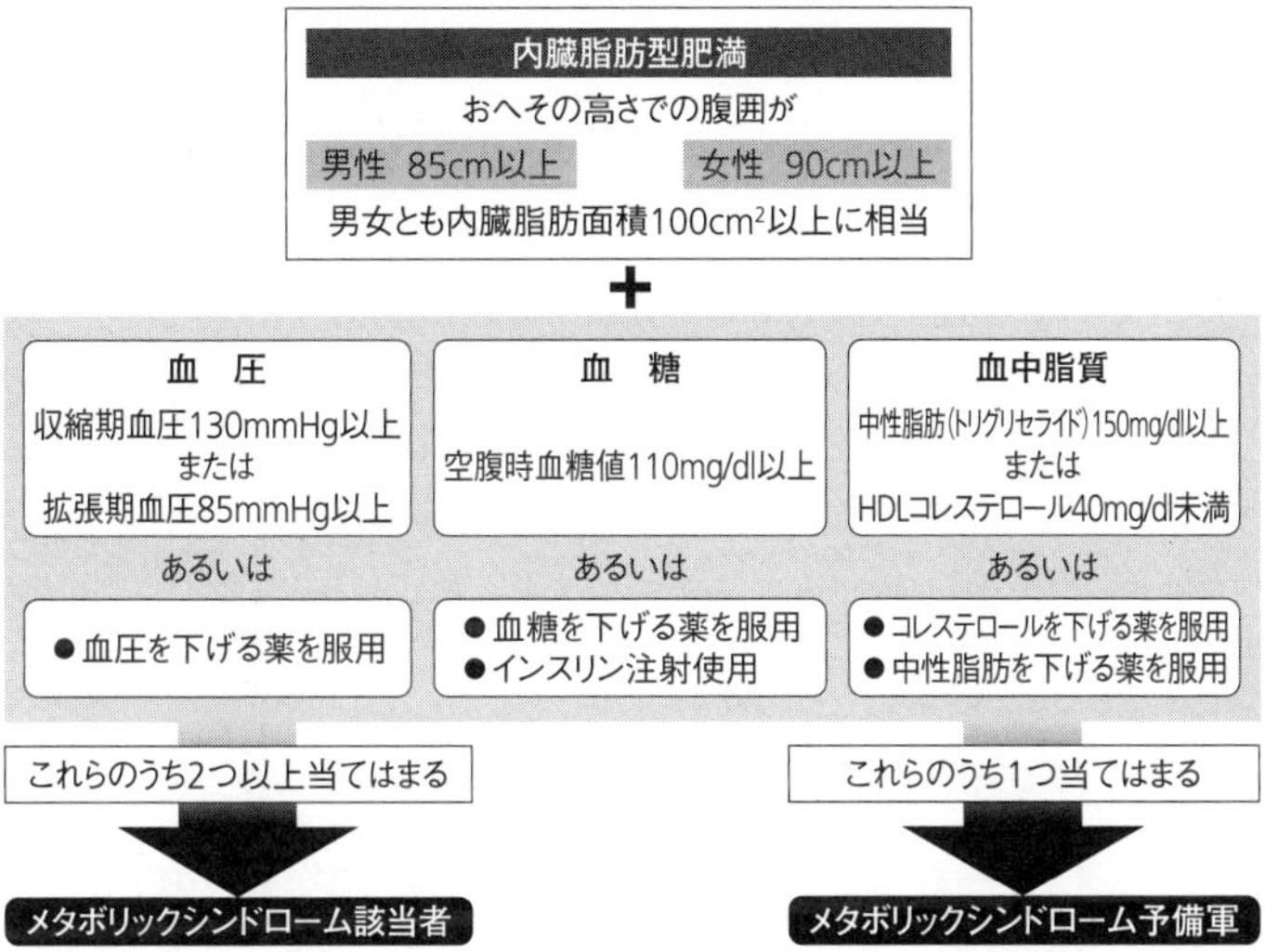

内臓脂肪型肥満
おへその高さでの腹囲が
男性 85cm以上
女性 90cm以上
男女とも内臓脂肪面積100cm²以上に相当
＋
血 圧
収縮期血圧130mmHg以上
または
拡張期血圧85mmHg以上
あるいは
●血圧を下げる薬を服用
血 糖
空腹時血糖値110mg/dl以上
あるいは
●血糖を下げる薬を服用
●インスリン注射使用
血中脂質
中性脂肪（トリグリセライド）150mg/dl以上
または
HDLコレステロール40mg/dl未満
あるいは
●コレステロールを下げる薬を服用
●中性脂肪を下げる薬を服用
これらのうち2つ以上当てはまる
これらのうち1つ当てはまる
メタボリックシンドローム該当者
メタボリックシンドローム予備軍

メタボリックシンドロームの診断基準。いわゆる「メタボ健診」での判定基準は、上記診断基準と一部異なる（メタボリックシンドローム診断基準検討委員会〔2005年〕より）

動脈硬化症の原因となると不明のことも多いが、臨床的観察では基礎疾患として高血圧症、糖尿病、高脂血症が重視されている。これらの疾患は多くは成人期に見られ、無症状であるが、老齢期に動脈硬化症になり重大な病気になりやすいので、がんなどとともに「成人病」として、その予防、治療が重視されてきた。また近年、日本の厚生労働省は、このような疾患は悪い生活習慣が主な原因であるという考えから、「生活習慣病」（life style-related diseases）という名前のもとに、食生活の改善、運動、休息、禁煙など国民への生活指導に努めている。

さらに最近では、腹部の内臓の脂肪細胞が代謝性活性物質を分泌していて腹部肥満がその分泌障害に関与していることが明らかにされ、肥満とくに腹部の肥満（内臓脂肪の増加）が動脈硬化症や糖尿病などの原因となることが強調されるようになった。そして腹腔内脂肪蓄積、ウエスト周囲径を基にしたメタボリックシンドローム metabolic syndrome 診断基準が設定され、この基準で異常を示す人への生活指導、また治療が政策的課題ともなってきた。

この診断基準については国際的になお統一されておらず、またわが国の四〇歳以上の人では男性約二五パーセント、女性約一二パーセント、その予備群を合わせると男性ではほぼ五〇パーセントが該当するといわれていて、こうなると「病気とは何か」、「正常と異常とは」といった論議も起ころう。

第六章
生体を調節する仕組みの解明——二〇世紀の医学の発展

一　ビタミンの発見

脚気とビタミン

脚気(かっけ)は今ではまず見られない疾患である。しかし明治時代頃までは東南アジアを中心に流行し、患者は青年に多く、四肢の筋肉痛、脱力をきたし、重症になると心不全で死亡する原因不明の疾患であった。日本ではとくに軍隊での発生が重要な問題であった。当時、脚気の原因として中毒説、病原体の感染説などがあったが対策がなく、多くの兵士が罹患し、また死亡していた。

鹿児島の医学校でイギリスの医師、ウィリスに師事し、のちにイギリスに留学して、帰国後、海軍の軍医をしていた高木兼寛（一八四九年—一九二〇年、東京慈恵会医科大学の創設者）は、外国の船員と同じ生活環境にありながら日本の水兵に脚気の罹患者が多いのは、洋食と、米食を主体とする日本食との違いにあると考えた。こうして一八八三年（明治一六年）、西洋食と同じく、パン食、肉の摂取で脚気が防げることを、遠洋航海船における比較実験で示した。

しかし陸軍では、森鷗外や軍医総監の石黒忠悳（一八四五年—一九四一年）が依然として感染説にこだわった。日清、日露戦争においての脚気による陸軍の損失は多大で、日露戦争（明治三七年—三八年）では、戦死者四万七〇〇〇人、傷病者三五万八〇〇〇人のうち、脚気患者が多くを占め、傷病による死亡者三万七〇〇〇人の半数以上の二万七〇〇〇人が脚気での死亡であったとされている。ちなみに海軍ではほとんど患者は出なかった。

その後も脚気の原因については不明のままであったが、一九世紀末にオランダ人エイクマン Eijkman C（一八五八年—一九三〇年）がジャワで人の脚気に似ているニワトリの多発性神経炎に注目し、これは精製した白米の摂取で起こり、玄米か糠の混合した餌で飼育することで防止できることを示し、ヒトで見られる脚気も食事の必要成分の欠乏によることが分かってきた。

そして一九一〇年に東京大学農学部の鈴木梅太郎（一八七四年—一九四三年）がその有効成分、オリザニン oryzanin を抽出、結晶として単離し、一九一二年に報告した。ほぼ同時期、ポーランドのフンク Funk C（一八八四年—一九六七年）が酵母から同じような物質を見つけ、一九一一年に報告した。そこで彼は、このような物質は栄養素としての糖質、タンパク質、脂質や無機物と異なり、微量であるが生体に欠かせないもので、脚気、壊血病、ペラグラ（皮膚の紅斑（こうはん）と消化器や神経の障害を生じる症状）、クル病などはこのような食物中の微量成分、おそらくはアミン amine の欠乏で起こるものと考え、これを生命に必要なアミン、すなわちビタミン vitamine と呼んだ。のちにこれはアミンでないことが分かったが、一九二〇年、イギリスのドラモンド Drummond JC（一八九一年―一九五二年）はいろいろな食物欠乏因子、ビタミンが発表される中で、これらをA、B、C……と分類し、誤解を避けるためにアミン amine の語尾の e を取ってビタミン vitamin という名で呼ぶことを提案し、今日に至っている。脚気はビタミンB_1の欠乏である。

以後ビタミンの研究が進み、多くのビタミンが同定されてその構造が決定され、合成されるようになった。今日では先進国では栄養指導などが行われ、ビタミン欠乏症はほとんど見られなくなった。またビタミンは独自の薬理作用があり、治療薬としても使われている。

壊血病とビタミンC

脚気の原因として発見されたのはビタミンB_1の欠乏であったが、そこに至るまでのわが国の論争と同様に、西洋における壊血病の原因発見の歴史をたどると興味深い。

壊血病は手足や歯肉の腫（は）れ、痛み、全身の皮下などへの出血を伴う病気で、とくに食事摂取ができなくなって死に至ることが多い。日本ではほとんど見られなかった病気だが、西洋では古代ギリシャやローマ時代にもこのような疾患の存在が報告されていた。とくに一五世紀、航海術の進歩によって長期にわたる航海が行われるようになり、ポルトガルやスペインの船員たちの間で多発し、注目されるようになった。

一五四一年、この病気について詳述したオランダ人の内科医で、ケルンで開業していたヤン・エヘト John Echth（ラテン名エクティウス Echthius J）はその著書で壊血病を scorbutus（潰瘍化した腫れ物）と名付け、以後この名（英語 scurvy）が使われてきた。当時、世界の海を航海したマゼランやクックなどはこの病気の治療として新鮮な果物を摂取することが有効であることを知っていたとされているが、壊血病は刑務所や鉱山の労働者、とくに戦場の兵隊にも多く見られ、食事以外に劣悪な環境、感染などの原因も指摘されていた。しかしなおその原因や予防、治療をめぐって論議が絶えなかった。

このような時代、一七五三年、イギリス海軍の外科医であったリンド Lind J（一七一六年—九四年）は壊血病患者を六組に分け、それぞれ異なったメニューの食事を与え、治療効果を見た。そしてオレンジとレモンが最も有効であることを示した。この報告は当時ではほとんど顧みられなかったが、イギリスの海軍では新鮮な野菜や果物の補給を重視し、一八世紀末には船員の壊血病はほとんど見られなかったという。

一方、フランスの陸軍は戦場での劣悪な環境やストレスなどが要因であるという説に固執し、ナポレオン軍は壊血病に悩まされ、第一次世界大戦でも同様の状況であったとされる。

一九〇七年、ノルウェーのホルスト Holst A（一八六〇年―一九三一年）は前述のリンドと同様、壊血病の原因は食事の成分の欠乏であると考え、ニワトリで脚気をつくったエイクマンのもとを訪れたりして、モルモットを使った実験をした。そこでは、穀類のみで飼育したモルモットではその剖検で壊血病の所見が見られたのに対して、新鮮な野菜や果物を付加した食事を与えたモルモットではそのような所見が見られず、これらの成分に病気の予防効果を示す物質が含まれていることを実証した。

その後、化学分析、合成技術が進歩し、一九三二年、ハンガリー人でイギリスにおいて生体の酸化還元現象を研究していたセント＝ジェルジ Szent-Györgi A（一八九三年―一九八七年）は、アディソン病で皮膚が青銅色になるのは副腎からの還元物質の分泌が欠如するためと考え、動物の副腎から還元物質、ヘキスロン酸（のちにアスコルビン酸と命名された）を分離し結晶化した。一方アメリカのキング King CG（一八九六年―一九八八年）らは、レモンから同様の物質を得て、これが壊血病を予防する物質であろうと考えていた。たまたまそこで働いていたハンガリー人が帰国し、セント＝ジェルジは彼からヒントを受け、その助力で、これが壊血病の防止因子（ビタミンC）であることを証明し、発表したという。偶然の幸運であった。一九三三年にはイギリスのハワース Haworth WN（一八八三年―一九五〇年）らがその合成に成功し、この問題は決着した。両人はこの業績などによって、一九三七年にそれぞれノーベル賞を受賞した。

二　内分泌学の発展

内分泌とは何か

生体の細胞には細胞内に生成された活性物質を放出、分泌する特殊な機能を持った細胞群があって、これには分泌形態として消化管など体外に粘液や消化液を分泌する外分泌腺と、血液など体液内に分泌する内分泌腺がある。

内分泌は特定の細胞群が活性物質を血管内や体液内に分泌するので、その活性物質はホルモンhormoneと呼ばれている。そもそもホルモンという言葉はギリシャ語で「よびさます、興奮させる」という意味で、一九〇二年、食物が十二指腸に入ると小腸粘膜から胆汁や膵液の分泌を促進する物質（セクレチンsecretin）が血中に分泌されることを示したイギリスのベイリスBayliss WM（一八六〇年―一九二四年）の命名によるものである。

このホルモンを分泌する細胞は多くは集塊（しゅうかい）を作り、脳下垂体、甲状腺、副甲状腺、副腎、睾丸、卵巣といった器官（内分泌腺）を形成している（図参照）。またインスリンinsulinなどを分泌する細胞は膵臓内に散在する膵島（すいとう）に存在し、またガストリンgastrin、セクレチンのような消化管ホルモンを分泌する細胞は消化管粘膜に散在している。さらに神経の末端に分泌され、局所の情報

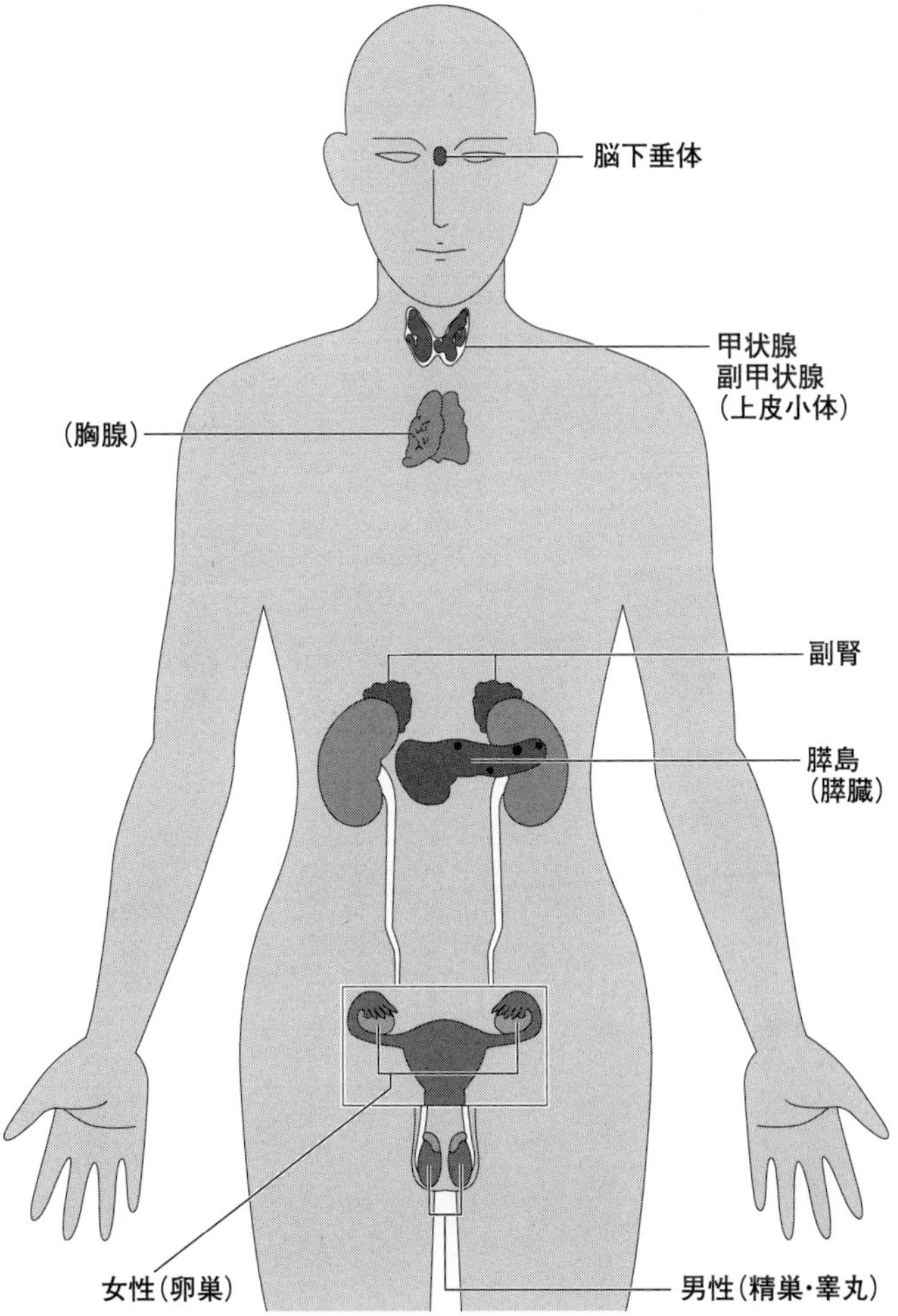

主な内分泌腺

内分泌腺の分泌ホルモンと主な疾患

内分泌腺		ホルモン	機能亢進症	低下症
脳下垂体	前　葉	成長ホルモン	巨人症 末端肥大症	低身長症
		甲状腺・副腎・性腺刺激ホルモン		
	中　葉	メラニン細胞刺激ホルモン		
	後　葉	ヴァゾプレッシン		尿崩症
		オキシトシン		
甲状腺		サイロキシン	バセドウ病 (グレーブス病)	橋本病 粘液水腫 クレチン病
副甲状腺		副甲状腺ホルモン	高カルシウム血症 (腎不全)	低カルシウム血症 (テタニー)
副腎	髄　質	アドレナリン	褐色細胞腫	
		ノルアドレナリン		
	皮　質	副腎皮質ホルモン	クッシング症候群 アルドステロン症 副腎性器症候群	アディソン症候群
性腺	卵　巣	エストロゲン		無月経
		プロゲステロン		
	精　巣	アンドロゲン		女性化
		テストステロン		

伝達を調整する活性物質をも神経ホルモンとして扱うこともある。

また最近では抗原の刺激によって細胞から放出され、免疫応答としてほかの免疫関連細胞に情報を伝達するペプチドをサイトカインcytokineと呼んでいて、ホルモンの定義も難しくなってきた。

一般的にホルモンは特定の細胞で作られ、血液、体液を介して体内の特定の器官、組織に作用する化学物質で、いくつかのホルモンが共同し代謝の調整、生体の維持にあたっているといえる。また微量で効果を発揮し、胃液の分泌を促進するホルモンであるガストリンなどは血液一ミリリットル中、ピコグラムpg（一兆分の一グラム）の単位で作用を発揮する。

内分泌腺の疾患が認識され、ホルモンの存在や機能が明らかにされてきたのは一九世紀以後のことで、二〇世紀になると各種のホルモンの構造や作用が明らかにされ（表参照）、病気の機序の解明が進むと同時にこういったホルモンあるいはその誘導体が作られるようになって、これを利用した薬物治療も広く行われるようになった。

膵臓の構造とその働き

膵臓は外分泌と内分泌の両方の機能を持つ特有な臓器で、厚さ一―二センチメートル、幅数センチメートル、長さ二〇センチメートルほどの細長い形をしていて、胃の背側、後腹膜にある

（図参照）。

西洋では古くから知られ、一〇〇年頃には、これにパンクレアス pancreas という名前が付けられたとされている。ギリシャ語で pan は汎（すべての）、creas は肉の意味で、「すべてが肉」ということになる。膵臓を見た人が肉の塊と評したのであろう。しかし、その機能は不明で胃のクッション、すなわち外力に対する防御機能を果たしているものと推定されていた。

また江戸末期に、『解体新書』を刊行した杉田玄白らは、これをオランダ語 klier の音訳として「大幾里児」と訳し、食物の消化を助ける腺組織（キリイル）であることを説明している。その後、この臓器に「膵臓」という名を与えたのは宇田川玄真（一七六九年―一八三四年）で、一八〇五年の『医範提綱』にこの名を用いており、膵臓は日本人の造語である。

外分泌器官としての膵臓

西洋では、一七世紀の初め、イタリアのウイルスング Wirsung JG（一五八九年―一六四三年）が膵臓内を横走する膵管を見つけ、これを中心とする膵管の解剖図を描いており、膵臓は何らかの分泌液を消化管に流出させていることを示唆し、今日でも主膵管に彼の名が残されている。

一七世紀前半、オランダの化学者シルヴィウス Sylvius F（一六一四年―七二年）は、摂取された食物は唾液、胆汁、膵液によって化学的変化（発酵）を受け吸収され、乳糜となって胸管を通

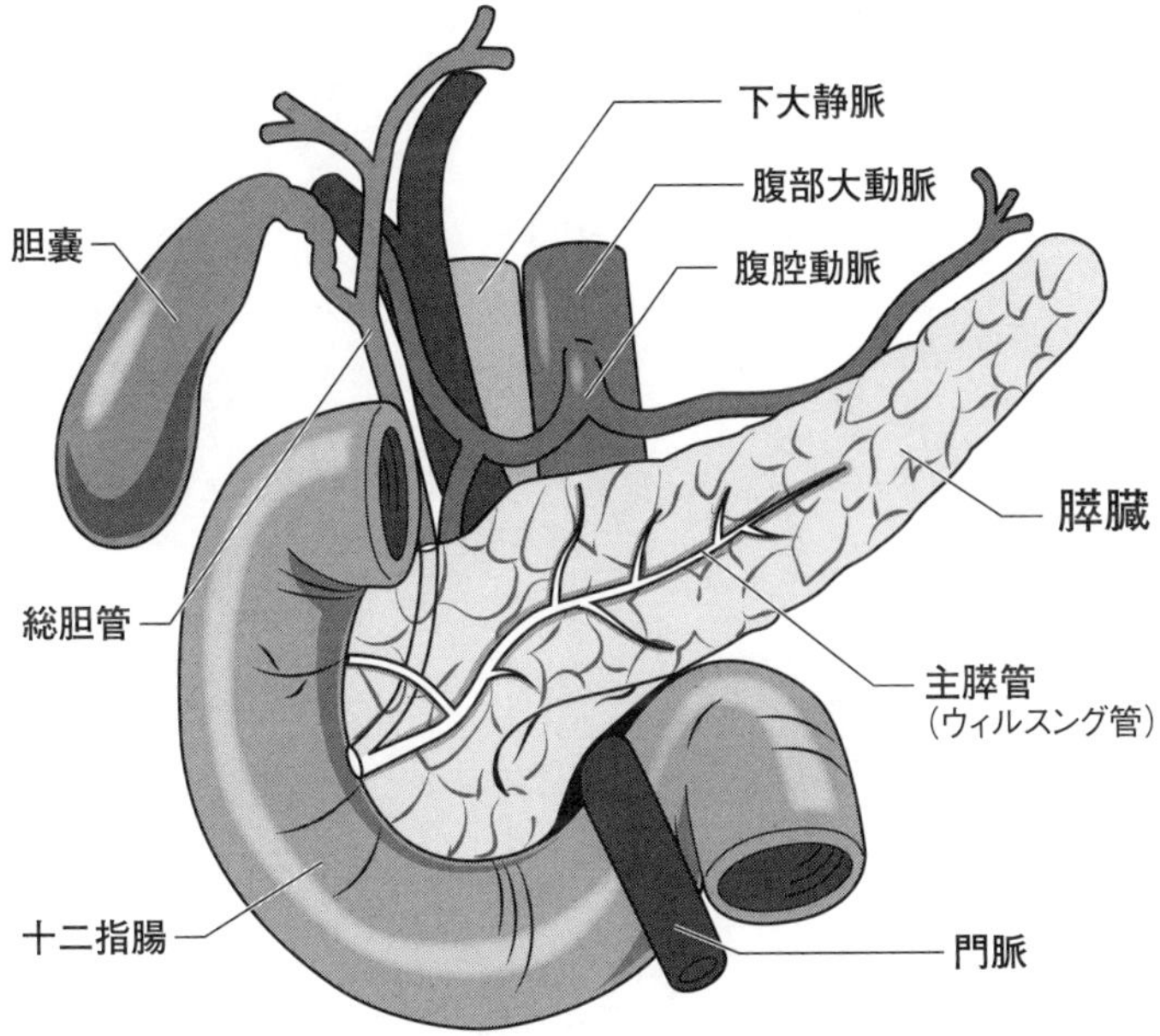

膵臓の概観図

り血液中に移行する、また血液中の酸・塩基反応の均衡状態が崩れると病気になるとし、第二の消化液として胆汁と膵液に注目した。

その後一六八二年、十二指腸腺を発見したブルンネル Brunner JCA（一六五三年―一七二七年）はイヌの膵臓を全摘出したが、イヌには術後、口渇と多尿の症状が認められたが、彼はそれが膵臓に関係していることに気がつかず、その他は何事もなく三〇日間も生存したことを報告し、以後一〇〇年にわたり膵臓不要論が世を支配してしまう。これによって一時期、膵臓についての関心が削がれてしまった。

一九世紀になると、フランスのクロード・ベルナールはこの膵臓の外分泌機能について関心を示し、膵液が脂肪やタンパク質、糖質の分解、消化作用を持っていることを明らかにした。二〇世紀になると膵液の成分、とくに消化酵素やその分泌機能が解明されるようになった。

内分泌器官としての膵臓――インスリンの発見

古代より尿が甘い味がする病気、糖尿病の存在が知られていた。初期にはその原因は腎臓の病変にあると考えられていたが、一八七〇年頃になって患者の血液も甘い味がするということで、原因は糖の代謝異常によるものとの説が起こってきた。また、一九〇〇年、アメリカのオピー Opie EL（一八七三年―一九七一年）は、糖尿病患者の剖検で膵臓の膵島の硝子様変性を見つけた。この膵島は膵臓内に島状に散在する細胞集団組織で、すでに一八六九年、ドイツのウィルヒョウの弟子のランゲルハンス Langerhans P（一八四七年―一八八八年）がウサギの膵臓の切片の顕微鏡観察で見つけて以後、ランゲルハンス島と呼ばれている。

その後、糖尿病患者の剖検ではオピーの観察とは異なり、ランゲルハンス島の変化は乏しいとする報告が多く、なお何らかの糖代謝異常が糖尿病の原因と考える人が多かった。

ところで一八八九年、ロシア生まれで、シュトラスブールで活躍したミンコフスキー Minkowski O（一八五八年―一九三一年）とメーリング Mering Jvon（一八四九年―一九〇八年）

はイヌの膵臓の全摘出によって糖尿病が起こることを示した。しかし、その原因は不明であった。

　二〇世紀になると、この膵臓全摘による糖尿病犬に膵臓の抽出物質を投与して糖尿病を治そうという実験が行われたが、そこでは尿糖値の低下が見られ、さらに糖尿病患者への注射も試みられたが、副作用が強く臨床的に利用できなかった。

　一九二一年、カナダのバンティング Banting FG（一八九一年―一九四一年）と ベスト Best CH（一八九九年―一九七八年）はイヌの膵管をあらかじめ結紮（けっさつ）し、膵液を分泌する腺細胞を萎縮させたあとに膵臓を摘出し、その膵組織からの抽出液を膵全摘糖尿病犬に注射することで血糖値が低下し、糖尿病が治ることを示した。その後、抽出法を改善することで正常膵組織から同様の活性物質を抽出できるようになった。この抽出成分インスリンはその後、糖尿病患者の治療に広く使われ多くの患者に恩恵をもたらした。

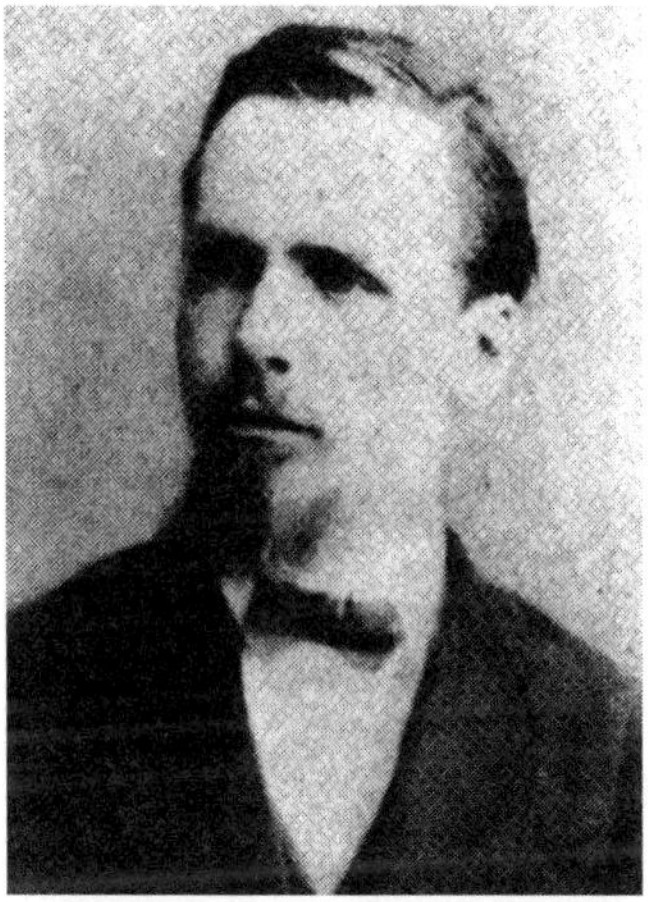
ランゲルハンス。“病理学の父”ウィルヒョウの弟子で、1869年に発見した組織に「ランゲルハンス島」の名が付いた

　バンティングはカナダの片田舎で開業していた当時三〇歳の外科医で、とくに糖尿病患者の治療をしていたわけでなく、研究歴もなく、ただ膵管結紮の文献を読んでトロント大学の生理学教授のマクラウド Macleod JJR（一八七六年―一九三五年）に実験を申し出

た。マクラウドは期限付きで実験室の使用を認め、二二歳の学生のベストを助手につけた。二人は運よく短時間で有望な実験結果を得たので、マクラウドはほかの研究者を加え、共同研究として研究を継続させ臨床応用にまで漕ぎつけた。一九二三年、マクラウドとバンティングはノーベル生理学・医学賞を受賞した。

バンティングはベストが受賞せず、直接実験もしなかったマクラウドが受賞したことを非難し、またマクラウドは抽出法の改善に尽くしたコリップ Collip JB（一八九二年—一九六五年）の業績を評価した。

膵臓のタンパク分解酵素は前駆物質で活性がなく、膵管結紮を発想したバンティングの考えは間違いで、このインスリンの発見は怪我の功名というべきかもしれないし、また誰がノーベル賞に値するのかを決めることの難しさを語っている。

ともあれ、その後、一九二六年、アメリカのエイベル Abel JJ（一八五七年—一九三八年）がその結晶を作り、イギリスのサンガー Sanger F（一九一八年—二〇一三年）によってその成分はアミノ酸が連結したタンパク質であることが明らかにされ、構造式が決定された。一九八〇年にサンガーはノーベル化学賞を受賞したが、結局、インスリンの研究では七人の受賞者が出現した。以後、インスリンはブタなどの膵臓から抽出されたものが臨床で使用されていたが、近年、遺伝子組み換え技術を用い、ヒトのインスリンを大腸菌や酵母などに作らせることによって大量に生産されるようになった。

こうしたインスリンの大量生産のおかげで、糖尿病が重症化して死亡するようなことはほとんどなくなったが、成人になると血糖値が異常に高い人が多く、長期にわたり過血糖状態が続くと、腎臓、脳、心臓などの重要臓器の動脈硬化症、血管障害（大血管だけでなく腎臓や眼底などの小血管も閉塞する）が起こりやすいことが分かってきた。わが国でも四〇歳以上の三分の一近くの人が糖尿病かその予備群（軍）とされ、糖尿病は国民病として対策がとられている。またインスリンの分泌不全が主因であるⅠ型糖尿病はむしろ少なく、多くの成人の糖尿病では、過食、運動不足、肥満などの生活習慣に関係し、膵臓で作られるインスリンの分泌不足以外に糖の組織での代謝異常、肝臓や筋肉への糖の取り込みの障害も関係するⅡ型糖尿病が多いことが分かってきて、生活習慣の改善の重要性が指摘され、またインスリンの注射以外に各種の血糖降下薬の内服治療が行われるようになった。

また、膵島はインスリンを分泌する細胞だけでなく、インスリンとは逆に血糖を上昇させるグルカゴン glucagon などのホルモンを分泌する細胞をも含んでいることも知られるようになった。同じ膵島組織に血糖を上昇させるホルモンとこれを低下させるホルモンを分泌する細胞が同席しているわけで、これらは拮抗して血糖値を正常に保つ役をしている。

三　副腎の働き

副腎とは何か

副腎は左右の腎臓の上方に付着している一〇グラムほどの小さな器官で、一七世紀にはその存在が知られていたが、どんな働きをしているのか分かっていなかった。

一八五五年、第一章で述べた「ガイ病院の三羽烏」の一人アディソンは、貧血、食欲低下、全身衰弱、皮膚の色素沈着を示す数例の患者の死体解剖で副腎の萎縮を認め、副腎への関心が高まった。今日でもこの病気はアディソン病と呼ばれている。

一八五六年、フランスの生理学者ベルナールの弟子のブラウン・セカール Brown-Séquard CE（一八一七年―九四年）は、動物の副腎を摘除すると数日の間に死亡することを認め、この器官が生命の維持に重要な役割を果たしていることを示した。

また副腎には内部の髄質とそれを包む皮質があって、一八九四年、イギリスのオルドリッチ Aldrich TB（一八六一年―）、オリヴァー Oliver G（一八四一年―一九一五年）、シャーピイ＝シェーファー Sharpey-Schafer EA（一八五〇年―一九三五年）らは、副腎髄質から心拍動の促進、血管収縮、血圧上昇、気管支の平滑筋弛緩作用を示す成分を抽出し、これはエピネフリン

epinephrineと名付けられた。

すでに一九〇一年、日本人の高峰譲吉（一八五四年―一九二二年）は同様の物質をウシの副腎から分離、結晶を得て、アドレナリンadrenalineと命名しており、多くの国でこの名称が使われている。さらにこのホルモンは一九〇四年には合成された。また副腎髄質からアドレナリンと似た作用を持つノルアドレナリンnoradrenalineが分離され、両者を合わせてカテコールアミンcatecholamineと呼び、これらは昇圧薬としてショックの治療などに用いられている。

また、アドレナリンは初めて分離また合成されたホルモンであり、これを生体に注射すると交感神経系の刺激と同様の反応が起こることが知られ、アメリカの生理学者のキャノンCannon WB（一八七一年―一九四五年）は、生体にいろいろな刺激を与えるとアドレナリンが分泌され、それが生体にさまざまな生理的作用をもたらすことを強調した（後述）。

さらに副腎皮質の役割は少し遅れて注目されるようになった。すでに述べた通り、イヌで副腎を切除すると死亡することはブラウン・セカールが示しているが、アドレナリンの発見によって、死因は副腎髄質の除去によるアドレナ

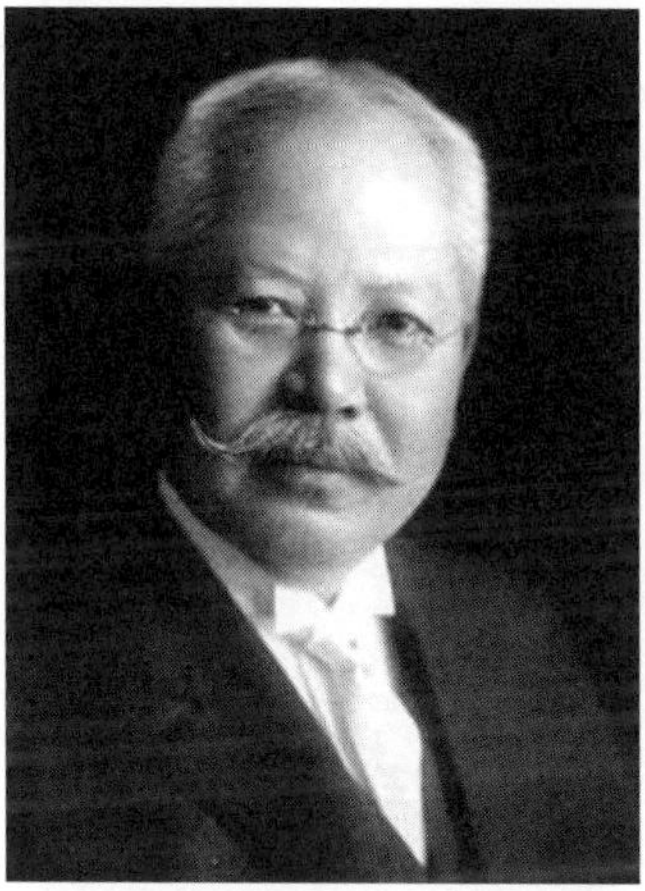

アドレナリンを発見・分離した高峰譲吉。理化学研究所の創設にも力を尽くした

リン欠乏によるものと考えられるようになった。しかし、一九二七年にアメリカの研究者によって、イヌでは副腎髄質を摘除しても死亡しないが、副腎皮質を摘除すると死亡すること、また皮質の抽出物の投与で死亡が防げることが示され、副腎皮質への関心が高まった。

副腎皮質ホルモンの作用とステロイド薬

一九三四年、アメリカのケンドール Kendall EC（一八八六年—一九七二年）、ヘンチ Hench PS（一八九六年—一九六五年）、ポーランドのライヒスタイン Reichstein T（一八九七年—一九九六年）らによって皮質よりいくつものホルモンが取り出され、とくにその一つのコルチゾン cortisone は関節リュウマチやリュウマチ熱に有効なことがわかり、三人は一九五〇年にノーベル生理学・医学賞を受賞した。

副腎皮質ホルモンには種々のものがあり数多くの誘導体が合成されているが、ほかの多くのホルモンがポリペプチド、タンパク質であるのに、このホルモンはいずれも分子構造として四つの環を持つステロイド核を持ち、これらは一括してステロイド steroid と呼ばれている。

また副腎皮質ホルモンには、先述のコルチゾンのように主に糖質代謝に関係する糖質コルチコイドのほかに電解質、水分の調節に関わる鉱質コルチコイドの存在も知られるようになった。

糖質コルチコイドは肝臓におけるグリコーゲンの蓄積、筋肉内のタンパク同化作用や生体の防御機能に関与し、抗炎症作用や免疫抑制作用などさまざまな効果を持ち、このステロイド薬は副腎不全症候群（アディソン病）、関節リュウマチの特効薬として使われ、それ以外に各種のアレルギー疾患、自己免疫疾患、さらにはショックの治療などに使われていて、今日、これほど多く使われている薬も珍しいといえよう。

生体に対する侵襲と副腎の反応

前述のキャノンは若い時、造影剤を用いた消化管のX線造影の研究をしていたが、第一次世界大戦中、外傷性ショックの研究に従事し、以後、生体へのいろいろな刺激（侵襲(しんしゅう)）がもたらす生理的反応に興味を持ち、その機序として交感神経の刺激による副腎からのアドレナリン分泌を重視した。われわれは興奮すると心臓がどきどきし血圧が上昇する。また恐怖心に駆(か)られると顔が蒼白(そうはく)になり鳥肌がたつ。このような反応は交感神経の興奮、アドレナリンの分泌によっていて、この反応が過度で長く続くと副腎は疲弊し生体はショック状態に陥るとした。また生体には外部の刺激に対して内部の環境を恒常的に保つ機能があり、キャノンはこれをホメオスターシス homeostasis と呼んで重視した。

その後、ウィーン出身でカナダで活躍したセリエ Selye H（一九〇七年―八二年）は外部刺激、侵襲をストレス stress と呼び、これが脳の視床下部に伝えられ、脳下垂体が刺激され、下垂体が分泌する副腎皮質刺激ホルモン（ACTH：adrenocorticotropic hormone）によって副腎皮質からホルモンが血液中に分泌される反応機構を重視し、ストレスに対する生体反応の機序を示した。このようにして副腎は刺激、ストレスに対する生体の防御機構に重要な役を果たしていることが解明された。

四　甲状腺と副甲状腺の機能

甲状腺とは何か

甲状腺は首の前面の気管の前にある横幅数センチメートルの器官で、その存在は古代より知られていたが、古代ローマのガレヌスは甲状腺は咽頭（いんとう）を潤（うるお）す液体の貯留したものとしていた。またthyroid（甲状腺）という言葉が提唱されたのは一七世紀中頃のことで、イギリスのウォルトンWharton T（一六一四年―七三年）がギリシャ語のthyreos（保護者）から取ったとされ、彼も甲状腺は気管を保護し女性の首に膨らみを与えるものと考えていた。日本語の「甲状（よろいやかぶとのような）腺」も同様の意味であろう。

一九世紀になり、一八三五年、イギリスのグレーブス Graves RJ（一七九六年―一八五三年）、一八四〇年にドイツのバセドウ（一七九九年―一八五四年）が甲状腺腫と心悸亢進（しんきこうしん）、眼球突出を示す患者を報告した。のちにグレーブス病、バセドウ病と呼ばれたが、当時では、こういった症状は甲状腺腫脹によって頸部の交感神経が刺激されたために起きるものであると考えられた。

その頃、イギリスの外科医クーパーは仔イヌの甲状腺切除術を行ったが、仔イヌには何も起こらなかったことを報告している。また、甲状腺の顕微鏡による観察から甲状腺はコロイドを含む濾胞（ろほう）状（小胞状）の組織であることを明らかにした。しかしその機能についてはほとんど解明されなかった。

甲状腺切除術の進展

一九世紀後半になり、麻酔、消毒法の進歩により手術が本格的に行われるようになって、ウィーンのビルロート（一八二九―九四年）と、その弟子でのちにスイスで活躍した外科医のコッヘル（一八四一年―一九一七年）は、それまで困難とされていた甲状腺切除術を数多く行ったことで知られている。

とくにコッヘルはあらかじめ甲状腺に入る血管を処理し慎重に手術を進めることで二〇〇〇例以上の切除術を行い、術死はわずか四、五パーセントであったという。ところがコッヘルは手術患者の中に術後数カ月すると元気がなくなり行動力が低下し、時には全身の浮腫を示す患者が見られることに気が付き愕然（がくぜん）とした。一八八三年の報告では一〇〇例の手術中このような甲状腺除去悪液質患者は三〇例に及んだとされ、以後甲状腺の組織を残す手術によりこの合併症が減少することを示した。

一方において、古くから地方病として、甲状腺の腫大（しゅだい）している（甲状腺腫）乳幼児で身体、精神、知能発達障害をきたし、特有な顔貌と全身の浮腫を示すクレチン病 cretinism の存在が知られていた。この浮腫は皮膚を押してもへこみを作らず、皮下には粘液様物質が貯留しているとされた。一九世紀半ばになると、このような小児患者で甲状腺腫を伴わず、死体解剖後、甲状腺の欠如が認められた例も報告され、またクレチン病のような症状を示す成人例も報告され、特有な浮腫は粘液水腫（myxedema）と呼ばれるようになった。そして甲状腺除去後の悪液質と粘液水腫、クレチン病は同じ要因、すなわち甲状腺の機能喪失で起こるものと考えられるようになり、この考えは動物の甲状腺摘除実験により確かめられ、さらに一八九二年には患者の治療に甲状腺抽出物の経口投与が有効であることが示された。

このようにして甲状腺は体内の物質代謝を促進する活性物質を分泌する内分泌腺として認められるようになり、一九一四年には、ケンドールが甲状腺の活性物質、サイロキシン thyroxine を分離し、一九二七年にはそれが合成された。コッヘルは甲状腺の研究で一九〇九年にノーベル生理学・医学賞を受賞している。

また、前述のバセドウ病やグレーブス病は甲状腺機能亢進症であることがわかり、治療として甲状腺亜全摘術、抗甲状腺ホルモン薬や放射性ヨードの投与法が行われるようになった。

甲状腺疾患の数々

その他、甲状腺の疾患には地方病として、それほど有害な症状を示さない単純性甲状腺腫があって、多くは食事のヨード（沃度）摂取不足に起因している。また一九一二年に九州大学外科の橋本策（はしもとはかる）（一八八一年—一九三四年）が報告した硬い甲状腺腫と甲状腺機能低下症を示す特有な病気、リンパ腫様甲状腺腫（struma lymphomatosa）は「橋本病」として世界で知られている。この病気は今日では自己免疫疾患に基づく慢性甲状腺炎と考えられているが、日本人の名前が病名として残されている珍しい例である。

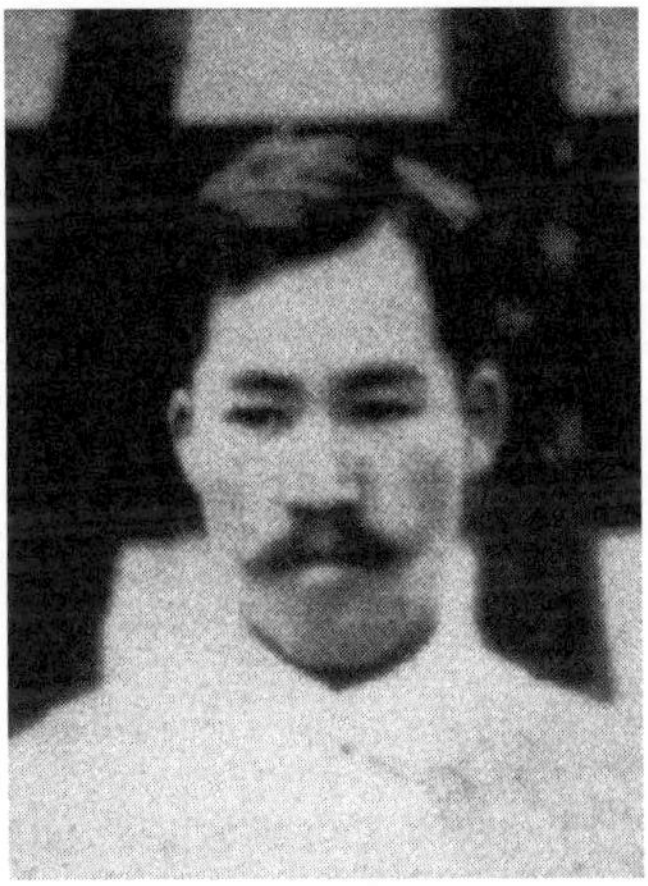

橋本策。「橋本病」の報告者となった。日本人の名前が病名に残るのは珍しい

また一九八六年、ソ連のチェルノブイリで起こった原子炉の爆発事故では、放射性ヨードに汚染された飲食物を摂取した幼少児に甲状腺がんが多発し、わが国の福島原発事故でも問題視されている。

上皮小体（副甲状腺）の役割

上皮小体、または副甲状腺（parathyroid）は甲状腺の裏面に付着している小豆大の器官で左右二個ずつあり、一九世紀半までその存在すら知られていなかった。その存在を示した最初の人はイギリスのオーウェン Owen R（一八〇四年―九二年）とされ、一八五二年、ロンドン動物園で死んだサイの解剖で見つけ記載した。その後、ヒトでその存在が確認されたが甲状腺の一部として認識されていた。

一方、甲状腺摘除手術が行われるようになり、術後、前述の粘液水腫とは別に痙攣（けいれん）を起こし死亡する例が報告されるようになった。また一八一五年頃から、これとは別に小児に手足の痙攣を起こす病気が報告され、とくに刺激に対して痙攣を起こしやすいという特徴があり、一八五二年、第一章で述べた内科医コルヴィサールの甥（おい）のコルヴィサール Corvisart L（一八二四年―八二年）がこれをテタニー tetanie と呼んでいたが、これと似た状態が甲状腺の摘除術後に見られた。

一八九〇年代になって、上皮小体の摘除によって動物は重症のテタニー症状を起こし死亡することが明らかにされた。また一九〇九年、アメリカのマッカラム MacCallum WG（一八七四年―一九四四年）、ヴェグトリン Voegtlin C（一八七九年―一九六〇年）は腎機能障害と小人症を伴う患者において、カルシウムの溶解による骨の変化が上皮小体の肥大に伴うことを示し、また、上皮小体摘除により起こるテタニーは低カルシウム血症によるもので、カルシウムの投与が有功であることを報告し、上皮小体はカルシウム代謝の調節機能を果たしていることを指摘した。

一九二五年には、血液のカルシウム定量法を研究、開発したコリップ（一八九二年―一九六五年）が、上皮小体の活性成分、パラサイロイド・ホルモン parathyroid hormone を抽出した。このホルモンは骨のカルシウム量の減少、血液カルシウム濃度の上昇をもたらす作用があり、上皮小体の腫瘍などによる機能亢進症を示す患者では骨変化や腎臓結石などの症状を示すことが知られてきた。また、その欠乏は血液中のカルシウム濃度の減少の原因となり、これがテタニーの原因となるわけで、甲状腺の摘除術後に起こるテタニーは上皮小体を合併切除したための合併症であった。前述の粘液水腫と同じく外科医が作った合併症によって、甲状腺や上皮小体の機能の解明が進んだといえよう。

五　性ホルモン

生殖腺は男性では精巣（睾丸）、女性では卵巣であるが、これらの生殖腺は精子、卵子の生成と生殖器の発育、二次性徴（男性、女性らしさ）の発現などに関与している。

男女の性別は細胞内の染色体によって決定されており、二三対の染色体の中で、二三番目の染色体が男性ではＸＹ、女性ではＸＸで、この性染色体の違いで性が決まる。しかし胎児の発育段階で、性腺の発育異常、性ホルモン分泌の異常が起こると、本来は男性でありながら、生殖器官が女性型になったり、女性でも男性型になったりすることが見られる。

精巣（睾丸）の機能

古くから、精巣を除去（去勢）すると体格、性格などが女性化することは中国の宦官（かんがん）（去勢され宮廷に仕えた男子）の例のようによく知られており、また、その機能の低下は老化、精力減退に繋がるものと考えられ、若返りのために精巣のエキスの内服や注射が試みられ、また他人や動物の精巣の移植をしてもらうといったことも話題になっていた。しかし精巣の機能についての研究は一九世紀になってからのことで、一八四九年、ドイツのベルトホルド Berthold AA（一八〇三年―六一年）は雄のニワトリの精巣を除去すると鶏冠（とさか）が萎縮し、これに精巣を移植すると萎縮が起こらないことを示した。一九世紀になるとこのような動物実験が行われるようになって、精巣から何らかの活性物質が分泌されていることが分かってきた。

一九三〇年代になると、ドイツの生化学者ブーテナント Butenandt AFJ（一九〇三年―一九九五年）

やスイスの化学者ルジチカ Ružicka L（一八八七年—一九七六年）らによって、精巣から男性ホルモンであるアンドロステロン androsterone が結晶として分離され、さらに強力な作用を持つテストステロン testosterone が分離された。さらにそれらのホルモンが合成され治療薬として使われるようになった。両者はその業績によって一九三九年、ノーベル化学賞を受賞している。

この男性ホルモンは構造として副腎皮質ホルモンと同様にステロイド骨格を持つ物質で、精子の発育、二次性徴の発現作用のほかに、筋肉内のタンパク同化作用などを持ち、スポーツ選手のドーピングとして問題にされた。

卵巣の機能

卵巣は卵子の形成場所であり、また女性ホルモンとして卵胞(らんぽう)ホルモン（エストロゲン）と黄体(おうたい)ホルモン（プロゲステロン）の分泌器官である。

卵胞は一六六八年、オランダのド・グラーフ de Graaf R（一六四一年—七三年）が記載し、グラーフ卵胞としてその名が残されている。彼はそれを卵子であると考えていたようだが、実際には卵子はその中に含まれるものであることは、あとになって分かった。また、この卵胞は卵胞ホルモンを分泌し、上述のように胎児期の女性性器の発育、また二次性徴（女性らしい体型、性格）の発現、更年期障害などに関与している。

一八九六年、ウィーンの婦人科医、クナウエル Knauer E（一八六七年—一九三五年）は未熟な動物や去勢した動物に卵巣を移植すると、女性的性徴が現れることを見つけ、また一九一七年、アメリカのパパニコロー Papanicolaou GN（一八八三年—一九六二年）らは哺乳動物の膣上皮が卵胞の周期的変化に応じて変化することを示した。現在、子宮頸がんの早期発見のため、その部分の擦過細胞診（器具でこすり取った細胞を調べる）が行われているが、この検査法はその染色法も含めて彼の名で呼ばれている。

その後、動物の卵巣の組織に卵胞を形成させる活性物質が存在することが分かり、また一九三〇年にはこれが妊婦の尿中に大量に含まれていることから、その有効成分、エストリオール、エストラジオール estradiol の結晶が分離され、それらが合成され、これらの女性ホルモンが臨床に使われるようになった。

また、卵胞は排卵が起こるとそこから黄体が形成され、黄体から黄体ホルモンが分泌される。この黄体ホルモンは子宮粘膜の増殖作用により受精卵の着床を有利に導き、妊娠の継続に寄与するなどの役を演じることも分かってきた。また、受精卵が子宮粘膜に着床すると胎盤が形成されるが、胎盤も女性ホルモンのほかに妊娠の継続に関与する絨毛膜性生殖腺刺激ホルモン（絨毛性ゴナドトロピン gonadotropin）や乳腺の発達を刺激する胎盤性ラクトーゲン Lactogen などのホルモンを分泌し、このようなホルモンが複雑に絡み合って妊娠、分娩が進行するわけである。

これら女性ホルモンすなわち卵胞ホルモンと黄体ホルモンは、いずれも構造的には男性ホルモンに類似したステロイド骨格を持つ物質で、月経周期の調節、妊娠の維持、継続に関与しており、その調整機能は視床下部・脳下垂体から分泌されるホルモンによって調整されていることが明らかにされてきた。

六　脳下垂体の役割

脳下垂体（以下、下垂体）は脳底の骨の窪み（トルコ鞍）の中に存在する小指頭大の器官で、脳組織とは脳底の視床下部で繋がっている。発生学、組織学的にその八〇パーセントを占める前葉と中葉、その後方の後葉に分けられる。

その存在は古くから知られていたが、下垂体（pituitary gland）の pitui というギリシャ語は「流れる」という意味で、古代ローマのガレヌスは脳から分泌される粘液が下垂体から鼻汁として排出されているものと考え、この考えは一七世紀半ば頃まで多くの人が信じていた。一九世紀後半になると死体解剖が進み、下垂体の病気が報告されるようになり、次第にその機能が知られるようになった。

下垂体後葉から分泌されるホルモン——抗利尿ホルモンとオキシトシン

一七九四年、公衆衛生や病院管理の分野について主にウィーンで活躍したフランク Frank JP（一七四五年—一八二六年）は脳底部の病変で多尿をきたす症例を報告し、その尿は糖を含まないことで糖尿病とは異なるとした。一八四九年、フランスのベルナールもウサギの第三脳室底部を穿刺すると多尿が起こることを見ており、これは尿崩症（diabetes insipidus）と呼ばれた。その後、これは下垂体後葉から分泌される抗利尿ホルモンの分泌低下によることが明らかになった。

また、一八九五年、副腎髄質から昇圧物質が分泌されることを示したイギリスのオリヴァーとシャーピイ＝シェーファーは下垂体の懸濁（けんだく）液が同様の昇圧作用を有することを示し、この作用は下垂体後葉の抽出物によることを明らかにした。この血管収縮作用や抗利尿作用を持つ活性物質はヴァゾプレッシン vasopressin と呼ばれている。

また一九〇六年、神経化学の領域で活躍したイギリスのデール Dale HH（一八七五年—一九六八年）らは動物の下垂体後葉の抽出物質が昇圧作用のほかに子宮の収縮作用を持つことを明らかにし、その後、この子宮収縮物質（オキシトシン oxytocin）と前述の昇圧物質（ヴァゾプレッシン）はそれぞれ分離され、また臨床的に使われるようになった。

下垂体前葉から分泌される多様なホルモン

下垂体の病気は死体解剖の発展によって一九世紀末になり注目されるようになり、前葉とか後葉の機能が区別され論じられるようになったのは二〇世紀になってからである（図参照）。

一八八六年、フランスの神経学者のマリー Marie P（一八五三年―一九四〇年）は顎、顔面骨の突出、手足の肥大をきたすゴリラ様の体型を示す、末端巨大症患者二例を見つけ、ほか五例の報告例とともに報告した。解剖学者のブローカ Broca PP（一八二四年―八〇年）はマリーの症例で下垂体の存在していたトルコ鞍部の拡大を見つけ、生前に下垂体が肥大していたことを推察した。また同じ頃、このような末端巨大症患者の剖検で下垂体の肥大が見られたという報告もあり、下垂体の機能亢進が末端巨大症の原因であることが示唆された。また、このほかに体型はほぼ普通だが巨人症も見られ、成人期に異常発育が起こるのが末端巨大症であると考えられた。

また、下垂体の機能不全によると考えられる小人症や、性器の発育障害を伴う特有の脂肪性器発育不全症、オーストリアの神経科医フレーリッヒ Fröhlich A（一八七一年―一九五三年）によって発見されたフレーリッヒ症候群なども報告され、このような症例を通じて下垂体は身体の成長、あるいは性器の発育に対し何らかの役割を果たしていることが知られるようになった。

一九二〇年代になって、動物において下垂体前葉の抽出物の反復注射によってヒトにおけると同様、巨人症が生じることや、下垂体摘除によって性器の発育不全や代謝の低下が見られること

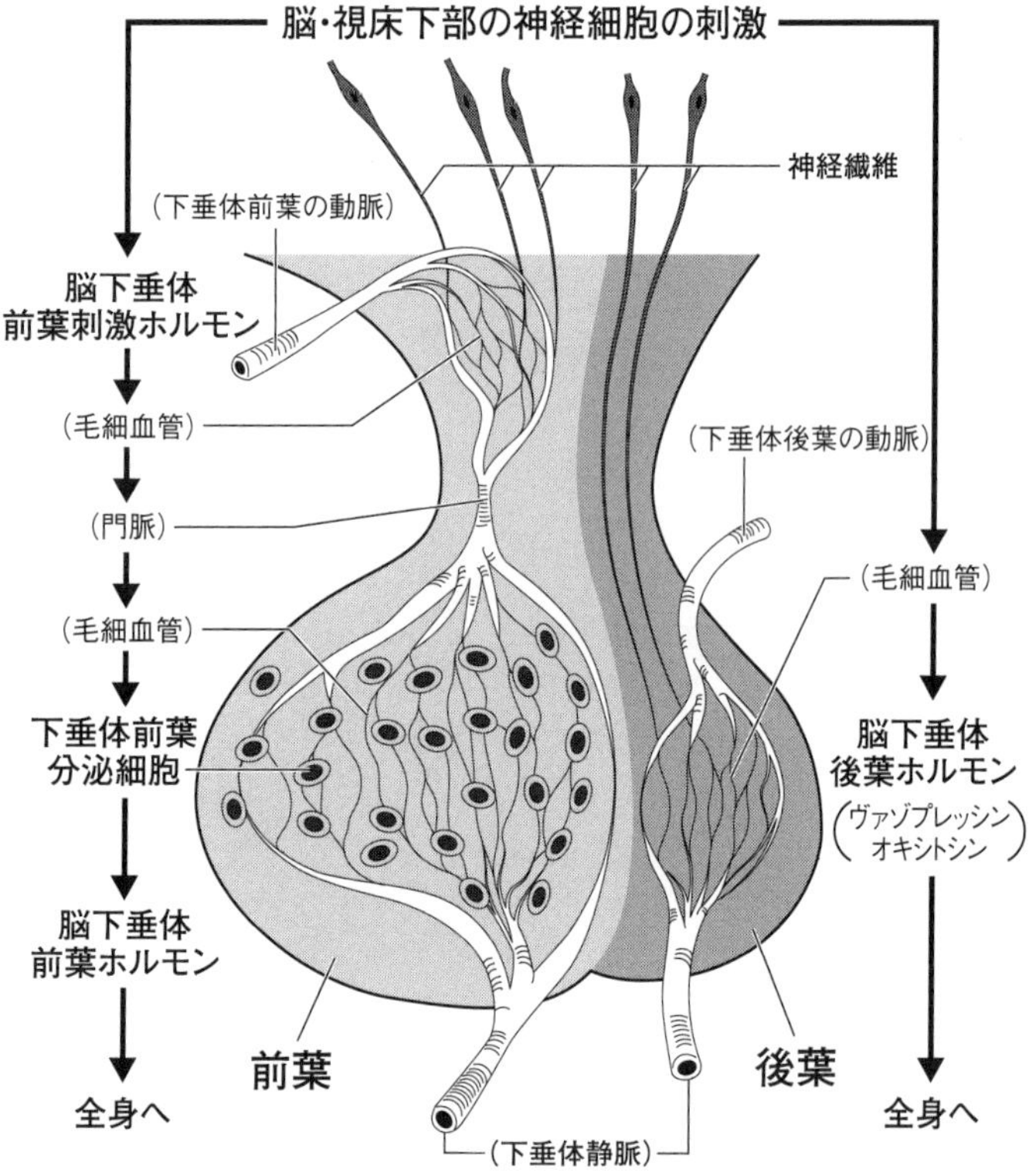

脳下垂体の概観図。脳下垂体は脳と視床下部で繋がっていて、そのホルモンの分泌は脳の支配を受けていることは知られていた。下垂体後葉には脳の神経組織が移行しており、脳神経細胞の刺激によって後葉ホルモンが分泌されることは理解できるが、前葉は分泌細胞が主体で神経組織は見当たらず、脳の指令はどのように前葉の分泌細胞に伝わるのかは1970年頃にやっと分かった。すなわち、脳細胞の刺激によって視床下部に下垂体前葉の分泌細胞を刺激する物質（ホルモン）が分泌され、これがこの部にある門脈に流入し下垂体前葉に達してその分泌細胞を刺激し、前葉ホルモンの分泌が起こるという複雑な機構である

などが示され、また下垂体前葉の抽出物の注射によって性的早熟が起こるなど数々の知見が報告されるようになった。このような研究から下垂体前葉は成長に関係するホルモン（成長ホルモン）を分泌するほか、甲状腺、副腎、生殖腺を刺激するホルモンを分泌し、その調整にあたっていることが判明した。そして、副腎皮質刺激ホルモン、甲状腺刺激ホルモン、卵胞刺激ホルモン、黄体刺激ホルモン、成長ホルモン、プロラクチンといったホルモンが次々に抽出、分離され構造式が決定され、その機能が明らかにされた。

また、下垂体前葉と後葉の間に下垂体中葉と呼ばれる小さな部分があるが、組織学的には前葉に近く、皮膚のメラニン細胞を刺激するホルモン（ＭＳＨ：melanocyte-stimulating hormone）を分泌し皮膚の色調に関係している。例えば、カエルの下垂体中葉を切除すると、環境に関係なく白色化することが知られている。

下垂体前葉細胞を刺激する視床下部ホルモン

このように下垂体は各種のホルモン（ペプチドまたは糖タンパク質）、とくに各内分泌器官を刺激するホルモンを分泌し生体機能の調整にあたっているが、さらに間脳下部の視床と柄（え）で繋がっていて、脳からの刺激によって反応し、脳の支配を受けているということになる。

すでに副腎皮質の項でセリエのストレス学説として述べたように、二〇世紀になると、脳からの情報は視床下部を通して下垂体に伝わり、それに応じて下垂体はホルモンを分泌しているということは多くの人の認めるところとなった。しかし、下垂体後葉は脳組織の移行した組織（神経性下垂体）だが、前葉には神経組織はなく（腺性下垂体）、視床下部からの情報はどのようにして伝わるのかという疑問があった。

一八世紀半ば、フランスの解剖学者が両者を繋ぐわずか数ミリメートルの柄の部分に血管網（門脈）が存在することを報告していたが、その後は忘れ去られていた。二〇世紀にこれが再検討されるようになって、一九四〇年頃から、視床下部に生成された活性物質がこの門脈に流出し、これが下垂体前葉に達し、下垂体前葉の内分泌細胞が刺激されるのではないかという説が台頭してきた。この証明には、視床下部に下垂体前葉細胞を刺激する活性物質が存在することを示す必要があった。このような活性物質、ホルモンは微量で作用するもので、わずか一ミリグラムほどの物質を得るのに、一〇万ないし一〇〇万頭に及ぶヒツジやブタの視床組織が必要とされた。

そして、一九六〇年代後半から、視床の活性物質である生殖腺刺激ホルモン放出ホルモン（GnRH）、副腎皮質刺激ホルモン放出ホルモン（CRH）、甲状腺刺激ホルモン放出ホルモン（TRH）などが、多数の動物の死体から採取された視床組織から抽出され、その存在が確認され、またその構造式も確定されるようになった。さらに下垂体前葉の細胞の成長ホルモンの分泌を抑制するホルモン、ソマトスタチンの存在も判明した。

このような研究で先陣争いを競ったギヤマン Guillemin R（一九二四年―）とシャリー Schally AV

（一九二六年―）は一九七七年に共にノーベル生理学・医学賞を受賞した。ギヤマンはフランスからアメリカに移住した人物、シャリーはポーランドからイギリスに亡命しアメリカに移住した研究者で、共にストレス学説で知られるカナダのセリエの影響を受け、この研究に没頭した。数十万頭のブタや三〇〇万頭以上ものヒツジの脳からごく少量のホルモンを抽出したという彼らの情熱また競争の物語は興味深いものがあり、その努力に敬服させられるものがある。

七　病気の原因は細胞から分子へ

生体の調節ではないが、二〇世紀にかけて進展してきた分子生物学について少し述べておこう。西洋医学ではとくに一八世紀以来、病気の原因を局所、臓器に求め、一九世紀になると細胞に病因をおくようになり、さらに二〇世紀になると電子顕微鏡の開発や物理学、生化学の進歩などによって生体組織の分子構造や機能が明らかになって、病気の原因が分子のレベルで論じられるようになった（分子生物学）。さらにその知見を基にした診断、治療法が開発され、また体内の特定の分子を狙い、その機能に変化を与えることで病気の治療を行うこと（分子標的治療）など、その進歩は止まることを知らない。

細胞の構造

顕微鏡の出現によって、一七世紀にはすでに生物の細胞の存在が知られていたが、一九世紀になりこれが生物体の構造の基本単位であることが認められるようになった。そして「細胞は細胞から生じる」とした近代病理学の祖、ウィルヒョウが病気の原因を細胞の変化に求めたことはすでに述べた。

ヒトの体は約六〇兆の細胞から構成されており、個々の細胞は細胞膜に包まれていて、核とそれを取り巻く細胞質から成っている。また細胞質内にはミトコンドリア mitochondria、ゴルジ体（Golgi body）があることが光学顕微鏡で認められ、さらに電子顕微鏡によって小胞体、リボソーム ribosome といった特殊な構造体が発見され、それぞれが機能を分担していることが明らかにされてきた。また細胞の化学成分はほぼ七〇パーセントが水分で、十数パーセントがタンパク質、数パーセントが脂質、以下糖質、無機塩類などである。

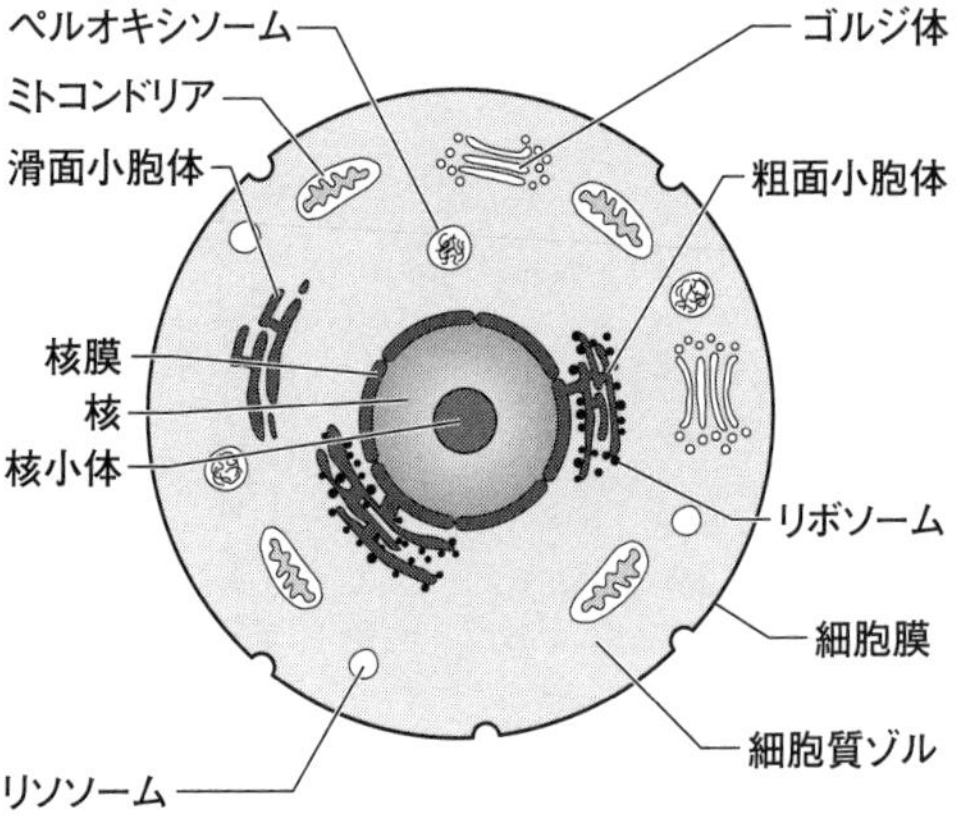

細胞の構造

生体のエネルギーと糖質代謝

糖質はブドウ糖（グルコース）のような単糖類、麦芽糖などの二糖類、澱粉（でんぷん）などの多糖類に分類されるが、いずれも化学的には炭素（C）、水素（H）、酸素（O）から成る炭水化物で、口から摂取された澱粉などの糖質は消化液で分解されブドウ糖の形になって小腸粘膜から吸収される。吸収されたブドウ糖の一部はグリコーゲンとして肝臓や筋肉に蓄えられ、一部は直接、体内の細胞に送られる。肝臓のグリコーゲンは適時、ブドウ糖として血液中に放出され細胞に運ばれるが、最終的には細胞内でブドウ糖はエネルギー源として利用されている。

炭素（C）は酸素（O_2）と結合して炭酸ガス（CO_2）となり、その時にエネルギーが放出され、これが燃焼である。単純に考えると、ブドウ糖も酸素と反応し、炭酸ガスと水に分解され同時に熱が産生され、エネルギー（熱）が生じるわけで、結果として同じであるとしても、生体内でのエネルギーの発生機序はより複雑である。とくに一九三〇年代になって生体内では代謝によって生成されるATP（アデノシン三リン酸）がエネルギー源で、これがADP（アデノシン二リン酸）に変化する際にエネルギーが放出されるということが分かってきた。

細胞内に取り入れられたブドウ糖は細胞質内で酵素の作用によって分解（解糖）し、ピルビン酸（pyruvic acid）となり、さらに乳酸などに変化し、この反応の過程で得られたATPがエネルギー源になる。酸素の供給が十分であれば、ピルビン酸はミトコンドリアに取り込まれ、クエン

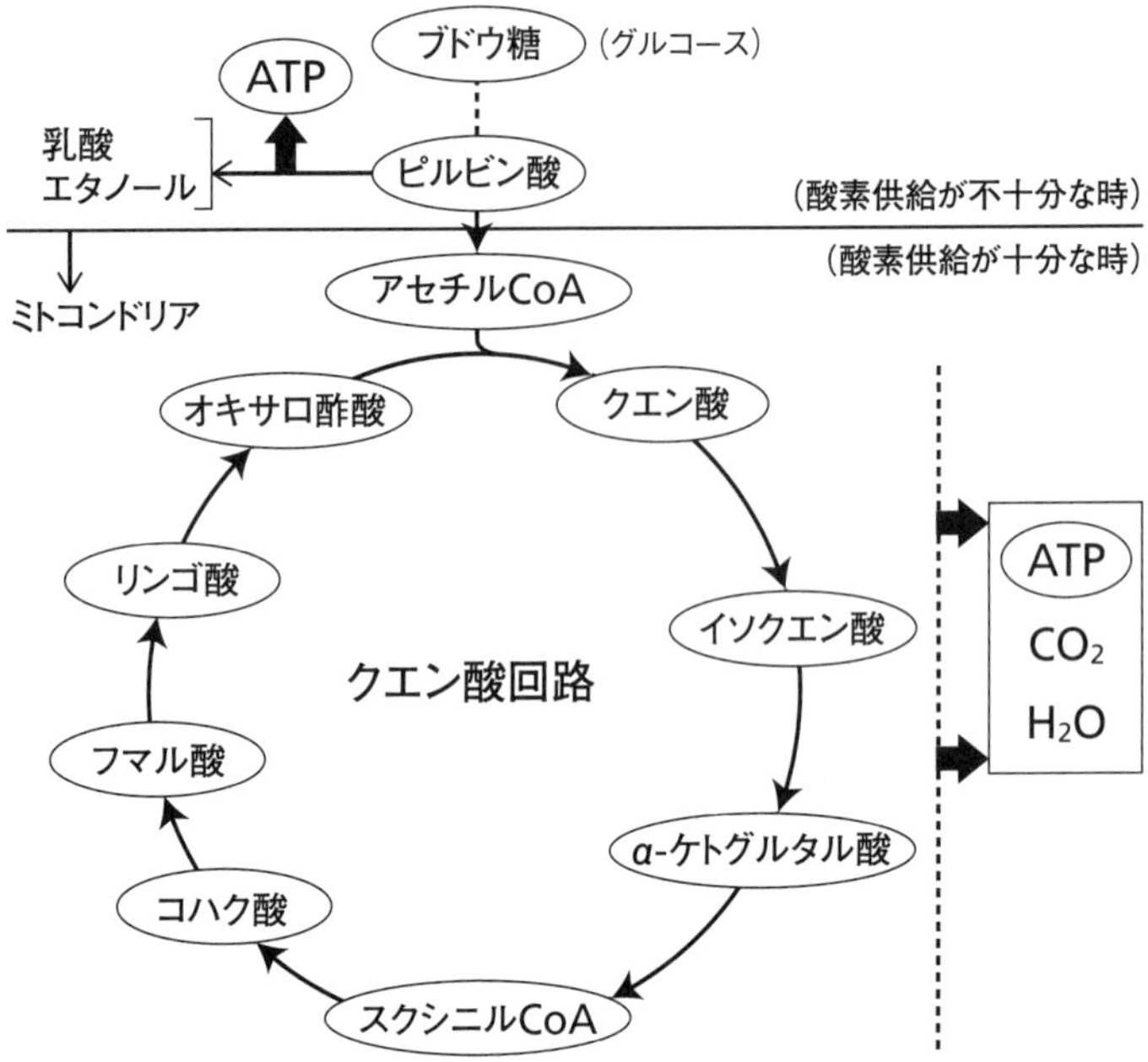

糖代謝とエネルギーの産生。ブドウ糖（グルコース）は種々の酵素によって分解しピルビン酸になり、酸素の供給が不十分であると乳酸・アルコール発酵し、酸素が十分であればミトコンドリア内でクエン酸回路（クレブス回路）に進む。そして、その変化の中でATPが放出され、これがエネルギー源となる

酸となり多くの酵素の作用によって順次変化し、最後に再びクエン酸に戻る回路（クエン酸回路、図参照）に組み込まれる。そして、この反応の過程で水（H_2O）や炭酸ガス（CO_2）が放出され、また同時に生成されたＡＴＰが酸素と反応し、エネルギーを放出する。このミトコンドリア内での反応では上述の反応より多くのＡＴＰが得られるので、エネルギー源としてはより効率的である。このような糖代謝の研究は一九三〇年代以後に進歩し、クエン酸回路は一九三七年、イギリスのクレブス Krebs HA（一九〇〇年―八一年）の提唱したもので、クレブス回路ともいわれている。彼は一九五三年にノーベル生理学・医学賞を受賞している。

またエネルギー源としては糖より脂肪の方がより多くのＡＴＰを作り、はるかに効率がよい物質であるが、ここでは割愛する。

タンパク質と遺伝子の解明へ

タンパク質は化学的には窒素を含有するアミノ酸の連結したもので、水分を除くと生体の最も主要な成分で、生体内の情報の伝達、免疫機能の保持、代謝の調整などに重要な役割を果たしている。経口摂取されたタンパク質は消化液に含まれる酵素で分解され、アミノ酸として小腸粘膜から吸収され、再び細胞内でタンパク質などに合成され利用されている。ヒトでは約二〇種類のアミノ酸があり、その一部は体内で合成されるが、九種類のものは合成されないので、これは食事によって補給せざるをえない（必須アミノ酸）。

一八三〇年、オランダの化学者マルダー Mulder GJ（一八〇二年―八〇年）は、すべての生物は窒素の含有量の多い物質を持っていることを見出し、一八三八年、スウェーデンの化学者ベルセリウス Berzelius JJ（一七七九年―一八四八年）は、生体の基本となる物質という意味でこれを protein（ギリシャ語で「第一のもの」を指す）と呼んだが、その構造や機能が解明されるようになったのは二〇世紀になってからである。

DNAの構造と機能

一九五三年二月二八日、イギリスのケンブリッジの居酒屋で、DNAの二重らせんモデルを発見したクリックが「われわれはついに生命の神秘を解明したぞ！」と叫んだことはよく知られている。イギリスの物理学者、クリック Crick FHC（一九一六年―二〇〇四年）は、アメリカからやってきた二三歳の若き生物学者のワトソン Watson JD（一九二八年―）と共同し、遺伝子の本拠であるDNAの構造について研究し見事な構造を考えつき、これは二〇世紀における科学の金字塔の一つとなっている。ここにたどり着くには多くの研究者の業績が基になっており、その業績をたどることにする。

一、核酸の発見

一八六九年、スイスの医学者、ミーシャー Miescher JFII（一八四四年―九五年）は、患者の膿を集め、そこに含まれている多くの白血球の核からリン（P）を含む成分を単離し、この酸性と塩基性成分からなる成分をヌクレイン nuclein と呼び、これが遺伝物質であろうことを示唆した。しかしこの成分はリンの混入したタンパク質であるという程度に考えられ、七〇年以上にわたり注目されなかった。

二〇世紀半ばになると、染色体の研究が進み、これが生物の遺伝に関係し、細胞の核物質が遺伝に大きな関わりを持つことが解明されてきて、核の成分に大きな関心が持たれるようになった。そして一九四〇年代になると、核の成分はＤＮＡ（デオキシリボ核酸〔deoxyribonucleatic acid〕）とＲＮＡ（リボ核酸〔ribonucleatic acid〕）という核酸であり、その構成分子は糖、リン酸、塩基（ヌクレオチド nucleotide）から成っていることが解明された。

二、遺伝の法則と染色体

ヒトはヒトから生まれ、カエルはカエルから生まれ、また親子は似たような体格、性格を持つことも多いこと、また体格や性格は生後の環境にも関係し「生まれと育ち」ということが言われてきた。

一八六五年、オーストリアの植物学者で修道院の司祭をしていたメンデル Mendel GJ（一八二二年―八四年）は、エンドウの種子の形、鞘の色や形、草丈など形質の違いの中で対立する形質を持つものを選び、それらを交配させることで現れる次代の形質の差を観察した。そして、特定の遺伝因子が親から子に伝わっており、その因子は二つが一組になっていること、子は親から一つずつの因子を受け継ぐこと、子の形質の発現に関与する優性因子と関与しない劣性因子があることを示した。この遺伝の法則は「メンデルの法則」としてよく知られている。しかしこの論文は忘れ去られていた。一九〇〇年になって、フランスのド・ヴリー de Vries HM（一八四八年―一九三五年）らが同様の法則を発見したが、彼らはすでにメンデルが報告していることを知って驚いたという。

一方、光学顕微鏡の発展によって、一八四〇年頃、細胞内に塩基性色素で濃染する糸状のもの、染色体（chromosome）が見つかっていたが、これがどのような働きをしているのか分かっていなかった。

一九〇二年、アメリカのサットン Sutton WS（一八七七年―一九一六年）は、染色体は対になっていて、これがメンデルの言う遺伝因子であるとし、遺伝子（gene）という言葉を提唱した。この染色体は細胞分裂（有糸分裂）の際に現れるが、遺伝に関与していること、また生殖細胞の染色体は親子関係についての遺伝に関係していることなど、多くの研究がなされるようになった。またその本体はＤＮＡであることも解明されてきた。

三、ダーウィンの進化論

メンデルが遺伝の法則を発表した時より少し前の一八五九年、イギリスの生物学者ダーウィンDarwin CR（一八〇九年―八二年）は『種の起原』を出版したが、人間はサルから進化したとするその進化論は多くの論議を呼び、まず「神が人間を創った」ということを信じるキリスト教の原理主義者の怒りをかった。最近でもアメリカではダーウィンを公立学校の教科書から削除すべきであるとの原理主義者の主張から裁判所を巻き込む議論がなされているという。

また、ダーウィンはメンデルの遺伝についての業績は知らなかったし、彼のいう進化、自然淘汰がどのような機序で起こるのかということはブラックボックスであったといえよう。

ともあれ、ヒトとほかの動物とは密接な関係にあり人間はサルから進化したというダーウィンの考えは、ヒトの身体の構造や機能を解明するには動物を調べることが重要であるということを示したもので、以後、動物実験の隆盛に弾みをつけたともいえよう。

またメンデルの法則からすると進化は説明できないものであったし、必ずしも法則に当てはまらない現象もあることが分かり、メンデルの実験データは自らの法則に都合のよいように作られたものではないかという疑問の声も起こってきた。

二〇世紀になると、一九一一年、アメリカの生物学者モーガンMorgan TH（一八六六年―一九四五年）は、繁殖力の強いキイロショウジョウバエの染色体について研究し、メンデルの法則に当てはまらない現象、突然変異があることや伴性（はんせい）遺伝を明らかにし、また染色体の切断、再結合により遺伝子が混ぜ合わされる（組み換え）ことを示し、それに基づき染色体上の遺伝子地図を作成した。またこれらの研究によって染色体に遺伝子が存在することが明らかにされた。

四、形質転換とDNA

一九二八年、イギリスの病理学者グリフィス Griffith F（一八七九年―一九四一年）は、肺炎球菌には莢膜（きょうまく）を持ち病原性を有するS型（表面が平滑〔smooth〕）と、莢膜を持たず病原性のないR型（表面が粗い〔rough〕）の細菌があることに気がつき、加熱殺菌し病原性を失わせたS型球菌の死菌を本来病原性のないR型細菌と混合して、これをマウスに注射するとマウスが肺炎を起こし死亡すること、そしてその死体からS型の肺炎球菌が多数見つかり、その細菌は増殖することを観察し報告した。要するに、死んだS型球菌の何らかの成分がR型球菌の遺伝子に作用しこれをS型に変換させ、S型に変わった球菌はその性格を獲得し増殖するということで、彼はこの現象を形質転換（transformation）と呼んだ。これを知ったアメリカの医師エーヴリー Avery OT（一八七七年―一九五五年）は、この現象をシャーレ（試験皿）の上で確かめ、形質転換を起こさせる物質を追求し、これがDNAであることを突き止め一九四四年に報告した。さらにその後、一九五二年、アメリカの細菌学者ハーシェイ Hershey AD（一九〇八年―一九七年）と助手のチェイス Chase MC（一九二七年―二〇〇三年）は、電子顕微鏡を使い細菌に寄生し増殖するバクテリオファージ（細菌を殺すウイルス）を観察していたが、大腸菌に寄生するT2ファージはDNAの部分だけが菌体内に入り込み、増殖することを見出し、このDNAは自己と同じものを複製

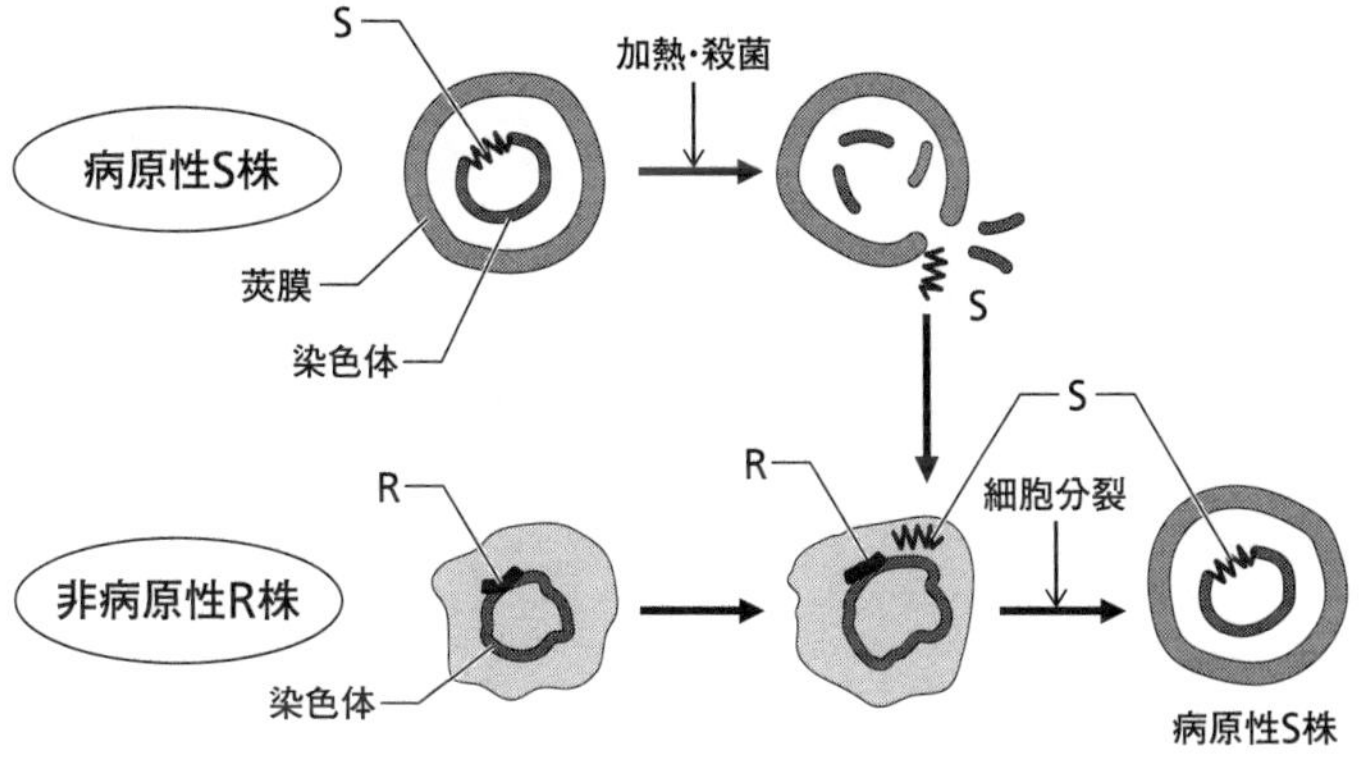

グリフィスの報告した形質転換

し、遺伝情報を伝える能力があることを示した。

これらの研究は細菌やウイルス感染に関することでまた特殊な例といえる。しかし、細胞は分裂し全く同じ形態と性質を持つ細胞ができるというのが通例だが、ある操作を加えると別の形質を持った細胞が生じ、これが継代されるということ（形質転換）、またそれらの操作はＤＮＡに変化を与えるものと推定されることを示したわけで、その後、ＤＮＡと遺伝子のとの関係を示す研究の基になった。

五、DNAの構造の発見

ＤＮＡは多数のヌクレオチドから成り、それが連鎖を成しているとすると、その分子の長さはおよそ二メートルとなる。アメリカのカリフォルニア工科大学のポーリング Pauling LC（一九〇一年―九四年）は物質の化学結合に量子力学を導入し、二〇世紀最高の化学者の一人とされた人物で、タンパク質のアミノ酸構造を研究し、らせん構造を発見して一九五四年にノーベル化学賞を受賞した。彼はロンドンのクリック、ワトソンがＤＮＡの二重らせん構造を示した前の年、一九五二年にＤＮＡの三重らせん構造を発表しており、ＤＮＡ構造の研究ではロンドンの最大の競争者であった。また彼は原子爆弾禁止運動などにも活躍し、ノーベル平和賞をも受賞している。ところでポーリングは一九五二年、ロンドンを訪問する予定であったが、当時アメリカではマッカーシー旋風が吹き荒れ、彼は共産党員、あるいはそのシンパとみなされ政府から旅券の発行を拒否されて訪問は取り止めになった。もしこの訪問が実現していれば、ＤＮＡ構造の発見の栄誉は彼が担ったかもしれないとも言われている。

このような時代、イギリスのケンブリッジ大学にいた物理学者のクリックと、アメリカからやって来た生物学者のワトソン、またロンドンのキングスカレッジで結晶のＸ線回析の研究を行っていた物理学者のウィルキンス Wilkins MHF（一九一六年―二〇〇四年）は共にＤＮＡの三次元構造について研究していた。ウィルキンスは戦時中、アメリカの原子爆弾製造計画に参加し、戦後生物学に興味を示し、手に入れたＤＮＡ結晶のＸ腺回析像から、この分子はらせん構造をもつ鎖であることを突き止めた。特に彼の研究室にやってきた個性的な女性研究者のフランクリン Franklin RE（一九二〇年―五八年）は有能な研究者で、ＤＮＡのリン酸基は分子の外側にあることを示し、またらせん構造を示す素晴らしいＤＮＡの結晶のＸ線回析像を撮ったことはよく知られている。またウィルキンスはＤＮＡは三重以上のらせん鎖であると思っていた。

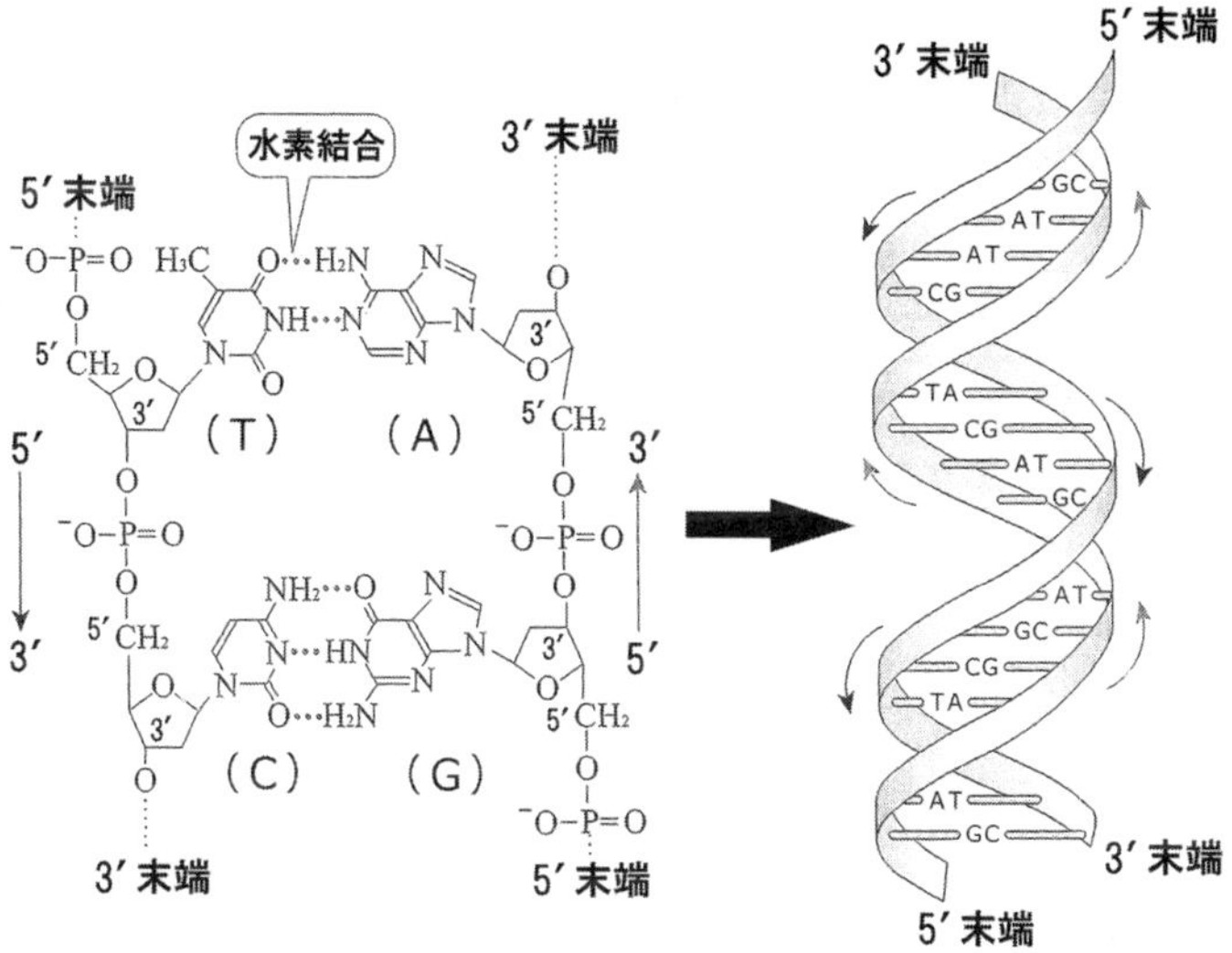

DNAの分子構造

一方、クリック、ワトソンはポーリングがＤＮＡの三重らせん鎖説を示した頃、二重らせんを考え、特にらせんの内側に塩基の配列がある構造にたどり着いた。塩基はアデニン（Ａ）、チミン（Ｔ）、グアニン（Ｇ）、シトシン（Ｃ）の四つから成り、オーストリア生まれで当時アメリカで研究していたシャルガフ Chargaff E（一九〇五年―二〇〇二年）は、ＤＮＡに含まれるＡとＴ、ＧとＣの数が等しいことを見つけていた。クリックとワトソンはＡとＴ、ＧとＣをそれぞれ水素（Ｈ）結合させてみるとほぼ同様な構造になることを見出し、二重のらせん鎖は右巻きでその内側には逆向きに塩基が並んでいて、二つの鎖の間はＡ―Ｔ、Ｇ―Ｃの水素結合で結ばれているというＤＮ

Aの三次元構造模型を考えるに至った。そして一九五三年、クリックは「ついに生命の神秘を解明した」と叫んだ。

遺伝子はこの塩基配列にあり、その配列の変化によってヒトの形質が支配されていることが解明されたわけである。また二〇〇三年には三〇億個にも上るヒトのDNAの塩基結合が解明、決定された。

クリック、ワトソンらの示したDNA構造はその後の研究においてもその正確さが認められ、これは二〇世紀を飾る大発見とされ、一九六二年、彼らはウィルキンスと共にノーベル生理学・医学賞を受賞した。しかし、考えてみると彼らはそれまでの多くの研究者の業績をうまく繋ぎ合わせたものといえるわけで、またその構造の発見の功労者の一人は女性研究者のフランクリンであって、ウィルキンスはノーベル賞受賞後、この女性研究者を不当に扱ったのではないかと非難され、彼は晩年にこれについて弁明を述べている。もっともフランクリンは彼らのノーベル賞受賞時には乳がんですでに逝去していた。

六、DNA構造の発見後

クリックとワトソンのDNA構造の発見以後、遺伝子の発現機序などについての研究がさらに進歩し、その発見は臨床医学の分野などにも応用されるようになってきた。

アメリカの生化学者コーンバーグ Kornberg A（一九一八年―二〇〇七年）は医学部卒業後、生化学に興味を持ち、数多くの酵素を発見していたが、一九五六年にＤＮＡを合成する酵素、ＤＮＡポリメラーゼを発見、精製した。さらに一九八三年には、アメリカの物理学者マリス Mullis KB（一九四四年―）がＤＮＡポリメラーゼなどの酵素と温度変化を巧みに利用してＤＮＡを複製、増幅する方法、ＰＣＲ法（polymerase chain reaction）を開発した。これによってごく微量のＤＮＡがあれば短時間の内に大量のＤＮＡを得ることができるようになって、この方面の研究は大いに加速された。

また、生殖細胞のＤＮＡの塩基配列が遺伝に関係していることと共に、生体の防御機構や代謝を調整するタンパクはＤＮＡの塩基配列を読み取ったメッセンジャーＲＮＡによって細胞質内で合成されるといった機序も解明されてきた（セントラル・ドグマ）。

七、遺伝子研究の利用

前述のように細胞核のＤＮＡの約三〇億の塩基の配列が遺伝に関係しており、約二万二千個の遺伝子があることが知られるようになった。またその塩基配列が全部解明され、さらにその発現機序が解明されると共に、その成果が以下のように臨床医学やその他の分野で利用されるようになった。

① これまで遺伝疾患とされてきた病気の遺伝子異常がＤＮＡの塩基配列の異常として示され、その異常を修正する遺伝子治療が試みられている。

②　がんなどの病気では原因とされる細胞の遺伝子異常が解明され、診断、治療に利用されている。

③　病気の原因には先天的素質（体質）、環境、生活習慣が関与しており、これまで漠然としていた先天的素質は各個人の細胞のＤＮＡ上の塩基配列の違いにあることで説明されるようになって、その知見から、いくつかの病気の予見が可能になり、また個人の体質に適した治療を選択しようというテーラーメイド治療（〝注文服治療〟、tailor-made therapy）も行われ期待されている。

④　遺伝子操作、組み換えによって新たな性格を持つ細胞や組織、生物が創造され、またそれを利用した新薬が作られている。

⑤　個人の識別にＤＮＡ鑑定が利用され、とくに犯罪捜査に使われ、また先史時代の人を含めて人の親子関係などの鑑定がなされている。

このように遺伝子研究の進歩によって新たな科学の領域が拓かれてきたが、反面、遺伝子操作は子孫にも影響を及ぼすもので、危険性も指摘され、その倫理が問題視され各国において規制が加えられようになっている。わが国でもヒトクローンについて規制する法律があり、また行政当局は遺伝子研究や治療についての倫理指針を作り規制をしている。

第七章
感染症との闘いと免疫学の進歩

一　多様な感染症

抗生物質の出現

一九世紀後半に感染性の病原体として多くの細菌、微生物が発見、同定された。また、ある種の感染症は予防注射によって防御できることが示されたが、病気の原因としての細菌そのものを攻撃するという問題にはなお困難があった。

二〇世紀になると、コッホのもとで学んだエールリッヒと秦佐八郎が、梅毒の特効薬としてサルヴァルサンを開発した（一九一〇年）。一九三二年にはドイツのドマーク Domagk G（一八九五年―一九六四年）は連鎖球菌などの細菌に効くスルホンアミド sulfonamide とその誘導体を発見し、細菌に対する化学薬品による治療が始まった。

また同じ頃、イギリスのフレミング Fleming A（一八八一年―一九五五年）はブドウ球菌の培養中、偶然に混入した青カビがこの細菌の発育を阻止することを見つけ、一九二九年に報告した。その後、この物質はペニシリン penicillin と呼ばれるようになり、一九四〇年には、イギリス、オックスフォード大学のフローリー Florey HW（一八九八年―一九六八年）とチェイン Chain EB（一九〇六年―七九年）はその抗菌効力を確認し、臨床応用で効果を挙げた。第二次世界大戦の中、アメリカの企業によりペニシリンの製造が始まって、多くの患者に恩恵がもたらされるようになった。

以後、各種のカビから病原細菌に対し効力のある物質が続々と分離され、またその誘導体が合成され、このような微生物から得られた抗菌性物質やその誘導体は総称して「抗生物質（antibiotics）」と呼ばれている。抗生物質は比較的副作用が少なく、抗菌力が強く、細菌感染症の容態をまったく変えてしまい、これは二〇世紀における治療の最大の成果の一つといえよう。フレミングら三人は一九四五年にノーベル生理学・医学賞を受賞した。

一九四四年、ワックスマン Waksman SA（一八八八年―一九七三年）が土壌の菌から取り出した抗生物質のストレプトマイシン streptomycin が結核に有効であることがわかり、またそのほかの抗菌薬も開発され、わが国では結核による死亡者が激減した。ワックスマンは一九五二年にノーベル生理学・医学賞を受賞している。

ハンセン病制圧の歴史

ハンセン病は結核と同様に慢性の経過をたどり、古来治療法がなく恐れられていた。西洋では紀元前四世紀、アレキサンダー大王の東方遠征時にインドからもたらされたといわれ、古くから知られていたが、患者は天刑を受けたなどとして忌み嫌われた。一度病気を宣告されると社会から排除され、七、八世紀頃から固有の収容施設が建設されるようになり、多くの患者が収容されていたという。

わが国では、飛鳥時代に朝鮮からもたらされたといわれ、仏教徒が患者に手を差し伸べ、鎌倉時代、僧忍性（にんしょう）（一二一七年―一三〇三年）が鎌倉の極楽寺に病院を建て、患者を収容したことはよく知られている。また患者との接触により伝染すると考えられていて、各国とも患者の隔離政策がとられ、わが国でも一九〇七年以来、患者の収容施設が造られ、患者は長期間、一生にわたり隔離生活を余儀なくされていた。

この原因細菌（癩（らい）菌）は一八七三年、ノルウェーのハンセンHansen GHA（一八四一年―一九一二年）が見つけ、一八八〇年に原因菌として同定された。第二次世界大戦中、治療薬として、ジアフェニルスルホン（DDS）などが有効であることが分かり、戦後になって内服薬が登場し、

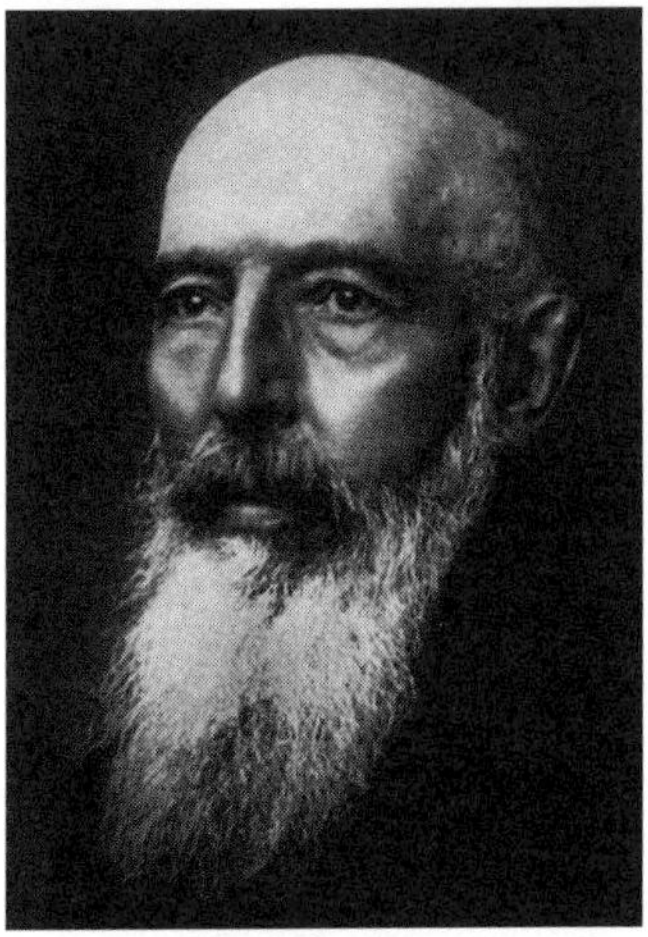

ハンセン。癩菌を病原体として特定し、「ハンセン病」に名を残した

さらに耐性菌の生じ難い三剤併用療法が確立され、以後患者の数は減少し患者も隔離施設から解放されるようになった。世界では薬の普及が進まなかったが、一九九一年にＷＨＯはハンセン病を二〇〇〇年末までに制圧すると宣言し、これに応えて日本財団や製薬企業の援助により世界各国で薬の無料配布がなされ、現在、一部の国を除き世界各国とも人口一万人あたりの罹患者は一人以下になっている。

しかし過去の差別、過去の隔離についての患者の苦難やスティグマ（病痕）、さらになお存在する差別が社会的問題になっている。

命がけの病原体探索

多くの細菌が顕微鏡で発見される中、顕微鏡でやっと確認できるほどの微小な細菌の同定は、二〇世紀に持ち越された。

一九〇九年、アメリカのリケッツ Ricketts HT（一八七一年―一九一〇年）は「ロッキー山紅斑（こうはん）

まう。

熱」の原因菌がごく小さい細菌であることを発表した。さらに一九一〇年、リケッツは発疹チフスの原因菌が同様なものであることを明らかにしたが、研究中にこの病気で四一歳で死亡してし

また一九一三年、プロヴァツェク Prowazek S（一八七五年―一九一五年）もセルビアで同じものを見つけたが、彼も三九歳で発疹チフスで死亡した。このような小型の細菌はリケッチャと呼ばれ、それによる病気は二人の名前を採ってリケッチャ・プロヴァツェク病と呼ばれている。ちなみに同じ頃、この発疹チフスはシラミ（虱）が媒介することが知られた。アフリカで黄熱病で倒れた野口英世（のぐちひでよ）だけでなく、病原体の探索も命がけのことであった。

わが国では、新潟、山形、秋田にかけて主に川沿いに発生する地方病としてツツガムシ病があって（現在では全国で散発している）、これに罹ると半数の人が死亡するというので恐れられていた。今でも「つつがなく……」という言葉がある。これは俗称「つつが虫」というダニの幼虫に刺されて感染する病気で、一九二七年、この病原体がリケッチャの一種であることを緒方規雄（おがたのりお）（一八八七年―一九七〇年）が突き止めた。リケッチャは小型で、しかもウイルスに似て生体の細胞内でのみ増殖し、一般の培地では増殖させられないことで同定が難しかったものである。

二　ウイルス性疾患の脅威

ウイルスの発見

病原体としての細菌が顕微鏡によって発見されるといっても、光学顕微鏡では二〇〇〇倍の拡大が限度であった。天然痘とか狂犬病、黄熱病などの病原体が見つからなかったのはこのせいである。しかしこれらの病原体は、感染すること、またウサギの精巣などの生体組織に接種することで培養しうることが分かっていた。

一八九二年、ロシアの植物学者のイヴァノフスキー Ivanovskii DI（一八六四年―一九二〇年）は、当時、タバコのモザイク病はそれに侵された葉の樹液により感染することが知られていたが、その樹液を素焼きの陶器で濾過しても感染性を失わないことを示した。素焼きの陶器は当時、細菌を含んだ液を濾過し細菌を分離するために用いられていたもので、モザイク病の病原体はこの素焼きの陶器の壁を通過するほど微小なものであることがわかった。このような病原体はウイルス virus と名付けられた。一九三二年になると電子顕微鏡が開発され、これは数万倍以上の倍率を持っていて、一九三八年には初めてウイルスの写真が撮られた。以後、天然痘、狂犬病、黄熱病、水痘、ポリオ、麻疹、さらに肝炎ウイルス、エイズウイルス、インフルエンザウイルスなど多くのウイルスが同定されてきた。

このようにウイルスは微小な病原体であるが、生物の基本である核酸（DNAまたRNA）を持ち、もっぱら生体の細胞内で増殖するという特色を持っている。レトロウイルスはゲノムがRNAでできていて、感染した細胞内で逆転写酵素によりDNAとなって増殖する。この仕組みはすでにがんの項目で述べた。いずれにしてもウイルスの培養には生体組織が必要で、培養にはニワトリの胎児（卵の中の発生段階のもの）とかサルの臓器などが使われ、これによりそのワクチンが作られている。

ウイルスには未知の病原ウイルスも数多く、また自ら変異することもあって新興感染症として人類の脅威になっている。最近でも、伝染力が強いアフリカでのエボラ出血熱（Ebola hemorrhagic fever）の流行が社会的問題となり、発病すると死亡率が高く、有効な治療手段がないことで世界に恐怖をもたらした。また、地球温暖化の影響によって本来は熱帯病であるデング熱 dengue fever が東京に流行し大騒ぎになったりしている。

血液感染する肝炎ウイルス

一九六〇年代になって、食物から経口感染するA型肝炎ウイルスが知られるようになったが、なおその他原因不明の肝炎患者も多く、また手術や輸血後などに見られる肝臓機能障害が問題視されていた。

一九六五年、アメリカのブラムバーグBlumberg BS（一九二五年—）は患者の血液を介して感染するB肝炎ウイルスを発見し、一九七六年にノーベル生理学・医学賞を受賞した。さらに一九八〇年代にはC型肝炎ウイルスが見つかり、多くの肝炎の原因はこれらのウイルス感染者の血液が輸血や注射針を介して他人に感染するものであることが明らかになった。そして輸血血液のウイルス検査で陽性血は排除され、また一度使用した注射針の廃棄、使い捨ての励行、あるいはワクチン（B型）の接種によってこのような肝炎の発生が予防されるようになった。しかし、このB、C型肝炎ウイルスはヒトに感染すると除去が難しく、肝炎は遷延、慢性化し、しばしば肝硬変から肝臓がんの発生に繋がる。

わが国では慢性化したB、C型肝炎患者はほぼ三〇〇万人いると推定され、その人たちの治療が問題となっているが、近年、治療法の進歩によってその死亡率は減少した。そのほか、ウイルスによる肝炎はE型、F型、G型などが発見されている。

エイズウイルス除去への険しい道のり

一九八一年頃、アメリカの男性同性愛の若者の間で、カビなどによるカンジダ肺炎、カリニ肺炎など通常見られない肺炎やカポジ肉腫を発症し、奇妙な死に方をする患者が目立つようになった。それに先立ち、すでに一八九二年には、ウィーンの皮膚科医カポジ Kaposi M（一八三七年―一九〇二年）が、アフリカの赤道付近の国に見られる特異な多発性、色素性皮膚肉腫をカポジ肉腫として報告している。そして、このような患者は血友病患者や輸血を受けた人びとのあいだでも見られ、Tリンパ球（CD4）の減少による免疫不全が原因であることが知られるようになり、後天性免疫不全症候群（エイズAIDS：Acquired Immune Deficiency Syndrome）と名付けられた。要するに、感染に対応するリンパ球が減少し、感染に対する抵抗力が低下することによって、一般には毒性の低いカビ（真菌）などの感染によって死亡する病気で、原因としてある種のウイルスの感染が想定されていた。

一九八〇年、アメリカ国立がん研究所（NCI）のギャロ Gallo RC（一九三七年―）はヒトの白血病患者からレトロウイルスの一種（HTLV：human T-cell leukemia virus）を分離したことを報告し、これはヒトの白血病ウイルスの初めての発見として注目されていた。もっともこのウイルスはすでに一九七七年に日本の岡山大学の三好勇夫と京都大学の日沼頼夫が九州や四国などの地方に見られていた白血病患者から分離、培養していた成人T細胞白血病ウイルス（ATLV：adult T-cell leukemia virus）と同じようなものであった。ギャロの研究グループはエイズの原因もHTLVと同属のレトロウイルスによるものと考え精力的にエイズの原因ウイルスを追求していた。

一九八三年、それまでレトロウイルスの研究などにほとんど実績のなかったパリのパスツール研究所のモンタニエ Montagnier L（一九三二年―）らのグループが、エイズ患者からその原因ウ

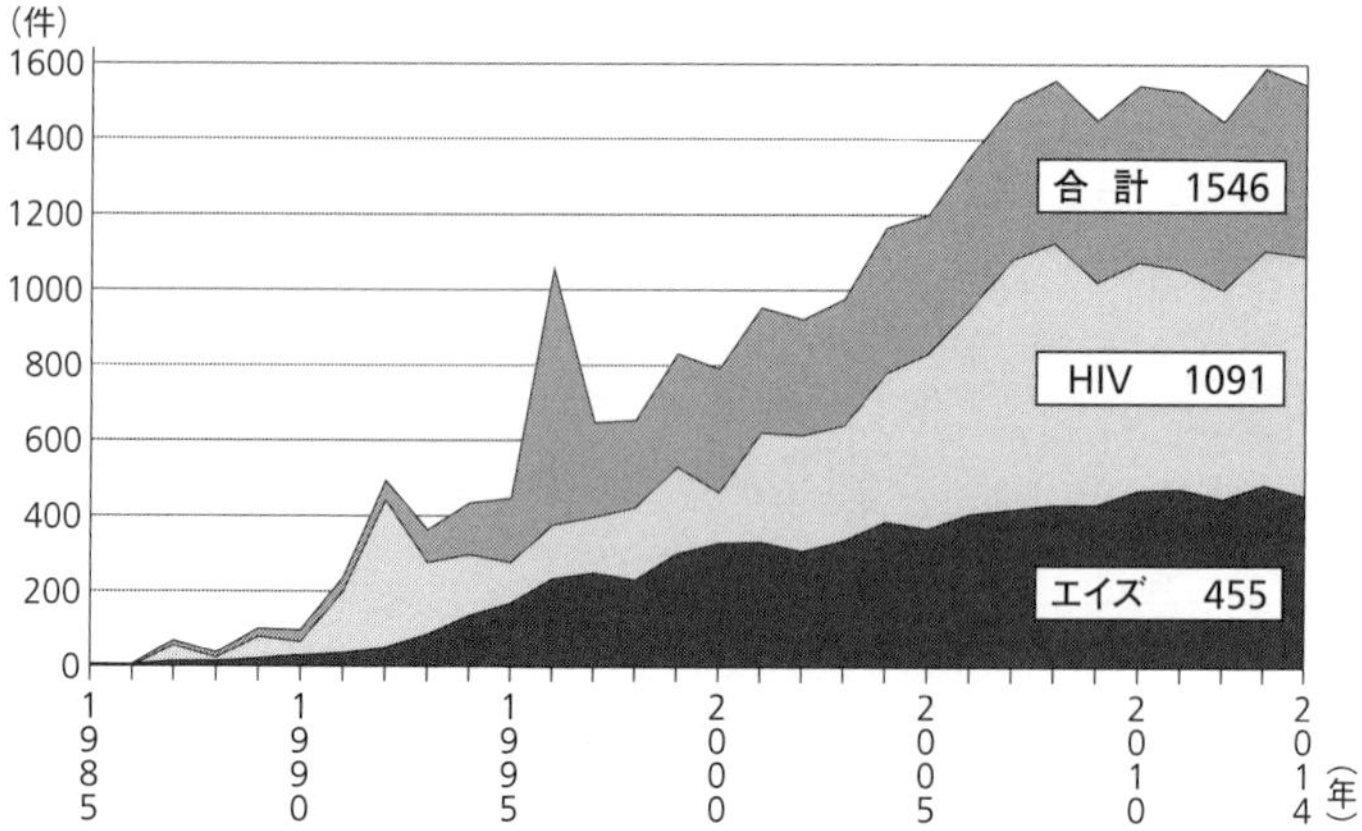

新規HIV感染者・エイズ患者報告数の推移（厚生労働省エイズ動向委員会「平成26年エイズ発生動向年報」より）

イルス（ＨＩＶ）を発見し、抗体を作成しこれがエイズの原因であることを突き止めた。ところがアメリカのギャロもその後、エイズ患者のリンパ球から前述の白血病の原因ウイルスのＨＴＬＶと同類のレトロウイルスＨＴＬＶ－Ⅲを発見し、これがエイズの原因ウイルスであることを発表し、両者の間で発見の先陣争いになった。

その後の調査では、ギャロがフランス側から提供されたウイルスを盗用したという疑惑が浮上し、ギャロも遂に研究室でのその混入を認め、二〇〇八年になって、モンタニエと共同研究者バレ＝シヌシ Barré-Sinoussi F（一九四七年―）にノーベル生理学・医学賞が授与され、発見者の問題は決着した。

エイズは感染者の血液を介して、輸血、血液製剤の注射、汚染された注射針、性行為、母子感染などでウイルスが感染する。そしてウイルスは免疫に関係するＴリンパ球（ＣＤ４）に取り入り、この細胞を破壊して免疫不全状態を作るもので、発症するまで数年以上かかるが、ウイルスの除去が難しく、また発症すると死亡率が高く、恐れられてきた。最近では治療薬の進歩により死亡者は激減したが、なおアフリカや東南アジアなどでは感染者が増え続けており、また貧困が原因で治療薬を買うことができない患者も多く、社会的問題になっている。

わが国では一九八五年に初めて患者が認定され、以後、感染者はなお比較的少ないが、原因として性感染とくに同性間性的接触が多く、他の先進国が減少する中でも少しずつ増え続けてきた。最近になって感染者数の増加傾向は止まったが、二〇一三年の厚生労働省の報告では、新規感染者はなお年間一五〇〇人余となっている。

新型インフルエンザ・コロナウイルス感染の脅威

インフルエンザの世界的大流行（パンデミック感染）は二〇世紀に三回経験された。とくに一九一八—一九年のスペインかぜでは世界で四〇〇〇万—五〇〇〇万人、日本人三八万—五〇万人が犠牲になったとされる（統計によってかなりの差がある）。また、一九五七年のアジアかぜ、一九六八年の香港かぜでも多くの犠牲者が出た。これらは、毎年流行しているインフルエンザ（後述）とは別種のものである。

また二〇〇二—〇三年、中国を中心に起こった重症急性呼吸器症候群（サーズＳＡＲＳ：

severe acute respiratory insufficiency syndrome）や、最近、韓国で流行し問題になっている中東呼吸器症候群（マーズ ＭＥＲＳ：middle east respiratory syndrome）はハクビシンやラクダなどの家畜から感染したと思われるコロナウイルス corona virus によるものである。

インフルエンザウイルスは抗原性からA、B、C型に分類され、また、ウイルス粒子表面の一六種の赤血球凝集素（ＨＡ）と九種のノイラミニダーゼ（ＮＡ）という糖タンパクの抗原性により分類されているが日本では毎冬に流行するインフルエンザウイルスはA型（Ｈ１Ｎ１、Ｈ３Ｎ３……）、B型が主体である。

とくにインフルエンザで問題になっているのは鳥に感染するウイルスで、この高病原性鳥インフルエンザウイルス、中でもＨ５Ｎ１型の感染が恐れられている。また世界各地でニワトリなどの家畜へのインフルエンザの集団的感染が起こっていて、二〇〇三―〇八年の五年間でニワトリ、アヒルの死亡、処分数は世界で三億羽に上ったとされている。このインフルエンザウイルスはカモなどの渡り鳥が保有し、これから家畜（ニワトリ、アヒル、ブタなど）に感染するもので、その間に変異したウイルスは人に感染することがあり、東南アジアなどではヒトへの感染者が見られている。

また、その遺伝子変異株がヒトの間で感染し大流行する危険がある。前述の鳥の高病原性ウイルス（Ｈ５Ｎ１）は伝染力が強く死亡率も高いことから国際的な監視が重視されるようになっていて、このようなウイルスに対してのワクチンの製造体制の整備、また流行に備えた抗ウイルス薬の備蓄などの対策が各国でとられている。しかし、ウイルスは変異し、将来どんな型のウイルスが出現す

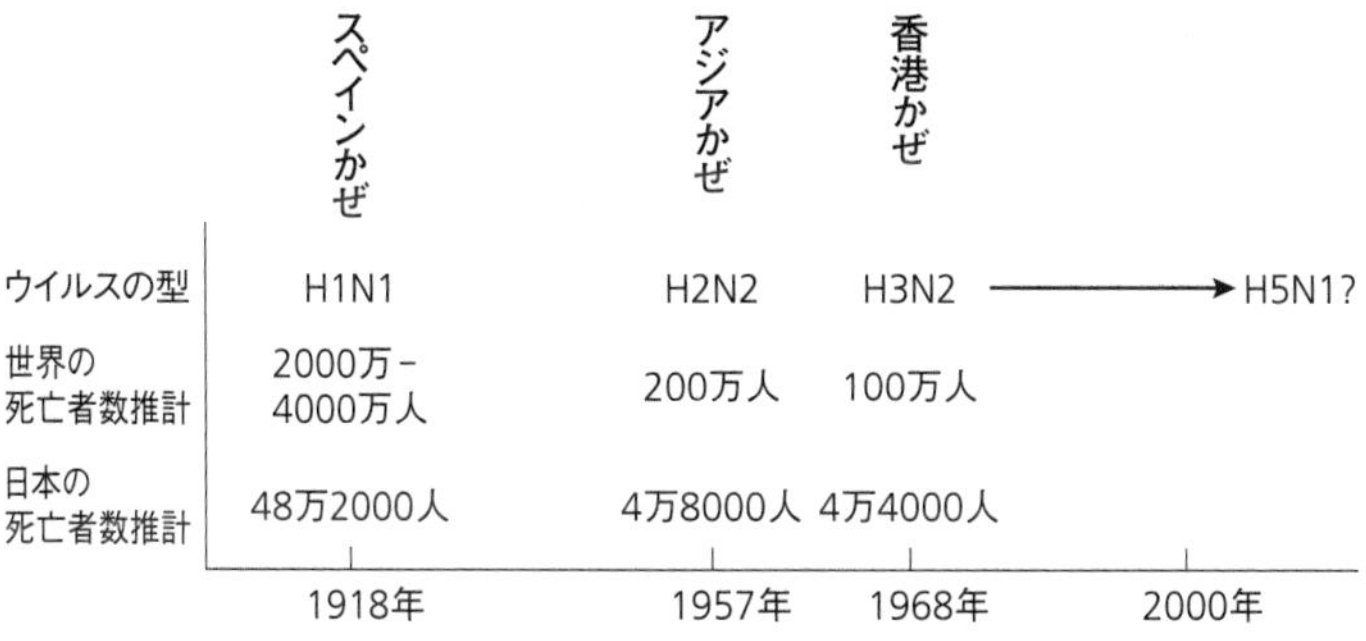

20世紀のインフルエンザ（A型）の世界的流行と死亡者数（日本の死亡者数推計は菅谷憲夫「新型インフルエンザの誤解と対策の問題点」日本医事新報 No. 4409, pp.73-77〔2008〕より）

るのか、予知できず心配されている。

このように鳥高病原性ウイルスの世界的大流行に関心が集まっている中、二〇〇九年四月以後、メキシコを中心にブタ・インフルエンザ（H1N1）が人びとの間に感染し、世界に広がり問題になった。さらに二〇一三年二月以後、翌年にかけて中国で起こったA型インフルエンザウイルス（H7N9）の感染者四五〇人の中、死者一六五人（死亡率三六・七パーセント）とされ、このウイルスはニワトリからの感染とされているがニワトリは感染しても発病しないので発見が遅れていたともされている。

二〇一九年暮れに中国の武漢に発生した新型のコロナウイルス感染は、重症の呼吸障害を起こし、ウイルスの感染力が強大であっという間に世界に広まり、各国の経済に大打撃を与えている。二〇二一年三月半ばの集計では世界の感染者は一億一千万人、死者は二六〇万人を超えてなお増え続けている。最近ではワクチンの投与が開始され、その効果が期待されているが、さらに悪性の変異型のウイルスの感染も心配されている。このようなウイルスに有効な治療法は限られていて、現代でも制圧できているとは言えず、これからも未知のウイルス感染症の出現が想定され人類の脅威となっている。

三　さらなる感染症との闘い

プリオン病——タンパク性感染粒子の謎

一九二〇年、ドイツの精神神経科医師、クロイツフェルト Creutzfeldt HG（一八八五年—一九六四年）は認知・歩行障害、精神障害、ミオクローヌス myoclonus（筋肉の不随意収縮）などの症状を示して死亡した患者の剖検で、脳組織の広範囲の特異的な壊死を認めたことを報告し、翌年同じくドイツの精神神経科医師ヤコブ Jakob AM（一八八四年—一九三一年）も同様な症例を五例報告し、これはクロイツフェルト-ヤコブ病（C-J病）あるいは亜急性海綿状脳症として知られていた。同じような病態はニューギニアの食人習慣を持つ人びとの間に見られる疾患「クールー kuru 病」などにも見られ、これらの疾患は長期間の潜伏期間を持つスローウイルスの感染によるものでないかと推察されていた。

しかし一九六〇年代になって、アメリカのガジュセック Gajdusek DC（一九二三年—二〇〇八年）はこれらの患者の脳からの抽出物をチンパンジーに接種し発病させ、実態は不明だが、これらの疾患が感染症であることを証明し、彼は一九七六年、ノーベル生理学・医学賞を受けた。

さらに一九八〇年頃、脳の手術時に硬膜の欠損部を補うために、処理されたヒト（死体）の硬膜が市販され、これが使われていたが、移植された患者にC-J病と同じような病状が発生することが分かった。さらに一九八五年、イギリスやヨーロッパ諸国でウシの狂牛病が流行したが、これらの脳病変はC-J病と同様で、ウシの病気はウシ海綿状脳症（BSE：Bovine Spongiform Encephalopathy）と呼ばれ、当時、一八万頭以上の牛が犠牲になり社会問題となった。

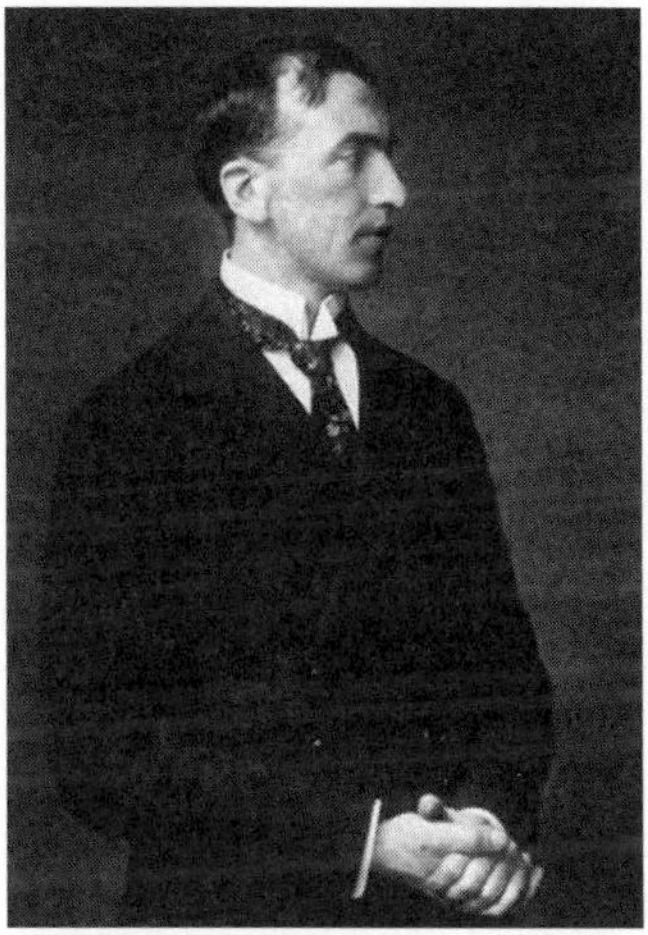

プリオン病を最初に報告したクロイツフェルト

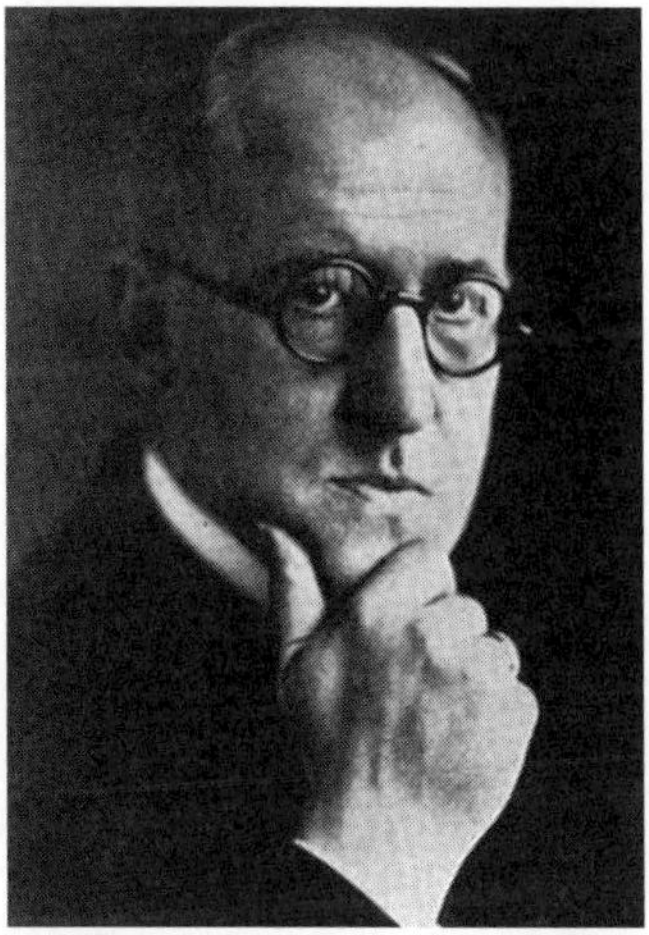

クロイツフェルトと共に病名に名を残したヤコブ

この原因はスクレイピー（感染したヒツジが壁や柵に体をこすり付けるscrapeという言葉からその名が付いた）になったヒツジの肉を飼料に使ったためと分かり、さらに一九九四年、イギリス、フランスで狂牛病、ＢＳＥの感染と思われるＣ－Ｊ病様患者が発生し大問題になった。わが国では二〇〇一年以後、数頭のウシに感染が見られているが、国内あるいは感染地区からの輸入牛肉の検疫の強化などによって感染ウシの数は少なく、またヒトへの感染は一例の報告があるのみである。

ところで、スクレイピーはヒツジの間で感染する病気であると二〇世紀前半から分かっていたが、一九五九年にこの病状や病理所見がクールー病などに類似していることから注目され、一九七〇年にはマウスに感染させることができるようになって多くの研究がなされるようになった。

一九八二年、アメリカのプルジナー Prusiner SB（一九四二年—）はスクレイピーに感染したマウスやモルモットを使い、その感染因子を濃縮、精製し、これはタンパク質の一種であることを示し、これを感染性タンパク性粒子、プリオン（prion：proteinaceous infectious particle）と命名した。こうして先述のＣ－Ｊ病、クールー病、海綿状脳症などの一連の病気はプリオン病としてまとめて呼ばれるようになった。

彼は一九九七年にノーベル生理学・医学賞を受賞したが、その説はプリオンが感染し脳内で増殖するというもので、なぜこのようなタンパク質に感染性や増殖性があるのかといったことについてはなお明らかでない。とくに細菌やウイルスはＤＮＡあるいはＲＮＡといった遺伝情報を司る核酸を持ち、これによりタンパク質が合成され増殖すること（セントラル・ドグマ）が信じられているのに、タンパク質がいきなり増殖するというのはこれまでの常識を覆す考えで、疑問を残している。

このように医学の進歩にかかわらず、人類はなお目に見えぬ感染症、強敵の出現の脅威に晒されているのが現実である。

細菌の逆襲――耐性菌の出現と日和見感染

二〇世紀、とくに後半になって、抗生物質、抗菌薬の登場によって感染症の状態が一変した。多くの細菌感染症が制御されるようになったが、他方、薬剤に抵抗する細菌が出現するようになり、その耐性菌を制御する新たな薬が開発され、イタチごっこが繰り返されている。

また生体内で一つの細菌が除去されるとほかの細菌が増殖し（菌交代現象）、この治療が問題になり、とくにこれまで弱毒菌とされていた細菌や真菌類（かび）などが増殖し、体力の低下した患者や衰弱した患者に対して猛威を振るうこと（日和見感染）も起こってきた。

こういった細菌や真菌は日常、どこにでも存在するもので、とくに病院で医療従事者によって感染が広がることもあって、一九八〇年頃からペニシリン系抗生物質などに耐性を持ったブドウ球菌、メチシリン耐性黄色ブドウ球菌（ＭＲＳＡ：methicillin-resistant staphylococcus aureus）の感染が病院内感染として問題化した。

このような状況から、病院内では感染防止対策が重視され、また抗生物質、抗菌薬の乱用の抑制、多剤併用療法など適正使用が強調されるようになっている。

人類は数多くの細菌、病原体に囲まれ生活しており、また体内の消化管にも多くの細菌が存在していて、それによって生体は防御されているという面もある。人類は多くの病原体と共生しているわけで、その均衡をどう保っていくかが問題といえよう。

感染予防対策

医学は微生物などの病原体とのイタチごっこの闘いをしているが、感染症に対する予防は重要な問題である。これには日頃の生活環境の改善が第一だが、感染者への接触の回避、手洗い、マスクの着用など個人の衛生への配慮のほかに感染者の発見と隔離、消毒また人と人の接触・集会の制限など社会的対策が大切である。また重要な対策は法律で規定されている。とくにいくつかの感染症に対してワクチンの予防注射、とりわけ幼少児に対する集団的予防注射が各国で行われ効果をあげている。

わが国ではワクチン接種の合併症が問題になり、一九九四年に予防接種法が改正され、幼稚園や学校での集団接種が廃止され、予防注射を受けることは各自の努力義務ということになった。現在公費で負担されている乳幼児に対する勧奨定期予防接種スケジュールでは、ＢＣＧ、ポリオ、ジフテリア、百日咳、破傷風、日本脳炎、麻疹（はしか）、風疹およびインフルエンザのワクチン接種で、B型肝炎、水痘、おたふくかぜ、インフルエンザ菌B型ワクチンなどは任意接種となっている。しかし予防接種としては先進国の中でも後れをとっていて将来が心配されている。

また感染性の高い感染症では発症をいち早く察知し感染の拡大を防ぐことが重要で、政府は法律によって医師に報告義務を課し患者の隔離政策を決めている。また、二〇〇六年、これまでの感染症の予防についての法律が統一され「感染症の予防及び感染症の患者に対する医療に関する法律」が作られた。この法律ではその重要度に応じて感染症を一類から五類に分類し、それぞれについての対策が決められている（二〇一四年一一月二一日改正）。

一類感染症

エボラ出血熱、クリミア・コンゴ出血熱、痘瘡、南米出血熱、ペスト、マールブルグ病、ラッサ熱

二類感染症

急性灰白髄炎、結核、ジフテリア、SARSコロナウイルスを病原体とする重症急性呼吸器症候群、MERSコロナウイルスを病原体とする中東呼吸器症候群、インフルエンザAウイルスを病原体とする鳥インフルエンザで「特定鳥インフルエンザ」と呼ばれるものなど

三類感染症

コレラ、細菌性赤痢、腸管出血性大腸菌感染症、腸チフス、パラチフス

四類感染症
E型肝炎、A型肝炎、黄熱、Q熱、狂犬病、炭疽、鳥インフルエンザ（特定鳥インフルエンザを除く）、ボツリヌス症、マラリア、野兎病など
五類感染症
インフルエンザ（鳥インフルエンザ及び新型インフルエンザ等感染症を除く）、ウイルス性肝炎（E型肝炎及びA型肝炎を除く）、クリプトスポリジウム症、後天性免疫不全症候群（AIDS）、性器クラミジア感染症、梅毒、麻疹、メチシリン耐性黄色ブドウ球菌（MRSA）感染症など

このように感染性の高い感染症については、予防を含めて社会的対応が重要であり、各国がその対策に努めている。

四　免疫学の進歩

溶菌現象と抗原・抗体反応

一九世紀後半に各種の細菌が明らかにされ、またこれらの細菌やある種の感染性病原体を弱毒化あるいは無毒化したもの、またその培養液など細菌の保有する少量の毒素をヒトに注射することでその病原体に対する抵抗力を獲得させ、疾病の予防、治療ができることが分かってきた。また毒素を動物に注射し抗毒素血清ができることも知られてきた。そして、このような生体の病原体に対する防御機能は血清中にあることが想定されるようになった。

一八九四年、ドイツのパイフェル Pfeiffer RFJ（一八五八年—一九四五年）はコレラ菌をあらかじめ与えてコレラに抵抗力を持たせたモルモットをつくり、その腹腔内に生きたコレラ菌を注射したが、何らの異状をも認めなかった。そこで数分後にその腹腔液を取り出し顕微鏡で観察すると、コレラ菌が膨張し崩壊していくのを認めた。またこの現象はコレラ菌により抵抗力を持たせたモルモットについてはコレラ菌以外の菌を注射しても見られない。

さらに試験管内でも同様な現象が観察された。この場合、腹腔液を六〇度で加熱すると、この細菌の溶解現象は消失することを見つけた。またパリのパスツール研究所のボルデ Bordet JJBV（一八七〇年—一九六一年）も腹腔液の代わりに血清を使用し同様の溶菌現象を観察した。この細菌の溶菌現象はその細菌に特定した現象で、しかもその細菌で感作された動物の腹腔液や血清の存在下で行われることを示した。

さらに、この現象は細菌だけでなく、たとえば、ウサギの赤血球をモルモットに注射し感作させておくと、採取したモルモットの血清はウサギの赤血球を破壊し溶血することも知られた。また、この血清を五五度に加熱すると、その作用が消失する。しかし正常のモルモットの血清を加えると再び溶血が起こる。この現象を今日流に説明すると、細菌だけでなくほかの動物の赤血球といった抗原を投与された動物の血清には、これと特異的に反応する物質すなわち「抗体」が生じる。そして抗原と抗体が結合し、細菌や赤血球の崩壊が起こるが、この作用にはさらに加熱により消失するような血清成分、「補体」の存在が必要であるということで、これが抗原・抗体反応の重要な基本的な機序である。

また血清にはアルブミンとグロブリンというタンパク質があって、先述の病原体に対する抗体はグロブリンの分画にあることが明らかにされ、これは免疫グロブリン（Ig: immunoglobulin）と呼ばれているが、それはさらに役割によってIgG, IgM, IgA, IgDなどに細分化されている。また花粉症などのアレルギーに関係するIgEは一九六八年、日本の石坂公成（いしざかきみしげ）（一九二五年―）によって発見されている。

細胞性免疫

免疫とはそもそも「兵役の免除」に由来する言葉で、これまで病原体に対する血清の役割について述べてきたが、病原体に対する生体の闘いには、これとは別に白血球を中心とする防御機構もある。

一九世紀末、ロシア出身でパリのパスツール研究所で活躍したメチニコフ Metchnikoff II（一八四五年―一九一六年）はヒトデの幼虫の運動を顕微鏡で観察していたところ、小さなものが接近してくると、それを取り囲むように移動性の細胞が寄ってくるのを見つけ、ヒトでも同様の移動性細胞があって、これが生体内に侵入した細菌を殺す働きを持っていることを示した。

細菌感染が起こると、局所の皮膚は発赤（ほっせき）し、熱を持ち膨隆（ぼうりゅう）して痛みを伴うしこりができることは古くから知られていた。この炎症局所を顕微鏡で調べると、数多くの白血球、食細胞が見られ、このような移動性細胞が細菌感染を防御していることが分かる。

すなわち、炎症は細菌と食細胞との闘いの場である。そして、ここに動員される細胞は白血球の中でも多核白血球が主体で、この反応は前述した血清の免疫とは異なり、細菌の種類によらず、いわば非特異的反応である。またこの細菌に対する白血球の殺菌能力は血清中の補体、オプソニン opsonin によって増強されることも知られている。

また慢性炎症では、先述の急性炎症と異なり、局所にリンパ球の浸潤が目立ってくる。このような反応は臓器移植における拒絶反応でも見ら

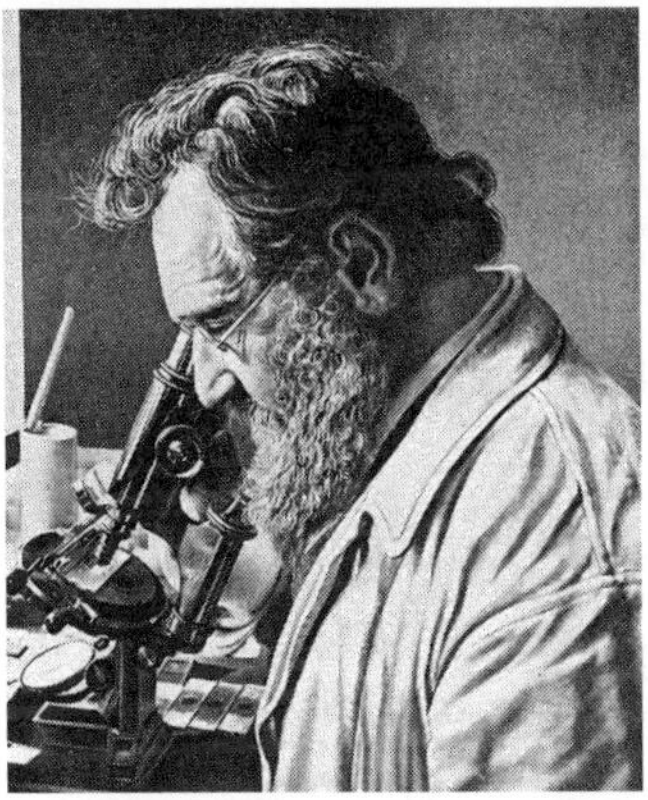

パリのパスツール研究所で免疫学を発展させた、ロシア出身のメチニコフ。1908年にエールリッヒと共にノーベル賞を受賞した（*La Médecine à Paris du XIIIe au XXe Siècle*より）

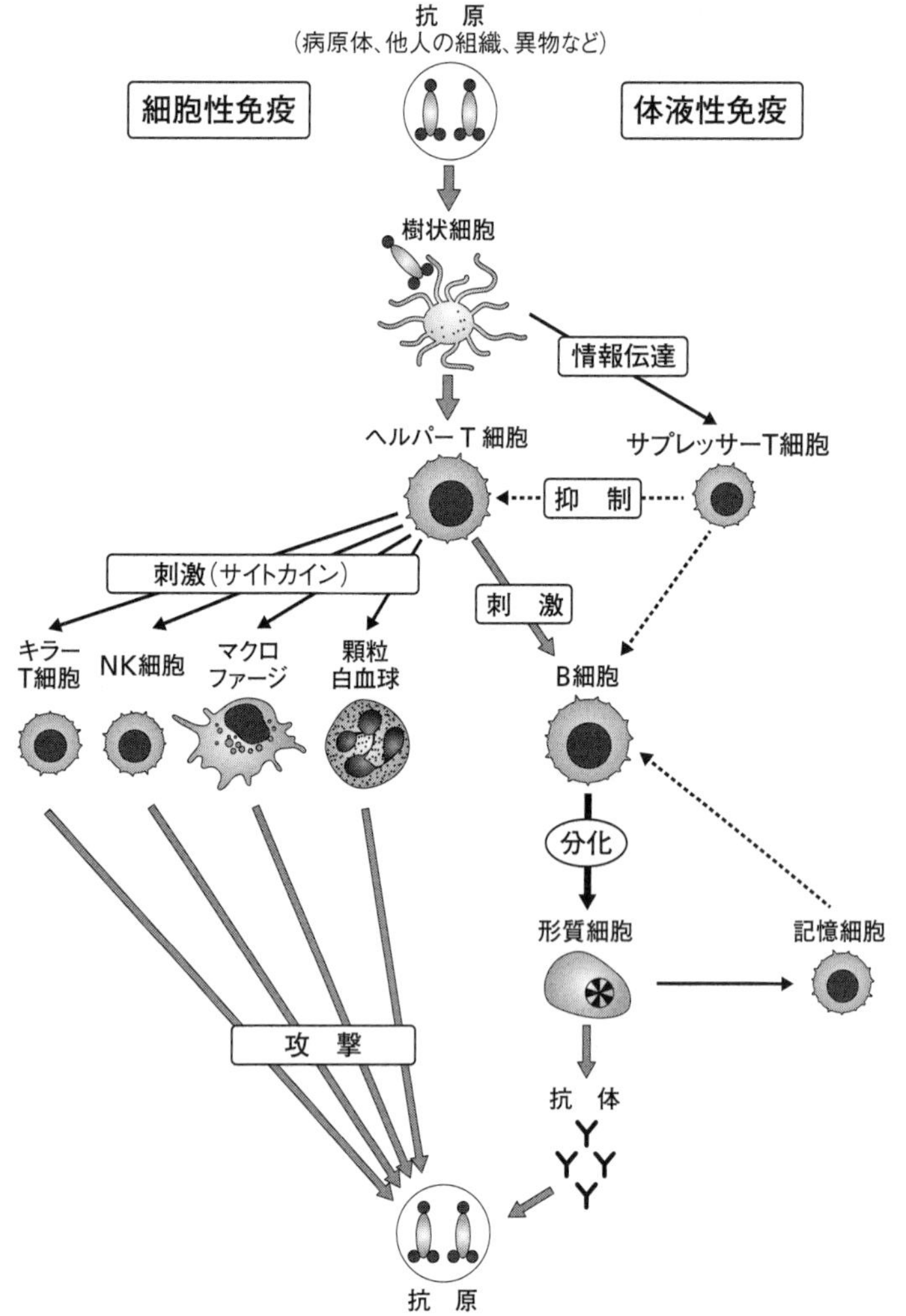

抗　原
(病原体、他人の組織、異物など)
細胞性免疫
体液性免疫
樹状細胞
情報伝達
ヘルパーT細胞
サプレッサーT細胞
抑　制
刺激(サイトカイン)
刺　激
キラー
T細胞
NK細胞
マクロ
ファージ
顆粒
白血球
B細胞
分化
形質細胞
記憶細胞
攻　撃
抗　体
抗　原

免疫反応の仕組み

れ、移植との関与から、リンパ球の役割についての研究が進んだ。リンパ球は骨髄で作られるが、その中でも胸腺で変化を受けたTリンパ球とそれ以外のBリンパ球があることが分かり、生体の免疫の仕組みが明らかにされてきた。

すなわち、他人の臓器や組織のような自己組織と異なったものが生体内に侵入すると、Tリンパ球の一種である樹状細胞がこれを抗原として認識し、ヘルパーT細胞（helper T cell）に情報を伝え、このT細胞はBリンパ球（B細胞）を刺激し形質細胞に抗体を作らせる（図参照）。またその情報はキラー（殺人）T細胞（killer T cell）などにも伝えられ、この細胞が動員されて抗原と戦うことになる。また抗原を特定せずに働くキラー細胞（NK細胞、natural killer cell）などもあることが分かり、さらにこれらの細胞間の伝達システムや分泌物質も次第に明らかにされてきた。

このTリンパ球を中心とする細胞免疫機構は臓器移植における拒絶反応の鍵を握るもので、その機序の解明は移植の成否に関係する重要課題である。

生体に不都合な免疫反応

免疫反応はこれまで見てきたように、微生物、病原体に対する防御として生体機能の維持に大きな役割を果たしている。

すでに述べたように、北里柴三郎やベーリングが開発した破傷風やジフテリアの抗毒素血清は患者の治療に利用されたが、初期には毒素をウマに注射し、抗体を作らせて、その抗体を含んだ血清を人間に注射しており、こうすると蕁麻疹（じんましん）や発熱、関節痛などの副作用が起こり、これは血清病として知られていた。一九〇六年、ピルケー Pirquet von Cesenatico CP（一八七四年―一九二九年）はこのような本来の免疫作用と違った異常な作用、すなわち生体に害を及ぼすような免疫反応を「アレルギー allergy」と呼んだ。

またフランスのリシェ Richet CR（一八五〇年―一九三五年）は一八九〇年頃、イヌにイソギンチャクなどの毒素を注射する実験中、少量の毒素を何度か注射したところイヌはショックで死亡することを観察した。イヌは抗毒素を持ち投与された毒素に抵抗できるはずなのに逆に死亡してしまったわけで、一九〇七年、彼はこの現象をアナフィラキシー・ショック anaphylactic shock と呼んだ。これは現在でもペニシリンなどの薬剤の注射時などに見られ問題となっているが、いわばアレルギーの強力なものといえよう。彼は一九一三年にノーベル生理学・医学賞を受賞した。

このようなアレルギーは本来、生体を防御すべきはずの免疫反応が生体を攻撃するもので、今日では多くの病気がこれによって説明されている。さらに組織や臓器が何らかの変化を受け、自己の生体から異物として認識され攻撃されるという自己免疫疾患も数多い。免疫反応は生体の防御だけでなく、こんな悪さもするわけで、人体の不思議さを実感させられるものである。

第八章
神経疾患と精神疾患

一　脳構造解明の歴史

精神、心の座はどこに？

古代西洋でヒトの脳や神経の構造や機能を記述したことで知られているのは、前四―前三世紀のアレキサンドリアのヘロフィロス（またはヘロピロス）Herophilos（前三〇〇年頃活動）とエラシストラトス Erasistratos（前三〇四年頃―前二五〇年頃）である。彼らは人体解剖所見から脳や神経の観察を行い、ヘロフィロスは脳神経（脳から直接出る神経）をはじめとして、いくつもの神経系の構造について記述した。そして神経には運動性と知覚性（感覚性）の二つがあり、

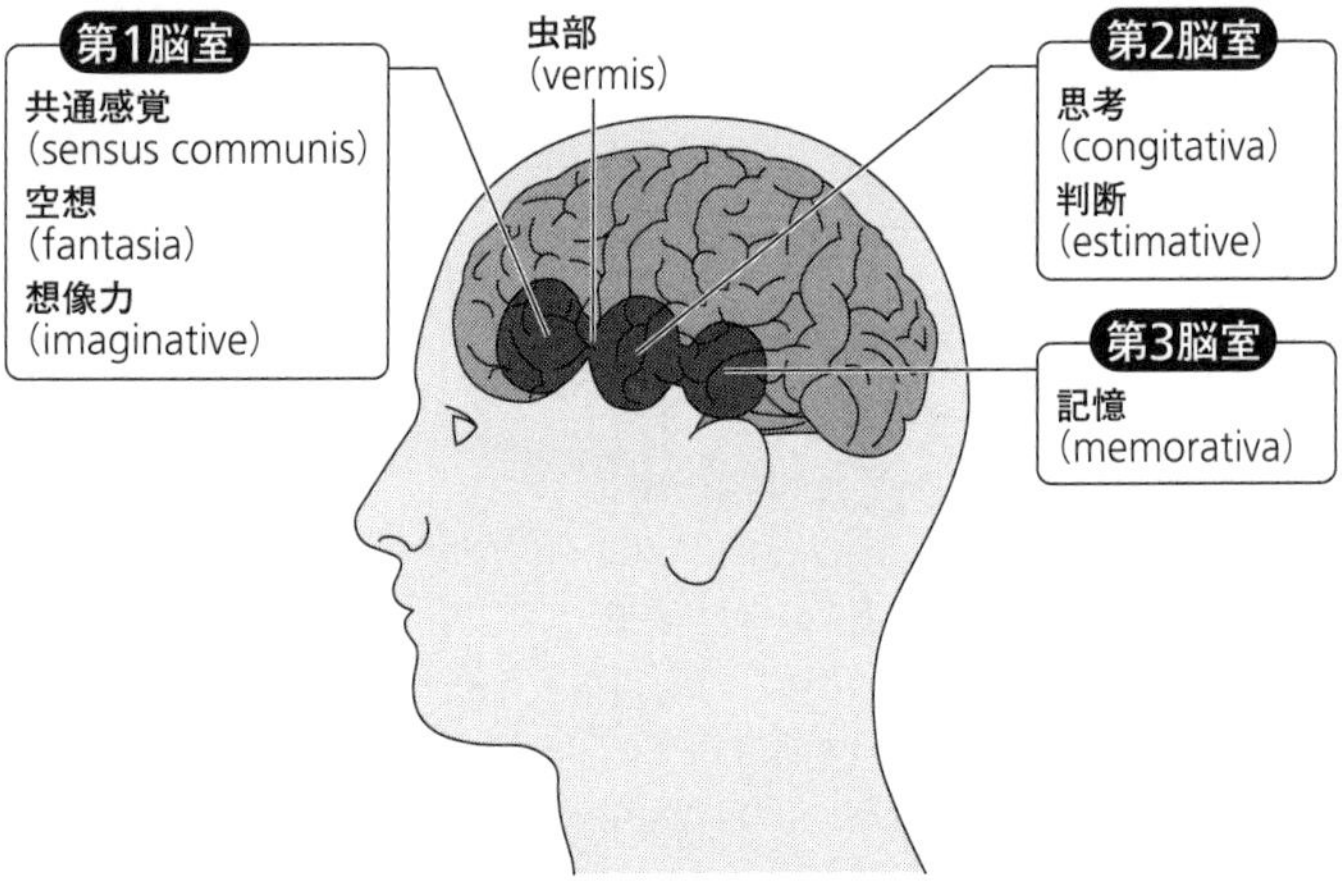

ガレヌスの説をもとに、神学者グレゴール・ライシュが1503年に刊行した著書に発表した3つの脳室説

脳は神経系の中心であること、また脳室に魂の座があることを述べている。またエラシストラトスも脳や神経の解剖所見を示し、大脳と小脳を区別し、人間の脳の皺（脳回）が多く複雑なのは知能の発達と関係があるとした。

　また、すでに述べたが、古代ローマで活躍したガレヌスは生命現象の説明にプネウマ説をとった。この説によれば、心臓で生成された生命プネウマが脳底にある怪（奇）網（rete mirabile）に運ばれ、脳室で動物（精神）プネウマになって、ここに蓄積され、神経を通じて全身に運ばれる。脳室は知覚と運動の源泉で、とくに知能や思考といった高次の精神機能を支配しており、想像力、理性、記憶の座であるとした（怪網は一六世紀になってヒトでは存在しないことをヴェサリウスが示した）。ガレヌスは、動物の脳の実質を切離しても、切離が脳室に達しないかぎり感覚や運動に障害は起こらないことを観察し、脳室の重要性を主張したとされる。

またガレヌスはプラトンPlatōn（前四二八頃―前三四八頃）の霊魂三部分説を支持し、頭（脳室）は感覚と運動、想像、記憶、推理といった高次の精神機能の座であり、霊魂の調整、喜怒哀楽、怒りなどの心の座は心臓に、欲望、快楽の享受といった低次元の感情の座は横隔膜下、あるいは肝臓にあるとした。このガレヌスの考えは中世を通じて容認され、以後、脳室と精神機能を支配する座について、いろいろの考えが示されたが、三種類の脳室（第一脳室、第二脳室、第三脳室）に精神機能として共通感覚、空想、判断力、記憶などの機能の場が与えられていた（図参照）。実際には脳室内には液体が溜まっているだけで、このような考えは思惟的で非実証的であるが、いわば脳室局在論というべきもので、西洋で多くの人に信じられていた。また西洋ではいかにガレヌスの影響が大きかったかを物語るものである。

中国医学では人体は「五臓六腑（ごぞうろっぷ）」から成り、脳は五臓に含まれておらず、思考、感情は五臓が司るとしている。日本人も同様で、感情は心臓で、物事は腹で考えるとしていた。

脳が意識、思考、記憶、判断、感情の座であることを示し、「神経」という語を創ったのは江戸時代に著された『解体新書』である。しかし、多くの人がこれを認めるようになったのは明治時代以後とされている。

大脳実質への関心

西欧がルネッサンス時代を迎え、ヴェサリウスが本格的な解剖書『ファブリカ』を出版し、また同様の解剖書がいくつか出版された。そこでは脳の構造がさらに正確に記述されるようになって、脳室、脈絡膜、松果体、脳弓さらに視床、尾状核、レンズ核、淡蒼球など肉眼で認められる構造が解剖図に示されるようになった。しかし、そのような構造がどのような働きを担っているのかはまったく分かっていなかった。とくに大脳皮質表面の描写は不正確で、それに対する関心も低かった。

一六世紀末のシェイクスピアの作品『ヴェニスの商人』には「浮気心の芽はどこに、胸の底にか頭か」と書かれており、なお当時では心の座は心臓にあるという考えがあったといえよう。

一七世紀になると、イギリスの脳の解剖学者ウィリス Willis T（一六二一年—一七五年）が、左右の内頸動脈は脳底で連絡しており輪状になっていることを指摘し、これはウィリス動脈輪として今日でもその名が残されている。また彼は、脳の動脈内に注入した色素は静脈に流入するが、脳室内には移行しないことを観察し、動物（精神）プネウマの存在場所すなわち心とか精神を支配する座は脳室ではなく脳の実質にあるとし、さらに大脳や小脳の機能を分けて考えた。この頃から、精神や心の問題については、次第にこの考えが認められ、大脳実質への関心が高まるようになってきた。

脳機能局在説が優勢に

一七世紀末になるとモルガーニが病理解剖の重要性を示し、病気の座を臓器に求め、さらに一八世紀以後、患者の症状、身体所見（徴候）と病理解剖所見を対比することで多くの独立した疾患が見つかるようになった。神経系統の疾患については、やや遅く一九世紀になっていくつかの重要な発見がなされた。

このような臨床上の発見と共に脳の機能、とくに大脳皮質が注目されるようになり、また一八世紀末には電気刺激が生理実験に利用されるようになって、動物実験による研究も盛んになった。とくに、脳の皮質や髄質は均一で、脳は全体で機能しているという考え（全体論）が一九世紀頃まで強かったが、それに対して、脳はいろいろの部位でそれぞれの機能を分担しているという機能局在論が起こってきて、しばらくの間、二つの説をめぐり論戦がなされた。

すでに実験医学のところで述べた、フランスの近代生理学の父といわれるフルーランス（一七九四年―一八六七年）は動物の内耳（ないじ）の構造を研究し、その一部の破壊実験でその機能を調べたり、ハトで一側の大脳半球を切除すると反対側の視力が失われることを示した。また、小脳を切除すると飛ぶことができなくなる、すなわち小脳は運動の協調を支配していることを明らかにした。

このように脳の部分的破壊によって運動、感覚障害が起こることを示したが、フルーランスは大脳のすべての部分は機能的に平等だとして大脳の機能局在説に反対の立場をとっていた。

しかし、当時、フルーランス以外も動物の大脳や小脳あるいは大脳の一部を除去する手術を行うようになって、機能局在説が次第に優勢になってきた。

このような時代、一八六一年、フランスの外科医ブローカ（一八二四年―一八八〇年）は、発声は可能だが意味ある言葉をしゃべれない失語症患者の剖検をしたところ、左大脳半球の下前頭回に軟化巣を認め、ここが言語中枢であるとし、反響を呼んだ。これはブローカ中枢と呼ばれ今日でも有名である。

失語症はさらに検討された。ブローカのいう失語症と異なり、聴力は保たれているが他人の言

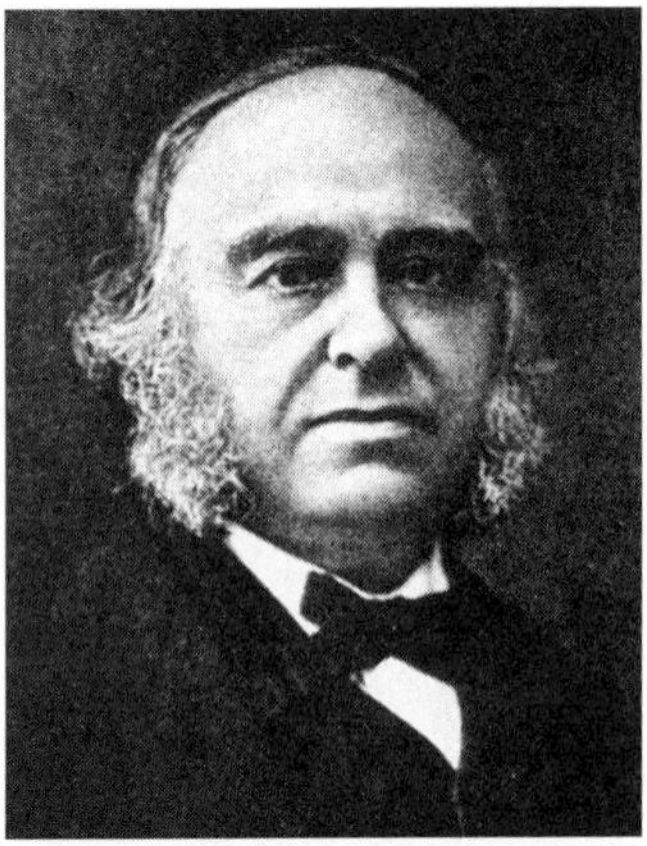

失語症患者の脳解剖で、言葉を話す機能を司る領域（ブローカ中枢）を突き止めたブローカ

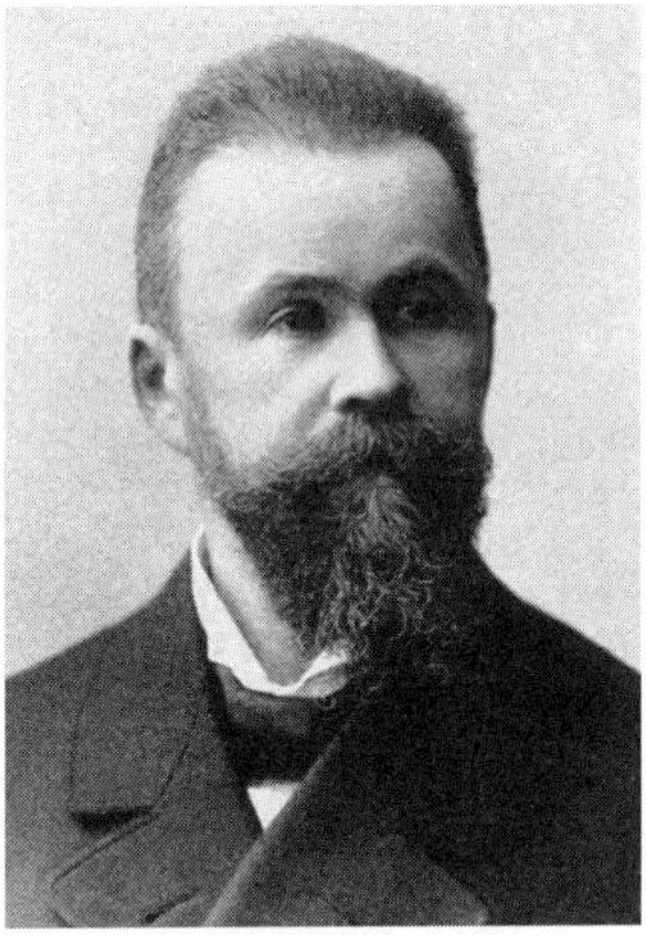

言葉を理解する機能を担う領域（ウェルニケ中枢）を明らかにしたウェルニケ

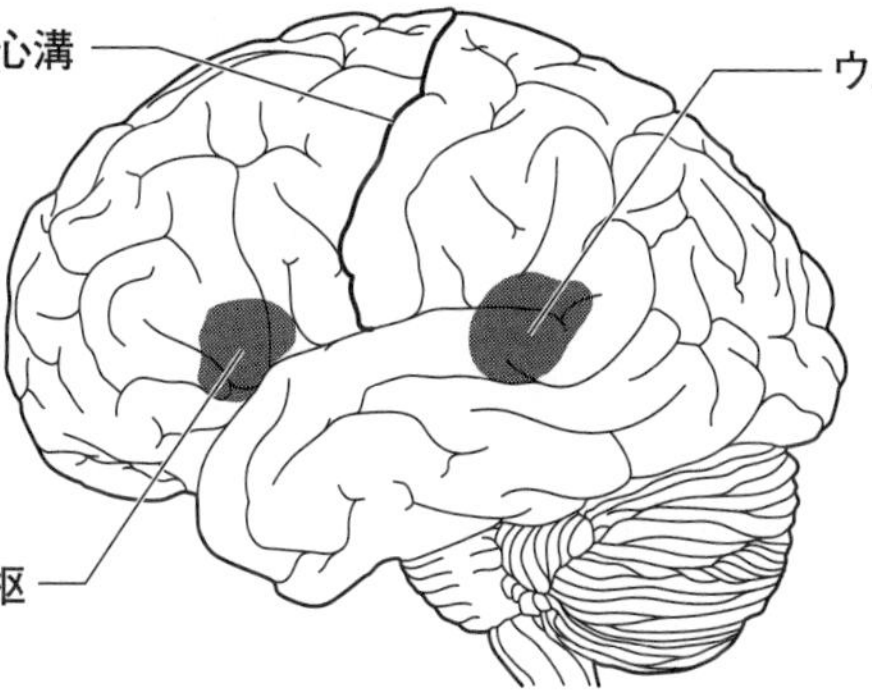

言語機能をつかさどるブローカ中枢とウェルニケ中枢

葉が理解できない感覚性失語症の存在が、ドイツのウェルニケ Wernicke C（一八四八年―一九〇五年）らにより認められ、これについての脳の中枢はブローカ中枢とは独立したもの（ウェルニケ中枢）であることが明らかになり、またブローカの失語症は運動性失語症と呼ばれるようになった。

また一八六四年に、ロンドンの内科医ジャクソン Jackson JH（一八三五年―一九一一年）は片側性痙攣を起こす患者において、痙攣が一側の手足から腕、脚に広がっていくような、いわゆる焦点性てんかんを観察し、このような筋肉の痙攣、筋運動は大脳半球の限局性病変によるものとし、これを例に、運動を支配する中枢が大脳半球の皮質の特別な部位にあると主張した。

当時、ベルリンの若い医師フリッチュ Fritsch GT（一八三八年―一九二七年）とヒッツィヒ Hitzig E（一八三八年―一九〇七年）は、戦場で脳が露出した戦傷者を診た時、大脳を触ると反対側の筋肉の運動が起こるのを観察したことに興味を持ち、イヌの脳を露出し針による電気刺激実験を行った。一八七〇年、イヌの大脳中心溝の前方の皮質の刺激が反対側の運動を引き起こすことを報告し、ジャクソンの考えを補強した。

もっとも、それより百数十年以上前、一六九一年にボイル Boyle R（一六二七年—九一年）は頭蓋骨の圧迫骨折のために片側の肢の運動麻痺・感覚喪失をきたした騎士が、脳表面にあった頭蓋骨片の除去によって症状の消失したことを報告しており、当時まで、大脳皮質の一部が反対側の肢の運動や感覚の支配に関係することを示唆する臨床症例がほかにもいくつか知られていたことであろう。

大脳皮質の機能局在説は、さらに動物における皮質切除術によって確かめられた。イギリスのフェリア Ferrier Dsir（一八四三年—一九二八年）はイヌやサルのいろいろな部分の大脳皮質の切除や電気刺激を行い、とくに運動中枢の部位の同定に尽くし、一八七六年に脳の機能についての書を著した。またドイツの脳解剖学者ブロドマン Brodmann K（一八六八年—一九一八年）は一九〇三年から〇八年にかけて、大脳皮質細胞の構造を調べ、それに基づき、大脳皮質を五二の分野に分類した地図を示した（図参照）。さらに多くの人たちの動物実験によって大脳皮質の部分的役割が知られるようになり、サルで研究したシェーリントン Sherrington CS（一八五七年—一九五二年）らも一九二三年に大脳の機能局在図を示した。

さらに脳外科の進歩に伴い、これを裏付ける証拠が臨床からも提供され、一九三六—三七年に

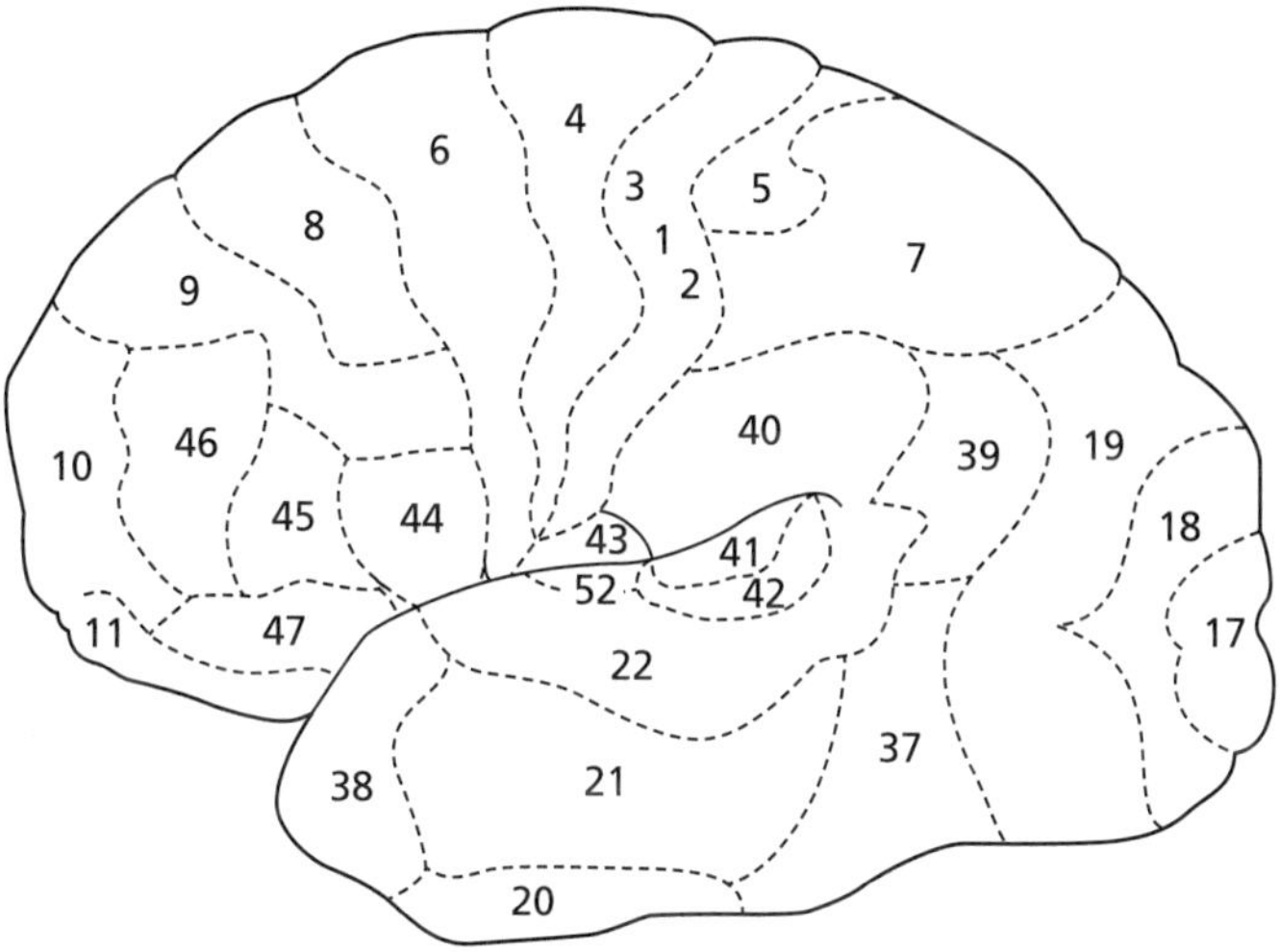

※23–36は内側図に付番
※12−16、48−51はヒト以外の霊長類や哺乳類に該当するため欠番

大脳皮質を52の領野に区分けしたブロドマンの脳地図（外側）。これらの領野は正確な領野と相関していないところもあるが、1908年に初めて発表されて以来、現在も世界で使用されている

はベルリンのフェルスター Foerster O（一八七三年―一九四一年）やカナダのペンフィールド Penfield WG（一八九一年―一九七六年）などの脳外科医は、開頭術により脳を露出し、意識の明瞭な状態のヒトの脳の各部の電気刺激実験を行い、その反応から運動や感覚についての支配領域に関する詳細な脳地図を作成した。

最近ではＭＲＩやＳＰＥＣＴ、ＰＥＴなどの非侵襲的な画像診断法の進歩によって脳の各部の機能が示されるようになり、さらにいろいろの知見が得られている。

顕微鏡による脳、脊髄、神経の微細構造の研究

一九世紀になると、顕微鏡が医学の領域で利用されるようになって、神経系組織の微細な構造が明らかにされてきた。一八三六年、ベルリンで研究していた現ポーランド（当時はプロイセン領であった）出身のレマーク Remak R（一八一五年―六五年）は大脳皮質に六層の細胞層があることや、神経に有髄神経（神経細胞から伸びた軸索で鞘状の髄鞘に包まれたもの）と無髄神経（軸索の周りに髄鞘のないもの）があることなどを示し、一八五四年には近代病理学の祖、ベルリンのウィルヒョウは脳には神経細胞のほかにグリア細胞（神経系のうち、神経細胞に対して結合や栄養補給の役割を担う細胞）が存在することを示した。さらに一八七三年、イタリアのゴルジ Golgi C（一八四三年―一九二六年）は、クロム酸銀染色法を用いて神経細胞とその突起を鮮明にし、多くの知見を示した。またスペインのカハール Cajal SRy（一八五二年―一九三四年）はさらに染色法を改善し脳の微細構造の研究を進め、ゴルジと共に一九〇六年、ノーベル生理学・医学賞を受賞した。

また脳から脊髄へ連なる神経線維束（伝導路）などについても染色法の進歩により次第に明らかにされてきた。

二　神経の構造と機能の研究

反射運動

神経の伝道路が明らかにされると共に、意識的に制御できない反射運動が研究されるようになった。反射運動は生体の防御に関係しており、いろいろなものがあるが、まず四肢の反射運動が検討された。カエルなどの動物で、頭を切り落としても肢を刺激すると肢の屈曲が起こるが、脊髄を破壊するとこの反射は消失する。すなわち、この反射運動は感覚器から発し、末梢から中枢へ向かう感覚神経系を通る「求心性インパルス（衝撃）」が、脊髄内で「遠心性インパルス」となって、今度は中枢から末梢へと向かう運動神経系を経由して末梢に伝わるもので、大脳の機能、意思と関係しない反射弓の存在によっている。

このような反射運動は臨床上でも注目され、膝蓋腱（しつがいけん）を叩くと下腿が前へ跳ね上がる膝蓋腱反射は、一八七五年にエルブ Erb WH（一八四〇年―一九二一年）とウェストファール Westphal CFO（一八三三年―一九〇年）によって記載されたもので、アキレス腱反射と共に今日でも臨床上よく利用されている検査法である。すなわち脳の障害による下肢の麻痺では反射運動は消失しないが、あるレベルの脊髄の障害や末梢神経麻痺では反射の消失が起こり、この検査は神経損傷の部位の診断に役立つ。

このほかにも反射運動は数々のものがあり、光を与えると瞳孔が収縮する反射は大脳（脳幹）を介して行われており、また呼吸運動は基本的には延髄の呼吸中枢を介した反射運動といえる。ただし意思によって早めたり抑制したりできるので、その機序は少し複雑である。さらに、くしゃみ、せき、嚥下（えんげ）（飲み下すこと）、歩行などでは、単純な脊髄反射とは異なり、より複雑な反射弓が考えられている。

一九世紀の後半、ロシアのパヴロフ Pavlov IP（一八四九年―一九三六年）はイヌで胃瘻（いろう）や唾液腺瘻を作製し、いろいろな条件下での胃液や唾液の分泌を調べた。イヌに食物を与えればこれらの分泌液は増加するが、イヌは食物の匂いを嗅いだり、食物を見たりしただけでも消化液が分泌される。さらに食物を与える時にベルを鳴らす習慣付けをすると、ベルの音を聞いただけで胃液や唾液の分泌が起こるようになることを見出し、これを条件反射と呼んだ。こういった反射はわれわれの日常の行動を考えると、よく見られる反応である。

生体の機能を調整する自律神経

これまで述べてきたように、人は外界の刺激を感覚器でとらえ、これを大脳に伝え、大脳はこの伝えられた情報に基づき意思決定をし、筋肉に命令を下して運動を起こす仕組みを持っているが、先述のように時には意思と関係なく反射運動が起こることもある。しかし、こういった運動神経系が支配している骨格筋は横紋筋（筋線維に対して直角方向に模様が認められる筋肉。骨格筋のほかに心筋も含まれる）である。

生体にはこれとは別に血液循環、消化、代謝、生殖などの生命維持に必要な基本的機能を反射的に調整する自律神経系がある。これには一般的に鼓舞的機能を持つ交感神経と抑制的機能を持つ副交感神経があり、その相互作用によって生体の機能が調整されている。この自律神経の走行は複雑で、またそれぞれの機能を司る脳の中枢もいろいろな部位に分かれている。また心臓や血管、消化管などの運動を起こす筋肉は横紋筋とは異なった平滑筋（横紋が見られない、内臓が不随意に動くための筋肉）で構成されている。

自律神経の中でも頸部から腰部にかけて脊髄の両側に索状に走行している神経索の存在は早くから知られていたが、一八世紀になるとこの機能が注目されるようになった。この神経索はところどころが節状（神経節）になっていて全体として神経鎖とも呼ばれ、また脊髄との間に連絡枝を持っていることも分かってきた。一七一〇年、フランスのプールフール・デュ・プチ Petit FPdu（一六六四年―一七四一年）は、銃傷により頸部の交感神経鎖に損傷を受けた患者で同側の眼瞼下垂（まぶたが下がってくること）、眼球陥没、瞳孔縮小を認めたことを報告した。その後、この症候群は一八六九年、ヘア Hare ES（一八一二年―三八年）とホルネル Horner JF（一八三一年―八六年）がそれぞれ報告し、現在ではホルネル症候群として知られている。

この現象は一八五一年、フランスのベルナールがウサギの頸部交感神経切断実験で確認しており、彼はさらにこの際、同側の頭部の温度上昇も起こることを指摘している。またイヌでも同様な結果であった。その翌年、フランスのブラウン・セカール（一八一七年—一九四年）はこれに倣い頸部交感神経の切断端を電気刺激し、体温の上昇した同側の頭部の皮膚が蒼白になり冷たくなることを認めた。彼の師であったベルナールも同様の観察をし、この神経は血管収縮神経（交感神経）であると結論した。さらにほかの神経刺激実験を行ってみると、神経中には血管拡張を示す神経線維（副交感神経）も含まれていて、これらの神経すなわち血管運動神経は毛細血管の平滑筋に作用し、血液循環を調節していることが示されたわけである。

交感神経は脊髄から出ている一般の神経と共に末梢に分布しているが、胸部や腹部の臓器に分布する副交感神経は脳神経の一つである迷走神経や骨盤神経叢（そう）から発している。

さらに一九世紀後半から二〇世紀にかけて心臓、消化管などでその作用についての検討が進み自律神経全体の働きが次第に明らかにされてきた。

神経による情報伝達の仕組み

一九世紀から二〇世紀前半に、神経の構造や機能についての研究によって、先述のように多くの進歩が得られたが、それと共に神経による情報の伝達についての物理学的、化学的研究も盛んになされた。

物理学的研究では一八世紀に電気が発見され、一七九九年、ボルタ電池が開発され、これを利用して動物を中心に神経、筋肉の電気刺激実験が盛んに行われるようになった。さらに二〇世紀に入ると真空管増幅器による検出器が出現し、神経興奮、インパルスの伝導に伴う活動電流が測定されるようになって、神経生理学が進歩した。とくに一八九一年、ワルダエル＝ハルツ Waldeyer-Hartz HWGvon（一八三六年―一九二一年）は神経系は単一な線維でなく、いくつかの神経線維の連結したものから成っているという神経単位（ニューロン neuron）説を唱え、一九〇六年、イギリスの生理学者シェーリントン（一八五七年―一九五二年）はこの神経接合部にはインパルスの伝導を調節する機能を持つ結合部（シナプス synapse）が存在するとした。このシナプスが形態学的に存在するかどうかについては、当時、前述の神経解剖学の大家ゴルジとカハールが論争したとされるが、その後、電子顕微鏡の出現によって実際にその存在が確認されるに至った。

われわれの神経細胞はこのようにほかの神経細胞と連結器で結ばれていて、インパルス、情報は一つの神経からほかの神経に伝わるわけで、これはあたかもコンピュータの電気回路の構造に似ていて、ヒトにおけるその回路は複雑だが、その情報伝達を解明していけば人工頭脳も夢ではないということになってきた。

神経インパルスの伝達と化学物質の生成

二〇世紀になると、副腎髄質から血圧上昇作用を持つ物質が分泌されていることが知られ、一九〇一年、日本の高峰譲吉とイギリスのオルドリッチは独立してこの物質の結晶を分離し、高峰はこの物質をアドレナリンと名付けた。そして、交感神経を刺激するとアドレナリンの作用と同様な効果があることや、副交感神経の刺激ではムスカリン（毒キノコのテングダケの抽出物）様の作用があることが知られるようになった。

また、動物で心臓に行く迷走神経を刺激すると心臓の動きが抑制されることはすでに一九世紀半ば頃から知られていたが、一九〇六年、イギリスのケンブリッジ大学のディクソン Dixon WE（一八七〇年―一九三一年）は迷走神経刺激を与えたイヌの心臓の抽出物がカエルの心臓の拍動を抑制することを示した。さらに一九二一年、レーヴィ Loewi O（一八七三年―一九六一年）は摘出したカエルの心臓内にリンゲル液を注入しておき、その迷走神経を刺激したあと、そのリンゲル液をほかのカエルの摘出心臓内に注入すると拍動の抑制が起こる（図参照）こと、すなわち迷走神経刺激によって抑制物質が放出され、これが効果を発揮するということを示した。

そして、一九三〇年、ケンブリッジ大学のデール（一八七五年―一九六八年）とダッドレイ Dudley HW（一八八七年―一九三五年）は、これがアセチルコリン acetylcholine であることを見つけた。アセチルコリンは微量で作用し、しかも速やかに分解するので同定が難しかったといえ

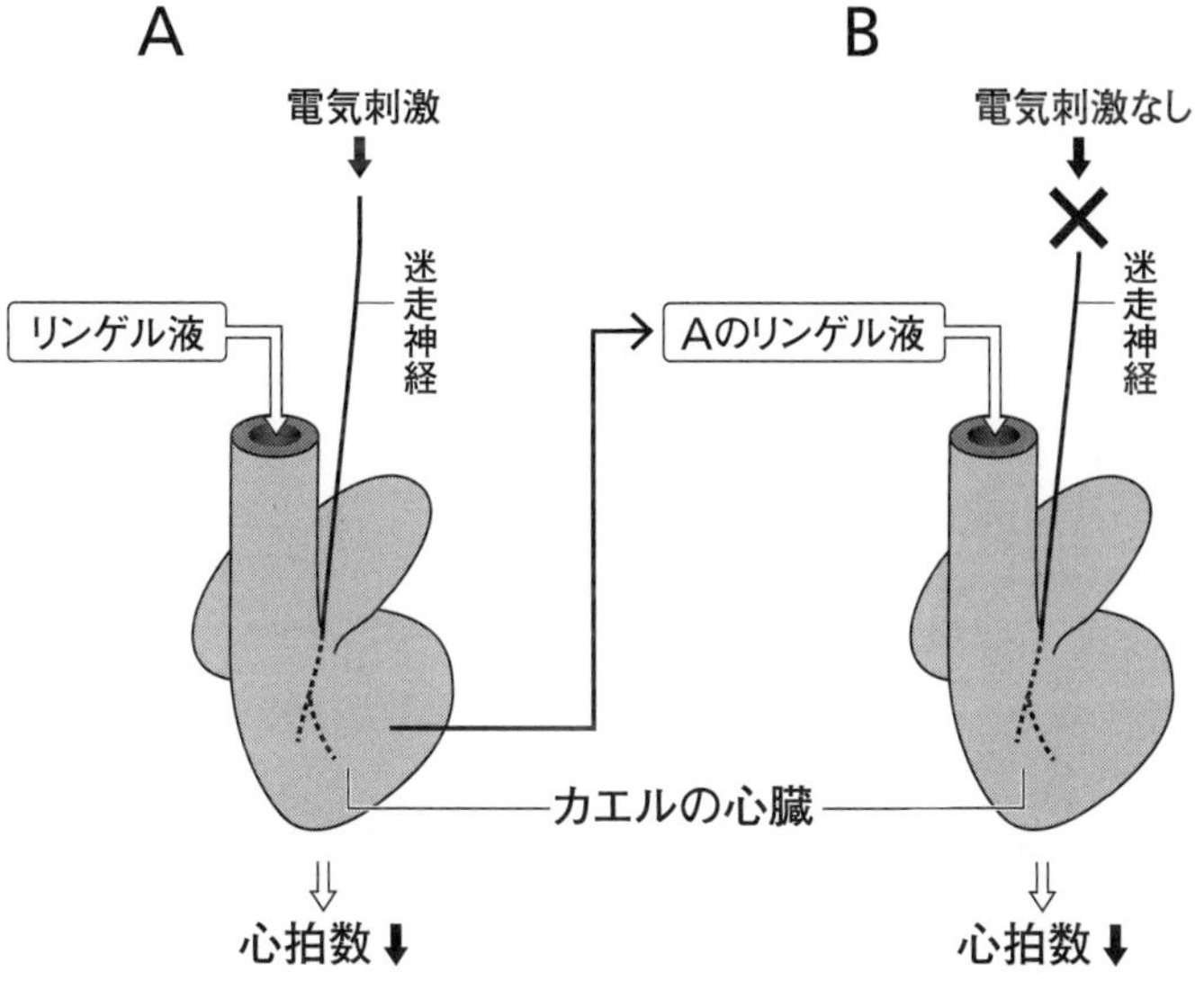

レーヴィの神経刺激による科学伝達物質の発見。カエルの迷走神経付き心臓を取り出し、心臓内腔にリンゲル液を満たした標本を２つ（A、B）用意する。Aの迷走神経を電気刺激すると心拍数が減少する。この時の心臓内腔の液を取り出し、Bの心臓内腔に注入すると、心拍動数がAと同様に減少した。すなわち、迷走神経刺激によって心拍動を抑制する物質がAの心腔内に分泌されることがわかる

よう。一九三四年、デールは神経組織から分泌される物質により自律神経をアドレナリン作動性とコリン作動性に分類し、大まかにいって交感神経節後神経は前者で、副交感神経節後神経は後者であるとした。

その後、アセチルコリンは副交感神経のみならず交感神経を含む神経全般のインパルスの伝達に関していることが明らかになり、さらにこのような伝達物質として、その他、カテコールアミン catecholamine やセロトニン serotonin、ドーパ DOPA などが重要視されるようになり、最近ではこのような神経伝達物質の調節

異常による神経疾患の存在が知られ、そこに作用する薬物が治療に使われたりしている。

臨床神経学の発展

一六八六年、イギリスの臨床家でヒポクラテスと比類されたシデナム Sydenham T(一六二四年—一六八九年)が舞踏病について記述しているが、神経疾患が臨床的に注目されるようになったのは比較的遅く、一九世紀になってからといえよう。

一八一七年、イギリスのパーキンソン(一七五五年—一八二四年)は、パーキンソン病小児の遺伝性疾患で、二〇歳ほどで死亡する仮性肥大型筋ジストロフィー(異栄養症)を報告した。また前述の通り、一八六一年、フランスの外科医ブローカは運動性失語症を、イギリスのジャクソンは一八六四年に大脳皮質前頭葉運動領の病変による焦点性痙攣発作を報告し、一九世紀には多くの神経疾患が報告された。

一九世紀後半に、近代神経学の祖といわれるシャルコー Charcot JM(一八二五年—一八九三年)が現れた。シャルコーはパリのサルペトリエール病院で活躍した神経内科医で、患者についての詳細な観察から多くの神経疾患についての研究を行い、シャルコー病といわれる筋萎縮性側索硬化症(ALS)、多発性硬化症などについての記述で名前が知られ、また前述のパーキンソン病やジャクソンてんかんも彼の命名によるとされている。

シャルコーの下には各国から多くの医師が集まり、サルペトリエール病院は当時では神経病学者の中心地となっていた。彼はまたヒステリーに興味を持ち、ヒステリー発作について詳細な観察を行い、催眠術療法などを行った。ヒステリーは子宮（ギリシャ語のhystera）という言葉から出たもので、女性、とくに未婚の女性に起こる特有な発作を伴う病気で古くから知られていたが、シャルコーは同様の症状は男性で見られ、一種の心因性反応であることを明らかにした。また当時、一部の外科医が治療として「子宮摘出術」を行っていたが、これが無意味であることを示した。

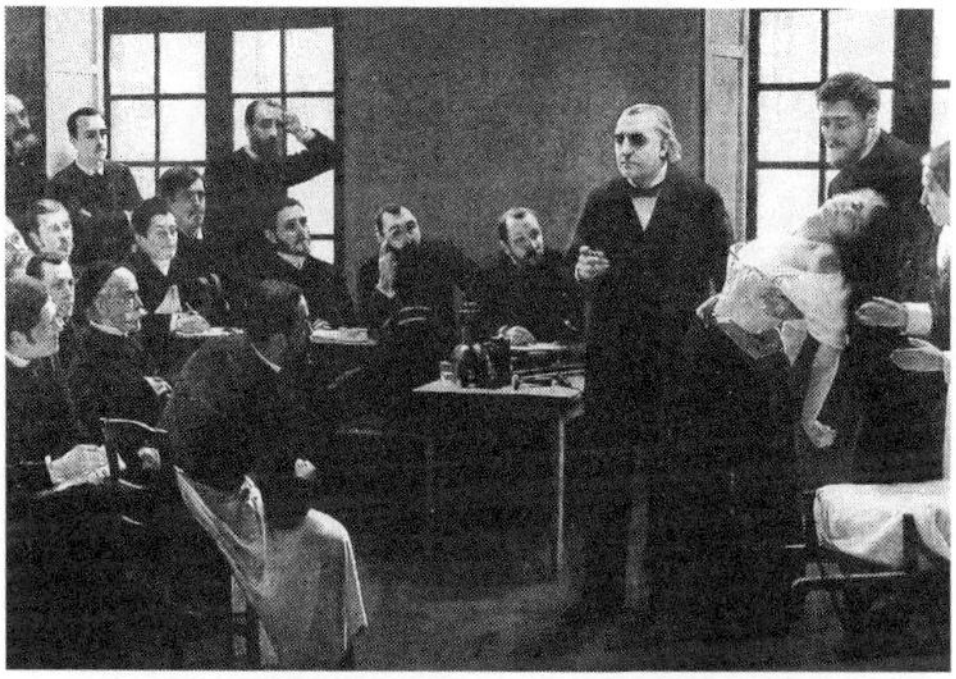

サルペトリエール病院でヒステリーの催眠術療法を見せるシャルコー（A. Brouilletによる）

シャルコー以後、神経病学は後継者に引き継がれ、以後もサルペトリエール病院の神経科に学ぶ医師は多く、シャルコーの下で学んだ東京大学教授の三浦謹之助（一八六四年—一九五〇年）をはじめとして、多くの日本の医師がこの病院で学んでいる。

このような臨床神経学では、患者の症状や徴候、とくに身体の各部位の神経反射や皮膚の感覚検査などによる診断が重視された。とくに、アキレス腱反射とか錐体路系障害時に見られる病的反射で、フランスの医学者バビンスキー

Babinski JFF（一八五七年—一九三二年）の発見によるバビンスキー（フランス読みではババンスキー）反射（足底の皮膚を刺激すると足指が背屈する反射）などが有名である。最近ではCT、MRIといった画像診断が発達して脳の病変が直接描出されるようになって、神経疾患の診断は大きく進歩した。

三　精神疾患をどう治すか

「精神疾患」とは何か

古来より精神とか心、魂の座はどこにあるのかという議論がなされてきたが、近代になってその座が大脳にあることが認識されるようになって、一九世紀はじめにライル Reil JC（一七五九年—一八一三年）が精神病学（psychiatry）を提唱した。

精神疾患とは心の病であり、心の働きの異常のために自ら深く悩み、生活に支障をきたしているもので、特に生活支援の必要性が高いものが精神病とされている。古典的には、脳の器質的な病変による外因性精神病と、原因不明で素質や身体内の何かしらの異常が原因と考えられる内因性精神病、また精神的ストレスなどによる心因性精神病とに分けられていた。とくに内因性のものとして真性てんかん、統合失調症（精神分裂病――現在では差別用語として使用されない）、躁うつ病（双極性障害）が古典的三大疾患とされた。

西洋社会では、精神異常者は魔物にとりつかれた狂人、魔女とされ、罪人とともに特別な施設に隔離され、時には鎖に繋がれ悲惨な境遇に置かれていた。一七八九年にフランス革命が起こり「自由、平等、博愛」の精神が掲げられた際、それに触発されるように、パリの医師ピネルはサルペトリエール病院に収容されていた精神病患者を鎖から解放したことはすでに述べた通りである。これは歴史の上で高く評価されている。

今なお原因不明の統合失調症

一八九六年、ドイツのライプツィヒの精神科医クレペリン Kraepelin E（一八五六年――一九二六年）は、若年者に発病し、幻覚、妄想、緊張状症状を示して意欲低下、無表情、無感情、自閉などの精神症状、奇妙な行動を示す精神病を「早発性痴呆」として報告し、のちにこれは「精神分裂病（schizophrenia）」と命名された。この疾患は原因不明で、一般の健常人には理解できないような行動、あるいは自発性低下、感情障害、妄想、幻覚など多彩な症状を示し、治療が難しく、慢性化し患者の社会生活が障害されるもので、精神病の中でも最も重要な中心的疾患として今日まで問題とされている。また現在では前述のように、精神分裂病という病名は不適切で「統合失調症」と改新されている。

最近ではこの疾患の原因として、脳内の神経伝達物質のドーパミンなどの異常、あるいは脳内神経回路の発達障害などが考えられているが、なお十分に解明されていない。治療として、二〇世紀はじめ頃より、インスリンなどの注射、あるいは電気刺激によるショック療法が行われてきたが、それほどの効果が得られなかった。近年になり多くの向精神薬が使用され、症状の改善が見られているが、なお治療の難しい症例も多いのが現状である。

新薬の開発も進むてんかん治療

てんかん患者では、突然起こる失神、全身の痙攣の発作（大発作）が見られるが、痙攣は部分的であることもあり、また発作も失神だけであったり異常動作などもあって一様でない。今日では大脳ニューロンの異常興奮による反復性の発作を主症状とする脳疾患と理解されている。すなわち、発作は大脳のある部分の神経細胞の過剰な興奮、それを抑制する神経細胞の機能低下によるといえるが、その原因、病態は多様で、なお病因や機序については不明な点も多い。

てんかんは大脳の器質的病変でも起こるが、原因不明のものも多く、これは精神病の一つとされてきた。近年、脳波検査、ＣＴ、ＭＲＩ、ＳＰＥＣＴやＰＥＴなどの画像診断が進歩し、脳の一部の器質的あるいは機能的病変が発見できるようになって、臨床上てんかんの原因も次第に明らかにされてきた。また二〇世紀になると抗てんかん薬が開発され、さらに最近でも新たな作用を持つ新薬が開発されている。

しかし、薬物療法でも十分に発作を制御できない患者が一五パーセントから二〇パーセントほどおり、病変部の切除手術も行われている。また、現在ではてんかんは精神病ではなく神経内科の疾患として扱われている。

うつ病、双極性障害と心因性精神疾患

精神疾患は先述の統合失調症のほかに、躁(そう)うつ病（躁とうつ〔鬱〕状態を繰り返すもので、現在では双極性障害と呼ばれている）、うつ病や心因性の病気、いわゆる神経症（ノイローゼ neurosis）、知的障害（昔は精神薄弱と呼ばれていた）、性格の障害、自閉症などが対象となっている。

その中で、最近ではうつ病、ないしはうつ状態、あるいは気分障害（mood disorder）が社会的問題になってきた。そして労働環境のストレスによる精神障害や災害後の心的外傷後ストレス障害（ＰＴＳＤ：post-traumatic stress disorder）、また、うつに関係深いとされる自殺など多くの問題が精神科医に持ち込まれている。このような患者では心理学的介入によるアプローチ、カウンセ

リングが重視されているが、主な原因と考えられる生活環境を変えることは難しく、また必ずしも原因がはっきりしていないことも多く、治療上の問題もある。

ロボトミーの流行

精神病は難治のものも多く、脳にメスを加える方法も考えられた。一九三五年、ポルトガルのモニス Egas Moniz ACdeAF（一八七四年―一九五五年）はうつ病、不安症、統合失調症二〇例に対して、大脳の前頭葉と大脳の他の部位を分離する前頭葉前部白質切離術（いわゆるロボトミー lobotomy）を行い、うつ病、不安症に効果を認めたことを報告した。これを契機にこのロボトミーやさらに前頭葉切除術、大脳皮質の部分的切除術、側頭葉切除術などが、てんかんを含む精神疾患の治療として行われ、一九四〇年代から一九六〇年代半ば頃まで世界各国で手術が行われた。

二〇〇〇例に及ぶロボトミーを行ったアメリカのフリーマン Freeman W（一八九五年―一九七二年）は一九五七年、術後五年から一〇年の経過結果を報告しているが、統合失調症の七〇パーセント、うつ病の八〇パーセント、神経症の九〇パーセントは病院外で生活しているとして、その効果を認めている。わが国でもこの時期、多くのロボトミーが行われ、八〇パーセントの患者に効果があったとする報告もある。

また、てんかん患者にも側頭葉切除や大脳半球切除術なども行われた。一九五五年（昭和三〇年）頃、新潟大学で難治のてんかん患者で知能低下の見られる患者九例に大脳半球切除術が行われ、当時学会で報告された。筆者はその場にいたが、術後の患者が確かな足取りで登場され、驚いたことがある。左右の大脳には代償作用があり、半分なくとも運動や知覚も保たれることもあるようで、脳は不思議な臓器である。

また、頭蓋に小孔を開けて針を脳の一定の部分に刺してその部を破壊する治療法（定位脳手術）も行われ、一時期、精神病などの脳疾患に対する手術が盛んに行われた。

しかし、このような脳の手術は精神病などにある程度の効果があるが、患者には人格障害、人格の変化など不可逆性の障害をきたすことがあり、とくに一九六〇年代の後半頃から患者の人権を擁護しようという社会的風潮が隆盛して、脳の手術は非難されるようになった。モニスは一九四九年にノーベル生理学・医学賞を受賞したが、今では悪人扱いにもされている。

フロイトと精神分析

原始的感情とより高度の理性、自制心との葛藤による病気に注目し、独自の分野を拓いたことでウィーンのフロイト Freud S（一八五六年—一九三九年）は有名である。彼はパリのシャルコーの下で学び、ヒステリーの治療や催眠術に興味を示したが、催眠術の代わりに患者に緊張を解いた状態で思いつくままにしゃべらせ、この自由連想により患者の意識下の心理状態を浮かびあがらせる精神分析法を考え出した。患者の意識下に抑圧された苦痛や体験が患者の苦悩に繋がるもので、それを意識させることで患者は楽になるという治療法を創出したといえる。とくに性に対する先見性として、幼い子供の母親に対する愛情が高じて父親を憎悪するようになるという、エディプス・コンプレックスはよく知られている（それとは知らずに父親を殺し、母親と結婚したギリシャ神話のエディプスの話による）。

このフロイトの考えに対しては精神科医の中に反対者もいるようだが、むしろ心理学者、社会学者、一般の文化人などに受け入れられ大きな影響を与えた。

認知症は予防あるいは治療できるのか

物忘れ、判断力の低下など、いわゆる「ぼけ」は、とくに高齢者に多く見られ、今日、日本では高齢化社会が進展する中で三〇〇万人に及ぶ要介護患者がいるとされる。認知症にはとくに根治的治療手段がなく、さらに増加するとされていて、重大な社会問題となっている。

高齢者の認知症の主な原因としては、①アルツハイマー型、②レビー小体型、③脳血管型の三つがある。このうち、②は脳皮質にα－シヌクレイン synuclein というタンパク質を成分とするレビー小体が沈着し、パーキンソン病を合併する認知症で、③は脳梗塞、出血による脳損傷によるものである。

①にあたるアルツハイマー病は一九〇六年、ドイツのアルツハイマー Alzheimer A（一八六四年—一九一五年）が報告した認知症で、日本では認知症の半数を占め、治療、予防について大きな関心が払われている。解剖所見では、記憶を司る側頭葉内側の海馬（かいば）付近から大脳全体に及ぶ神経細胞の萎縮、消失と、アミロイド物質の沈着が特徴である。アミロイド物質の沈着がこの症状の鍵を握っていると考えられ、これまでその機序の解明が精力的に進められ、予防、治療の試みもなされるようになり、その成果が期待されている。しかし現状では病気の進行を抑える程度の効果しかない。

先に述べたが、古典的には精神疾患は外因性、内因性、心因性に分類されていたが、最近では脳の画像診断や生物学的検索が進み、内因性精神病とされてきたものでも、脳に形態的、機能的異常が認められることも多くなり、外因性とか内因性といった分類も不確かなものになってきている。さらなる検査技術の進歩によって精神疾患のとらえ方も大きく変わることであろう。

第九章
日本の医学の発展

一　明治維新とドイツ医学

漢方と蘭方

わが国には独自の医療というものはほとんどなく、医療・医学は五世紀の頃から伝わった中国の医療・医学いわゆる漢方が広まり、日本人は漢方の恩恵に浴してきた。一六世紀になるとポルトガルの宣教師が来日し彼らが西洋医学を伝え、江戸時代には幕府の鎖国政策の結果、長崎にやってきたオランダの医師によって西洋医学が知られるようになった。

とくに中国の医学ではほとんど触れられていなかった外科が注目され、紅毛外科医（紅毛とはオランダ人を指す）を標榜する人も増え、オランダの医学は漢方に対して蘭方と呼ばれた。

江戸時代の中期になると、オランダの書物の翻訳が加速され、一七七四年（安永三年）に杉田玄白（一七三三年—一八一七年）らはドイツのクルムスの著（前述）のオランダ語訳書を訳した『解体新書』を刊行した。解剖学は西洋医学を理解するうえで基本的な知識であり、またこのような本格的な訳書が発刊された意義は大きい。

以後、オランダ語の医書が次々に翻訳され、また長崎に在住したオランダ商館の医師たちによって西洋医学が伝えられた。長崎でシーボルト Siebold PFvon（一七九六年—一八六六年）に学び江戸で開業していた伊東玄朴（一八〇〇年—七一年）らは、当時日本にもたらされた牛痘法を武器に蘭方の普及を目指し、神田のお玉が池に種痘所を開設した。この種痘所はのちに幕府の西洋医学所となり、明治時代に東京大学の医学部になった。

ドイツ医学の導入を決めた明治政府

明治時代になると政府は富国強兵を急務とし、西洋の文化、文明を導入することにして、医学はドイツ医学を採用した。それまで日本の医師が学んできたオランダの医学も元はドイツにあること、また当時のドイツ（プロイセン）は国力も充実し、前述のように基礎医学、臨床医学の領域でも隆盛していたことで選ばれたといえよう。

一八七一年（明治四年）に、ドイツの軍医ミュルレル Müller L（一八二四年―九三年）とホフマン Hoffmann TE（一八三七年―九四年）が来日し、東京大学医学部で教鞭をとった。以後多くのドイツの教員が来日し教育にあたった。

これは、日本人にとってはいわば「ドイツ医学事始（ことはじめ）」であった。ほかの大学もこれを範とし、また多くの日本の医師がドイツに留学、帰国し教育にあたり、日本の医学はドイツ一辺倒になって、この傾向は第二次世界大戦時まで続いた。

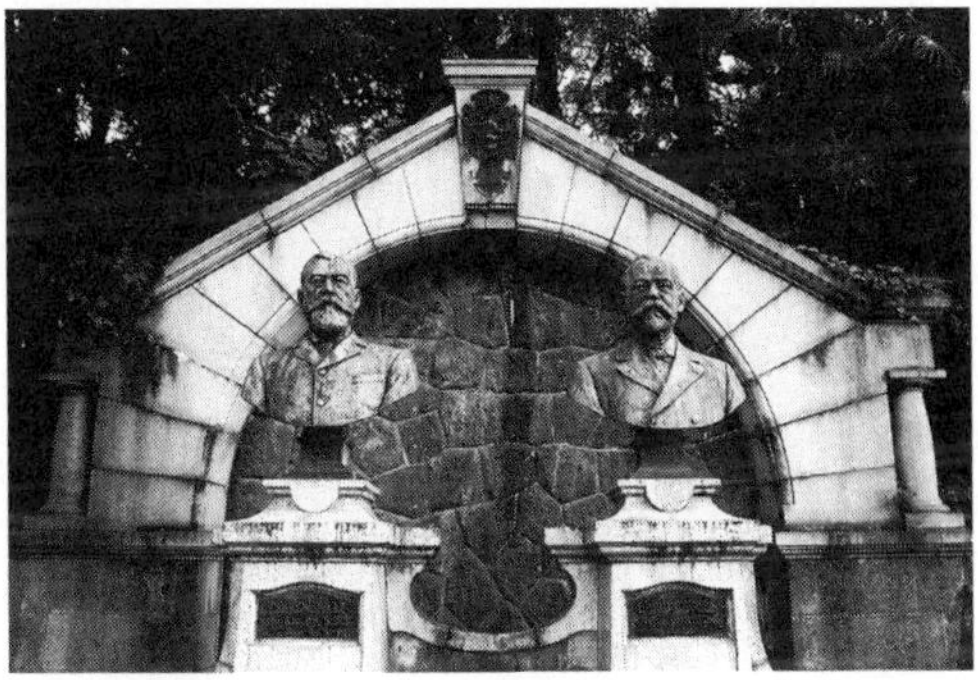
東京大学医学部附属病院近くのベルツ像（左）とスクリバ像

ベルツとスクリバ

来日し東京大学で教鞭をとったドイツ人教師の中でも、長期間勤務し最後の外人教師となった内科医のベルツ Bälz Evon（一八四九年―一九一三年）と外科医のスクリバ Scriba J（一八四九―一九〇五年）は、わが国における近代医学の基礎をつくったことで特筆されよう。

ベルツは一八七六年（明治九年）に来日し二〇数年間滞在した。一九〇一年（明治三四年）、在職二五年の祝典での講演で、この三〇年間に西洋各国から来た教師たちはもともと「科学の樹を育てる人たるべきであり、またそうなろうと思っていたのに、かれらは科学の果実を切り売りする人として取扱われた」、日本人は科学の「最新の成果をかれらから引継ぐだけで満足し、この成果をもたらした精神を学ぼうとはしない」と述べており（『ベルツの日記』）、西洋医学の模倣の時代の状況が知れる。彼は同年に日本を去っている。

スクリバは一八八一年（明治一四年）、三二歳で来日し、以後二〇年間東京大学で外科学の教鞭をとり、一九〇五年（明治三八年）、鎌倉で没した。彼はベルツとは対照的にほとんど記述を残さなかったが、周囲の人たちの話からすると、恬淡（てんたん）、豪傑風で辺幅（へんぷく）を飾らず、煙草・酒・狩猟を好み、外科医らしい人物であったと言えよう。

漢方医の廃止と西洋医の育成

西洋医学の導入を決めた明治新政府は、一八七五年（明治八年）には西洋医学に基づく医業開業試験を各府県で開始したが、当時の漢方医と西洋医の比率は八対二で、なお漢方医には特例として開業が認められていた。一八八三年（明治一六年）には試験規則や医師免許規則が定められ、漢方医学は制度の上で医学から排除された。漢方を利用する医師も西洋医学の勉強をして、それに基づく国家試験に合格しなければならないことになった。

これに対して当時の漢方医たちは、東京の巨頭、浅田宗伯（一八一五年—一八九四年）を中心に猛反発したが一八九五年（明治二八年）の議会でその願いは否決され、以後わが国の漢方は急速に廃れた。もっとも、西洋医の資格をとり漢方医として活躍する医師もあって、このような医師たちによって漢方医学は継承されてきた。

第二次世界大戦後、一九六七年（昭和四二年）になって政府は健康保険に漢方薬エキス製剤の適用を認め、さらに漢方医学を大学の教育に導入するなど、漢方の普及に努めるようになり、漢方の利点が再評価されるようになった。

二　世界で認められた北里柴三郎と野口英世

北里柴三郎とコッホ

前述のように、一九世紀後半、西欧では次から次に病原菌が発見され、細菌学が進歩したが、いまだ西洋医学の模倣に一生懸命であった日本人の中で、この領域での研究で世界的に活躍した何人かの細菌学者がいた。その代表的人物として、北里柴三郎と野口英世が挙げられる。

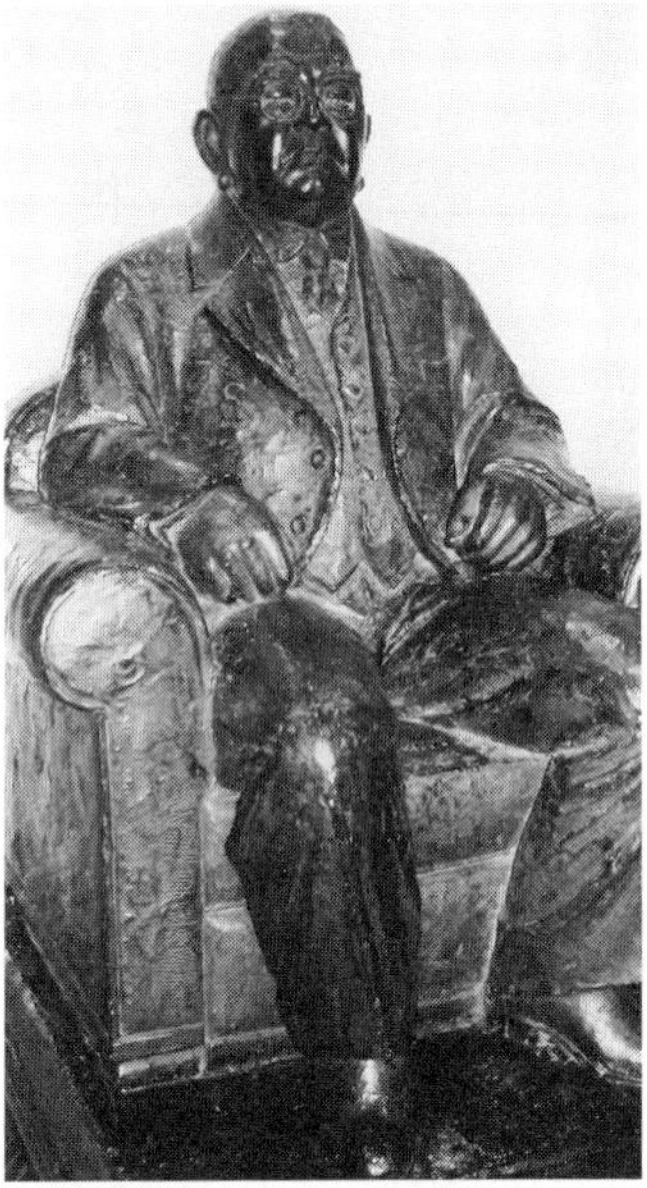

日本医師会にある北里柴三郎像

北里柴三郎（一八五二年―一九三二年）は熊本県出身で、一八八三年（明治一六年）、東京医学校（現在の東京大学医学部）を卒業後、細菌学の研究を志し、ドイツのコッホ（前述）の下に留学した。北里は破傷風菌の純培養に成功し、それにより得た破傷風菌の毒素をウサギに注射し抗毒素血清を造り、血清療法の道を拓いた。

破傷風菌は嫌気性細菌で、通常の培地の表面では増殖しないが、北里は培地の内部や裏面でこれが増殖すること発見し純培養に成功した。また北里は嫌気性菌の培養のため、ガラスのコルベン（フラスコ）の中に水素を注入し培養したりしていた。ある時、これが爆発し、たまたま傍にいたデーニッツ Dönitz FKW（一八三八年―一九一二年。東京大学でしばらく教鞭をとっていた）の額にガラスの破片が当たり、血が流れてしまった。デーニッツはもちろん怒ったが、やってきたコッホはこれを見て、「まあいいだろう」と言って、北里を咎めなかったという。コッホが北里をいかに可愛いがっていたかを物語る話である。

また前述のようにベーリング（一八五四年―一九一七年）はコッホによる指導で、北里の方法に倣ってジフテリアの抗毒素血清を開発し、この血清を臨床応用し患者の死亡率を減少させ、その業績によってノーベル生理学・医学賞を受賞した。北里も当然受賞してしかるべきであったが、東洋人であったことが災いしたといえようか。

一八九二年（明治二五年）に帰国後、北里は財界の支援で東京に伝染病研究所を創り、香港での腺ペスト菌の発見など細菌学の研究に尽くし、また抗血清の製造、人材養成などに努めた。

ペスト菌の発見

ペストは西洋において古代より大流行が幾度も見られ脅威となっていたが、中国でも再三にわたり流行があり、一八九四年の香港での流行時、政府は北里と臨床医の東大教授、青山胤通（あおやまたねみち）（一八五九年―一九一七年）とその助手を香港に派遣した。北里はいち早くペスト菌を発見したが、青山らはペストに感染してしまった。幸い回復し無事帰国したが、このように感染症の研究には常に研究者自身への危険があった。

この時、フランスから香港に赴いたパスツール研究所のイェルサン Yersin AEJ（一八六三年―一九四三年）も独立にペスト菌を見つけた。ペスト菌は学名で Yersinia pestis（当初はパスツールにちなんで Pasteurella pestis と名付けられたが）と呼ばれている。

またネズミにもペスト菌が認められ、ネズミがこの細菌を伝染させることが認識されるようになり、さらにノミがこれを媒介することが明らかにされた。そこで、まずネズミの駆除が有効な予防法であることが分かってきて、北里は一八九九年（明治三二年）、ペストが神戸で流行した折、ネズミの徹底駆除を唱え、その捕獲とネコの輸入、飼育を勧めた。ただし、ネコはそれほどの効果はなかったという。

北里の功績と後進たち

北里に師事した研究者は多く、赤痢菌を発見した志賀潔（一八七〇年―一九五七年）やドイツでエールリッヒと共に梅毒の特効薬サルヴァルサンを開発した秦佐八郎（前述）など英才が出現した。

その後、政府は当時、内務省に移管されていた北里の創設した伝染病研究所を文部省の所轄、東京大学に移管し、この研究所は現在では医科学研究所となっている。北里はこの移管に反発、退官し独自に北里研究所を創設し、これが現在の北里大学の礎になっている。

また北里は現在の日本医師会の基である大日本医師会の初代会長を務めるなど、わが国の医学・医療の発展に尽くした。

野口英世の誕生

野口英世は一八七六年（明治九年）、会津、猪苗代湖畔の農家に生まれ、名は清作であった。子供の時、手に火傷を負い、手の変形のために苦労をしたりしたが、周囲の人たちの支援で二度の手術を受け、勉学に励んだ。

上京し私学の済生学舎（現在の日本医科大学）に学び、医術開業試験に合格し、その後、順天堂医院に勤務し、さらに伝染病研究所で北里柴三郎に師事した。この頃、病気で入院していた時、たまたま坪内逍遙の『当世書生気質』を病床で読んだ。田舎から上京し勉学中の秀才で将来を期待されていた青年が芸者に溺れ、また病気になり、失恋と病気を苦に自殺するという小説だが、その主人公の名前が「野の口清作」であったので、嫌な気がし、「英世」と改名したと言われている。彼には遊び癖もあって、のちに渡米費用の捻出にあたり結婚を条件に受け取った結納金を酒色に費やしたとも言われており、改名については彼のこのような面も関係したのかもしれない。

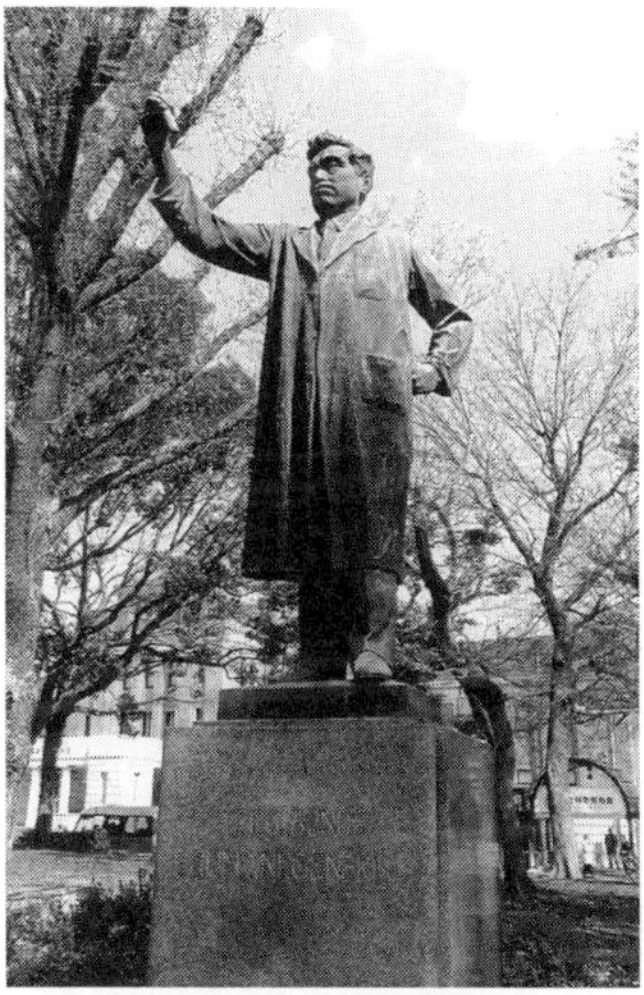

東京・上野公園に建つ野口英世像

渡米と精力的な活動

野口はすでに会津において英語やフランス語、ドイツ語を学んでいて、たまたま来日したアメリカ、ペンシルヴァニア大学教授のフレクスナーFlexner S（一八六三年—一九四六年）の通訳を務めた。その縁で野口は渡航費を工面し渡米し、フレクスナーの下で蛇毒の溶血作用の研究などに従事した。一九〇四年、フレクスナーが当時新設されたロックフェラー研究所の所長に就任すると、才能を見込まれた野口も研究員としてそこへ移り、最後までそこで研究に従事した。

野口は梅毒スピロヘータ（トレポネーマ属）の純培養に成功し、当時梅毒が原因として疑われていた、進行性麻痺や脊髄癆といった神経疾患患者の死体の脳・脊髄に梅毒スピロヘータを見つけ、この疾患が梅毒が原因であることを明らかにした。この時、二〇〇枚の組織検査標本で七枚にスピロヘータを見つけたという。またその他、トラコーマやオロヤ熱、黄熱病などの病原体の研究に従事したが、あとから見ればこの領域での成果は芳しいものではなかった。

野口の研究活動の本拠はアメリカであったが、彼は研究に熱心で、その研究室を訪れた人物が「何時に家に帰るのか」と尋ねたところ、彼は「ここが我が家だ」と答えたという。彼の師フレクスナーは野口の、①明敏な頭脳、②巧みな技術、③驚くべき勤勉、の三つを挙げ、彼を称賛していた。さらに野口は外国語に堪能で数カ国語に通じ、当時では異例と思われる一五〇篇以上の論文を世界に向けて発表し、世界でその名を知られ、そのことは当時の日本人の誇りでもあった。

また、現在流通している日本の千円札には野口英世の像が描かれていて、人気がある。

しかし、研究者としては緻密（ちみつ）さに欠けるところがあったのか、彼の数多くの論文の内容は、あとになって間違っていることが分かったりして、評価されるものはほとんどなく、その研究業績の評価は低いといわざるをえない。

熱帯に蔓延していた黄熱病

前述のように、一八八〇年から二〇年ほどの間に、顕微鏡で見える細菌が数多く発見され、さらに一八九二年にはイヴァノフスキー（前述）らによって、細菌濾過器を透過する微小な病原体（ウイルス）の存在が報告されていたが、なおその実態についてはほとんど知られていなかった。野口が渡米し黄熱病に取り組んだ一九〇〇年代初めは、まだそのような時代であった。

黄熱病は南米や西アフリカなど主に熱帯地方に流行していた病気で、発熱、黄疸（おうだん）を伴う感染症で死亡率が高く恐れられていた。時には流行はアメリカ東海岸やヨーロッパの国々にも及んだ。一八八一年、パナマ運河の建設に着手したフランスはマラリアや黄熱病などに悩まされた。数千人の死亡者を出したとされ、九年後に撤退を余儀なくされた。

この頃、一八八一年、キューバの開業医フィンライ Finlay CJ（一八三三年—一九一五年）は黄熱病患者を刺した蚊に刺されたヒトに黄熱病が発生したことを認め、蚊（シマカ）がこの病気を媒介することを示した。またある軍医が実験のために自ら蚊に刺され発病し死亡するということもあり、当時、黄熱病は蚊が伝染させるということが認められ、蚊の幼虫の駆除などの予防策が講じられるようになった。

一九〇四年、アメリカはパナマ運河の建設工事を始めたが、そこで、当時すでにハバナで下水道の整備、廃棄物の処理などの環境改善によりマラリアや黄熱病などの征服に尽くし実績のある陸軍軍医のゴーガス Gorgas WC（一八五四年―一九二〇年）に衛生政策を担当させたことで、一九〇六年以後黄熱病の発生はなく、運河は一〇年間で完成した。しかしその病原体は依然として不明であった。

野口の派遣と死去

また、ロックフェラー研究所は黄熱病の原因究明のために南米に再三にわたり調査団を派遣し、これに加わった野口は一九一九年、二七人の患者のうち六人の血液からレプトスピラ（スピロヘータ目のらせん状細菌）を発見し、これが病原体であるとし、そのワクチンや抗血清を作成し南アメリカの患者に使用し効果を認めたという。

それより前、一八八六年、ドイツのワイル Weil A（一八四八年―一九一六年）は黄疸、タンパク尿と出血傾向を伴う黄熱病に似た出血性黄疸の患者の原因としてレプトスピラを見つけ、

leptospirosis icterohaemorrhagica（出血性黄疸レプトスピラ症）と命名していた。一九一五年には日本の九州大学の稲田龍吉（一八七四年―一九五〇年）、井戸泰（一八八一年―一九一九年）らも伝染性の同様の患者でレプトスピラを見つけているが、野口は自分の発見したものは彼らのレプトスピラとは違うとし、これをleptospira icteroidesと呼び、当時では黄熱病の原因病原体の候補として最右翼と考えていた。

ところが、その後、野口の発見したレプトスピラは黄熱病患者のすべての患者に見られず、とくに西アフリカの患者では見出せないという報告が相次いだ。要するに、野口の発見した病原体、レプトスピラは南米の黄熱病患者にたまたま合併感染したものであろうということである。

また、一九二七年、イギリスの医師でロックフェラー研究所の研究班のストークスStokes A（一八八七―一九二七年）らは、西アフリカで、黄熱病患者の血液をサルに注射し感染させることに成功し、血液の濾過によって、この病原体が濾過性病原体、ウイルスであることを突き止めた。しかしストークスはその年の九月、感染したサルの死体解剖時に黄熱病ウイルスに感染し他界した。野口はその二カ月後に西アフリカに着いた。自説が不利な状況に追い込まれていた野口は精力的に仕事を進めたが期待したレプトスピラは見つからず、失意のうちに翌一九二八年、帰米を前に黄熱病に罹り逝去してしまった。

二〇〇三年、ガーナの野口研究所を訪問し感銘を受けた日本の小泉純一郎首相は、アフリカの保健医療に貢献した人を対象に五年に一度、一億円の賞金を授与することを決め、二〇〇八年、二人に第一回の授賞がなされた。

三　ドイツ医学からアメリカ医学へ

アメリカ医学の流入と戦後の医療制度改革

すでに述べたように、東京大学で長年にわたり教鞭をとったドイツのベルツは「日本人は西洋医学の成果を引き継ぐだけで、その本質を学ぼうとしない」と苦言を呈しているが、当時の日本人が全く異質な西欧文化や文明を、しかもドイツ語などの外国語で理解することは難しかったことを思うと、患者を前にした当時の医師にとっては医療技術を学ぶことが第一で、その本質を学ぶ余裕のなかったことは、やむをえなかったであろう。

明治政府によるドイツ医学導入のあと、時代が経つにつれて、日本でも医師たちによって医学会や研究会が持たれるようになり、独自の研究もなされるようになった。しかし日本は一九三〇年代から満州事変、第二次世界大戦の波に飲まれ、鎖国状態になり、医学も空白状態に置かれた。戦後にはアメリカの占領政策で、アメリカを範とした医療・医学制度改革がなされ、医師国家試験、インターン制度の導入がなされ、また日本医師会、医学会の解散と任意設立、任意加入医師会への再編などの制度改革が行われ、以来、日本の医師はドイツ医学一辺倒からアメリカ医学へと方向転換することになった。今度は「アメリカ医学事始」というわけで、ドイツ語の専門用語を使っていた医師が消え、多くの医師がアメリカに留学し、今日ではドイツ語を解する医師はほとんどいなくなった。

また、国家試験前に行われるインターン制度では研修医は無給で地位も安定したものでなく、一九六〇年代後半になると学生の反対運動が起こり、一九六八年に廃止された。しかし二〇〇四年に医学部卒業、医師国家試験合格後に二年間の臨床研修を受ける制度として再発足した。

医療制度では、政府は西欧型の社会保障制度を導入し、一九六一年には医療の国民皆保険制度を発足させ、国民は誰でも、どこでも、いつでも、安価で医療機関で受診できることになって、世界一の長寿国になった。わが国のこの医療制度は世界でも高く評価されているが、近年、少子高齢化の進展と共に医療保険制度も財政的危機に直面し、今後どのように運営すべきかが重大な社会的課題になっている。

終章

医学・医療の進歩と現代の課題

帝王切開の話

現代、出産はじめ生殖をめぐる医療のあり方がしばしば問題になっている。とくに現代の課題とはいえないが、近年、帝王切開での出産が増えており、まずこれを取り上げておく。

産科の中でとくに帝王切開は古くから話題とされている。これは妊婦の腹部を開いて胎児を取り出す手術で、古代から死亡した妊婦から胎児を摘出することが行われていたとされる。これは母体と胎児を別々に葬るといった宗教上の理由、あるいは母体が死んでも胎児が生きている可能性があるという考えで行われていた。

ギリシャ神話にも帝王切開の話があり、「医神」アスクレピオスも帝王切開で生まれ、またインドの釈迦も側腹部から生まれたと言われ、このような話は数多い。

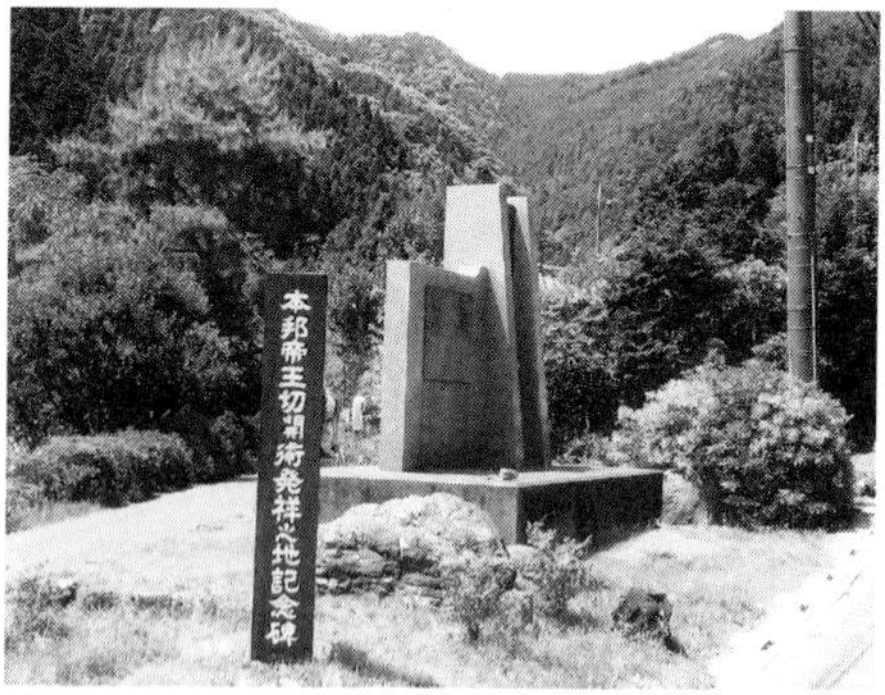

日本で初めて帝王切開で母体の救命に成功したことを記念する碑。埼玉県飯能市の静かな山間地にある

この帝王切開という言葉はドイツ語のKaiserschnitt（Kaiserは帝王、Schnittは切開）の訳だが、英語などでは古代ローマの皇帝ジュリアス・シーザーの名前からシーザー切開（Cesarean section）と呼ばれる。これは死亡した妊婦の開腹による胎児の摘出を、シーザーが当時のローマ法で容認したことによるもの、またシーザーが帝王切開で生まれたことによるとされる。

この手術は魅力的であるが、母体の死亡後の帝王切開の話を除けば、麻酔や消毒法のない時代では、母体や胎児を救命することは難しく、いずれかの命が助かることも奇蹟に近かったといえよう。

帝王切開によって母体が救命されたという明確な報告は一七世紀前半のものといわれているが、一九世紀後半のイギリスの報告では、一八五八年以前に行われた八〇例の帝王切開での母体の救命率は二九パーセントという。

わが国では幕末の一八五二年（嘉永五年）、埼玉県の秩父の医師、伊古田純道（一八〇二年—八六年）と岡部均平（一八一五年—一八九五年）が山村において難産に苦しむ妊婦に行い、母体を救命し得たのが初めての成功例とされる。

二〇世紀になると、手術手技の改良や輸血などの進歩によりその安全性は高まり、今日では母体のみならず胎児の救命のためにむしろ積極的に帝王切開がなされるようになって、施設での差はあるが、わが国の大きな病院での分娩は一〇パーセントから三〇パーセントが帝王切開によっている。

妊娠をめぐる技術の発展と倫理的問題

二〇世紀になると各種の性ホルモンが分離され、その機能が明らかになり、さらにその成分や誘導体が合成されるようになって、妊娠、分娩について薬物投与を中心にいろいろな介入が可能になり、さらに体外受精などの技術の発展で生命そのものを変革しうる事態になってきた。

医学の進歩は妊娠をめぐる苦痛に悩まされる人に対して大きな恩恵をもたらしているが、同時に人類の将来への問題もはらんでおり、倫理の問題が重要課題となっている。

一、避妊（受胎調整）

子供を欲しない親や人口増加の抑制のために、避妊が重要な課題となってきた。古代より避妊の方法がいろいろ試されてきたが確実ではなく、近年では男性のコンドーム、女性のペッサリーの利用、子宮内への異物（避妊器具）の挿入、殺精子薬の使用のほかに基礎体温の測定の利用などが行われ、さらに男女とも避妊手術もなされてきた。

一九五〇年頃、アメリカのピンカス Pincus GG（一九〇三年―六七年）らは、内服でも避妊効力を持つステロイドホルモンの合成に成功し、一九六〇年にアメリカの食品医薬品局（FDA）はその製造、販売を許可し、この経口内服薬はピル pill（丸薬）と呼ばれ爆発的に女性の間に流行した。当時のピルはホルモンの含有量が多く副作用もあったが、その後、低用量のピルに変わり、世界各国に広まった。

わが国では一九八〇年頃から低用量ピルについての認識が高まってきたが、なお反対も多く、一九九九年になってようやく政府もピルの製造、販売の許可に踏み切った。

二、男女の「産み分け」

人間は勝手なもので、男児が欲しいとか女児がいいとかの希望があり、そのために昔から男女の産み分けについていろいろの工夫が試みられているが、確実な方法はなかった。近年、精子の重量差を利用し、選り分けて人工授精させる方法が開発され、また人工授精により得られた受精卵（胚）分割胚の一つを採って性染色体を調べ男女を識別し、希望に合えば残った胚を子宮に入れて妊娠させるという方法なども可能になった。前者では安全性に問題があり行われていないが、後者は重篤な伴性遺伝疾患（男女の性差によって生じ方が違う疾患）の予防として行われている。

しかし、親の単なる希望による産み分けについては、男女の人口の不均衡を招くおそれもあり、なお医学会などでは倫理的に認められないとする意見が強い。

三、人工妊娠中絶

妊婦で母体の状況が妊娠の継続に耐えられない場合や出産を望まないような時に胎児の命を犠牲にすることは古くから行われていた。

しかし、これは胎児に対する殺人行為であり、妊婦の生命を救助するような事態を除くと、多くの国で堕胎は法律で禁止されてきた。しかし一方で、優性思想から不良な遺伝的素質を持つ子供の出生を排除しようということで、断種や人工妊娠中絶を容認しようという考えやまた違法な人工妊娠中絶が横行しその被害が重大であるといった実情から、一定の条件の下で、これを容認すべきであるとする考えも強まってきた。また二〇世紀半ばからアメリカを中心に人権擁護、自己決定権の尊重という声が高まり、子供を出産するかどうかは女性の権利で、当事者である女性の選択の自由を認めるべきであるとの主張（pro choice）がなされるようになった。

一方においてカトリック教会では伝統的に、胎動が感じられるような胎児に対する人工中絶は許されないという考えも強く、人命優先の立場（pro life）から中絶に反対する人も多く、アメリカでは賛否は半々で、前者を支持する民主党とこれに反対する共和党との間の政策論争にもなっている。一九七三年に連邦最高裁判所は女性が中絶を選ぶ権利は憲法に違反するものでないとする判決を出し、現在では一般的に容認の傾向にあるが、なお抑制的な州もあるという。

わが国では、明治時代の法律で堕胎は犯罪とされてきたが、一九四一年（昭和一六年）にドイツのナチスの優生思想に影響を受け、不良な子孫の出生を予防する「国民優生法」が施行され、そのための断種（男性の輸精管を切除して妊娠を不可能にする処置）や人工妊娠中絶が認められてきたが、戦後に「優生保護法」として改定され、一九四九年（昭和二四年）の改正では、戦後の混乱、生活難の状況の中で、「妊娠の継続又は分娩が身体的又は経済的理由により母体の健康を著しく害するおそれのある」ことを優生保護法指定医が判断し、本人、配偶者の同意があれば人工妊娠中絶ができるということになった。すなわち胎児が体外で生存不可能な時期（一九九〇年〔平成二年〕の厚生事務次官通達で「妊娠二二週間未満」とされている）であれば、経済的理由という曖昧なことでも中絶が可能になり、事実、多くの人びとが中絶の恩恵に浴してきた。この法律はその後、人権問題から批判され、一九九六年（平成八年）に優生保護の条項が削除され「母体保護法」と改められたが、依然として経済的理由による人工妊娠中絶を認めている。

また母体保護法では、異常胎児の中絶の条項は削除されたが、出生前、あるいは着床前の胚や胎児の診断が進歩して、モンゴリズム（ダウン症）などの先天性異常児の出生前の診断が可能になり、とくに異常胎児と診断された際にその胎児に対しての人工妊娠中絶の是非をめぐり論争されている。

生殖補助医療の発展と危惧

子供が欲しいが妊娠しないといった場合は、女性の卵巣、卵管、子宮などの異常、また男性の精子の異常などが考えられる。二〇世紀後半になって各種のホルモンや薬剤が開発され、さらに内視鏡による卵子の採取や組織の保存技術が進み、不妊症に対する治療も一変した。以下に主なものを挙げる。

一、人工授精

男性の勃起障害や乏精子症では、採取した精液を処理し直接、妻の子宮内に注入（配偶者間人工授精、ＡＩＨ：artificial insemination with husband's semen）したり、また他人の精液を注入し妊娠させる方法が行われている。とくに後者の非配偶者間人工授精（ＡＩＤ：artificial insemination with donor's semen）では、生まれてきた子は母の遺伝子を引き継ぐものの、その夫とは遺伝的関係がなく、また性行為によらないとはいえ妻の姦通（かんつう）に等しいという倫理上の反対意見も強かったが、わが国では一九四八年（昭和二三年）以後行われるようになった。

この場合、一般に複数の男性の精液を使い提供者が不明のように配慮し、親や子供には教えないことが慣行とされていたが、成長した子供は検査により両親の子でないことを知り悩むこともあり、最近では子供の出自を知る権利を認めるべきであるという意見も強く、問題とされている。

もっとも精子提供者が子供に知られるようになると、提供者はほとんどいなくなることも考えられ難問となっている。

二、体外受精、胚移植

女性の卵管に異常があり、卵子がそこを通過できないことによる不妊症では、排卵促進薬を使い、腹腔鏡下で卵子を採取し、この卵子と男性の精子とを体外の皿の上で受精させ、この受精卵を子宮内に着床させる方法が開発され、一九七八年にイギリスのエドワーズ Edwards RG（一九二五年―二〇一三年）が世界で初めてヒトでこの方法による児を誕生させ、わが国でも、一九八三年（昭和五八年）に東北大学で最初の体外受精児が誕生している。エドワーズは二〇一〇年にノーベル生理学・医学賞を受賞した。日本では二〇一二年に全出生児の約二七人に一人が体外受精で出生しており、もはや珍しい方法ではなくなっている。

また採取した卵子や精子を凍結保存することも可能になり、さらに非配偶者間の胚移植が問題になっている。

三、代理懐胎

妻が卵巣や子宮の異常から妊娠しえない場合、あるいは妻が出産を望まない場合に夫の精液を提供してほかの女性に出産してもらい、その子供を実子として譲り受けることや、さらに妻の卵子と夫の精子を人工授精させ受精卵をほかの女性に移植して子供を作ってもらうような代理懐胎が行われるようになった。わが国では一般的に代理懐胎については反対意見が強いが、アメリカなどは代理懐胎を容認しており、その国において代理懐胎で生まれた子供をわが国で実子として認知して欲しいということで訴訟事件が起こり、法律上の問題となったことがある。

このように体外受精の進歩によって配偶者の組み合わせによる子供の誕生が可能になって、親子とか家族とは何かといった倫理的、法的問題も起こってきて、わが国で日本産科婦人科学会などがガイドラインを設けその規制に努めているが、前述の代理懐胎のようにわが国で規制しても容認する外国で処置される例も起こり難問となっている。

クローン人間、ES細胞の出現

一九九七年、イギリスでヒツジの未受精卵の核を抜き取り、ほかのヒツジの乳腺細胞の核と置き換え、この胚から仔ヒツジを誕生させたことが報じられ、自分と同じ遺伝子を持った子供、コピー人間ができるということで世界は騒然となった。

もちろんすぐにコピー人間が作れるわけではないが、その可能性はあり、こうなると人間の尊厳、生命の安全性が侵され、社会秩序に重大な影響を及ぼすという危惧からこのような研究について、世界各国で法的規制がなされるようになった。わが国では二〇〇〇年、「ヒトに関するクローン技術等の規制に関する法律」が制定された。このクローン技術は組織や臓器の移植、新薬の開発などに利用しうるもので、この法律では一定の制約の下でクローン胚の作成を認め、これをヒトや動物の胎内に移植することを禁じている。

また同じ頃、一九九八年、アメリカでヒトの初期の胚盤胞から取り出した細胞を培養することによって未分化であらゆる細胞に分化しうる万能細胞、胚性幹細胞（ＥＳ細胞、embryonic stem cell）を得たことが報じられた。この細胞を利用すると筋肉、神経、肝臓などの組織の細胞が得られるので、再生医療の有力な武器になることで注目されている。しかしこれにはヒトの生殖細胞を犠牲にする必要があり、その利用は規制されている。

また二〇〇七年、京都大学の山中伸弥教授は、ヒトの体細胞に特殊な遺伝子を導入しＥＳ細胞と同様の万能細胞（ｉＰＳ細胞：induced pluripotent stem cell）を作成したが、これはＥＳ細胞と違って生殖細胞を犠牲にしないという点でメリットが大きく、再生医療への利用が期待されている。二〇一二年に山中教授はノーベル生理学・医学賞を受賞した。

このように人類は人間の生命そのものを変えるような技術を作り出してきて、その進歩は止まることを知らない。もちろんそれによって多くの人が恩恵を受けることができるが、一方において社会的危機感もあって、その調整が大きな課題となっているといえよう。

健康と病気の境界

人類は古くから、身体や衣服を洗い、環境を清潔に保ち、いろいろな健康法を行って病気にならないように努力してきた。また、社会も環境の整備に努め、都市では上下水道の整備などが行われてきた。このような病気の予防は個人、社会政策として重要な課題であり、とくに一九世紀以後、統計学的検討が導入され、人口動態、疾病統計もなされるようになって、衛生学や公衆衛生学が発展してきた。

病気の原因には先天的素質（遺伝的要因）、環境、生活習慣が主なものとして挙げられる。一昔前ではとくに感染症が重要な課題であったが、今日ではがんや動脈硬化症に基づく心疾患や脳梗塞などが主要な死因となっている。その原因として肥満、糖尿病、高血圧症、高脂血症が注目され、メタボリック症候群の危険性が強調されている。とくにこういった疾患は生活習慣に関係しているとして、一定の集団の人たちの生活習慣の長期的調査検討（コホート研究）も行われ、厚生労働省による広報、また学会の呼びかけなど、生活習慣の改善への努力が払われている。

しかし、このようなメタボリック症候群や生活習慣病とされる病気では、ほとんどの患者では症状がない。ただ、放置すると早晩致死的病気になる可能性が高いというので、血液検査などの数値によって病気と診断され治療されることになっており、基準となる検査数値を変えると、新たに病気の人が増減する。とくに高齢者では多くの人が病気に該当してしまうことで、健康と病気との境界も判然としなくなっている。

またＷＨＯは健康の定義を「完全な肉体的、精神的及び社会的福祉の状態であり、単に疾病又は病弱の存在しないことではない」としており、健康という言葉は実に広い意味でとらえられているということができる。

医の倫理の重要性――お任せの医療から患者の決める医療へ

医療は人の命に直接関与するもので、古来、医師には厳しい倫理観が求められてきた。古代ギリシャのヒポクラテスが入門者に誓わせたという誓いの言葉は、西洋では今でも医学部の卒業生が読み上げている。ヒポクラテスの考えは「患者は医療については専門家の医師に任せること」が患者のためでもあるとし、「はじめに」で述べたように、任せられた医師は身を正し、誠心誠意診療に尽くすことが重要であるとした。この考えは西欧の中世の時代、キリスト教の愛の精神に支持され、医療は医師の施す慈善の行為とされ、二〇世紀半ばまで受け入れられてきた。わが国でも医の倫理といえば「医は仁術（慈しみの術）」ということであった。

二〇世紀になり、世界では個人主義を基盤とする近代社会が発展するに伴って個人の権利意識が高まり、一九六〇年代になるとアメリカを中心に、医療について患者の人権を尊重すべきで、医療は医師任せではなく患者自身が決めるものであるという考えが主張されるようになった。そして、医師は患者に病状や治療について十分に説明をして患者の同意を得て診療を行うこと、すなわちインフォームド・コンセント informed consent（ＩＣ）を得ることが必要であるということになってきた。この考えは法理としても容認され、多くの国で認められ広まった。わが国でも一九九〇年（平成二年）頃から医師会や厚生省の指導でこの考えが普及し、今では皆がＩＣを口にするようになった。「お任せの医療から患者の決める医療へ」という医の倫理の大転換であり、またこのＩＣがあれば臓器移植など先進医療も容認できるという考えから、実験的医療が行われ、医学の進歩が見られてもいる。

しかし、当事者間のＩＣが得られたからといって、クローン人間の作製などすべての医療行為が許されるわけではなく、その限界もある。さらに難しいのは、これもすでに述べたが、素人である患者は医師の説明を理解できるのかという問題である。医師の間でも専門が違うとその内容を理解することは難しいもので、患者の自己決定といっても患者には病気のことは完全に理解できないであろうという危惧がある。これはＩＣの最大の欠点だが、少なくとも医師は患者に分かりやすく説明し、患者の方もいろいろと情報を集めて勉強し医師の説明をできるだけ理解し納得できるように努めることが大切である。

参考文献

医学あるいは外科学の歴史全般

石田純郎『ヨーロッパ医科学史散歩』考古堂書店、一九九六年
茨木保『まんが　医学の歴史』医学書院、二〇〇八年
小川鼎三『医学の歴史』中公新書、一九六四年
梶田昭『医学の歴史』講談社学術文庫、二〇〇三年
川喜田愛郎『近代医学の史的基盤』上・下、岩波書店、一九七七年
J・H・コムロウ（諏訪邦夫訳）『医学を変えた発見の物語』中外医学社、一九八四年
C・シンガー、E・A・アンダーウッド（酒井シヅ、深瀬泰旦訳）『医学の歴史』1―4、朝倉書店、一九八五―八六年
田邉達三『国手が祈る医の心――医学史から学ぶ』北海道医療新聞社、二〇〇五年
田邉達三編『メスと手のわざの医療物語』中西出版、二〇〇二年
C・ダレーヌ（小林武夫、川村よし子訳）『外科学の歴史』文庫クセジュ、白水社、一九八八年
二宮陸雄『医学史探訪――医学を変えた一〇〇人』日経BP社、一九九九年
S・B・ヌーランド（曽田能宗訳）『医学をきずいた人びと――名医の伝記と近代医学の歴史』上・下、河出書房新社、一九九一年
原田尚『医学史を飾る人々』メディカル・ジャーナル社、二〇〇〇年
R・マルゴッタ（岩本淳訳）『図説　医学の歴史』講談社、一九七二年

A・S・ライオンズ、R・J・ペトルセリ（小川鼎三監訳）『図説　医学の歴史』日本ベーリンガーインゲルハイム、一九八三年

序　章

アンブロアズ・パレ没後四〇〇年祭記念会実行委員会編著『日本近代外科の源流』メディカル・コア、一九九二年
二宮陸雄『ガレノス　霊魂の解剖学』平河出版社、一九九三年
パラケルスス（大槻真一郎訳）『奇蹟の医書——五つの病因（天体因・毒因・自然因・精神因・神因）について』工作舎、一九九一年
パラケルスス（大槻真一郎、澤元瓦訳）『奇蹟の医の糧——医学の四つの基礎「哲学・天文学・錬金術・医師倫理」の構造』工作舎、二〇〇四年
ヒポクラテス（大槻真一郎編集・翻訳責任、石橋隆司、岸本良彦ほか訳）『ヒポクラテス全集』第一巻—第三巻、エンタプライズ、一九八五—八八年
藤倉一郎『アラビアの医師——イブン・ナフィス』近代文藝社、二〇一七年
森岡恭彦編著『近代外科の父・パレ——日本の外科のルーツを探る』NHKブックス、一九九〇年

第一章

E・H・アッカークネヒト（舘野之男訳）『パリ病院　一七九四—一八四八』思索社、一九七八年
岩田誠『パリ医学散歩』岩波書店、一九九一年

第二章

E・H・アッカークネヒト（舘野之男、村上陽一郎、河本英夫、溝口元訳）『ウィルヒョウの生涯――一九世紀の巨人＝医師・政治家・人類学者』サイエンス社、一九八四年
R・ヴァレリー＝ラド（桶谷繁雄訳）『パスツール伝』白水社、一九六一年
R・ウィルヒョウ（吉田富三訳）『生理的及病理的組織学を基礎とする細胞病理学』南山堂、一九五七年
C・ベルナール（三浦岱栄訳）『実験医学序説』岩波文庫、一九七九年

第三章

武智秀夫『ビルロートの生涯　近代外科のパイオニア――大作曲家ブラームスとの交流』考古堂書店、二〇〇三年
玉城英彦『手洗いの疫学とゼンメルワイスの闘い』人間と歴史社、二〇一七年
J・トールワルド（塩月正雄訳）『近代外科を開拓した人びと』東京メディカル・センター出版部、一九六九年
J・トールワルド（塩月正雄訳）『外科の夜明け』東京メディカル・センター出版部、一九六六年
J・トールワルド（白石四郎訳）『大外科医の悲劇――胸部外科の創始者ザウエルブルッフの伝記』東京メディカル・センター出版部、一九六九年
松木明知『華岡青洲と「乳巌治験録」』岩波出版サービスセンター、二〇〇四年
W・ムーア（矢野真千子訳）『解剖医ジョン・ハンターの数奇な生涯』河出文庫、二〇一三年

第四章

渥美和彦『人工臓器——生と死をみつめる新技術の周辺』NHKブックス、一九九六年
川島康生『心臓移植を目指して——四十年の軌跡』中央公論事業出版、二〇〇九年
T・スターツル（加賀乙彦監修、小泉麻耶訳）『ゼロからの出発——わが臓器移植の軌跡』講談社、一九九二年

第五章

青木延雄『血栓の話——出血から心筋梗塞まで』中公新書、二〇〇〇年
垣添忠生『患者さんと家族のためのがんの最新医療』岩波書店、二〇〇四年
J・M・ビショップ（大平裕司訳）『がん遺伝子は何処から来たか?』日経BP社、二〇〇四年
S・ムカジー（田中文訳）『病の皇帝「がん」に挑む——人類四〇〇〇年の苦闘』早川書房、二〇一三年
R・ワインバーグ（中村桂子訳）『裏切り者の細胞　がんの正体』草思社、一九九九年
ロバート・A・ワインバーグ（野田亮、野田洋子訳）『がん研究レース——発がんの謎を解く』岩波書店、一九九九年

第六章

M・ウィルキンズ（長野敬、丸山敬訳）『二重らせん　第三の男』岩波書店、二〇〇五年
N・ウェイド（丸山工作、林泰訳）『ノーベル賞の決闘』岩波現代選書、一九八四年
K・J・カーペンター（北村二朗、川上倫子訳）『壊血病とビタミンCの歴史——「権威主義」と「思いこみ」の科学史』北海道大学出版会、一九九八年

W・B・キャノン（舘鄰、舘澄江訳）『からだの知恵――この不思議なはたらき』講談社学術文庫、一九八一年
A・セラフィーニ（加藤郁之進監訳）『ライナス　ポーリング――その実像と業績』宝酒造、一九九六年
M・W・デイヴィズ（藤田祐訳、佐倉統解説）『ダーウィンと原理主義』岩波書店、二〇〇六年
野島博『分子生物学の軌跡――パイオニアたちのひらめきの瞬間』化学同人、二〇〇七年
M・プリス（堀田饒訳）『インスリンの発見』朝日新聞社、一九九三年
J・D・ワトソン（江上不二夫、中村桂子訳）『二重らせん』講談社文庫、一九八六年
J・D・ワトソン、A・ベリー（青木薫訳）『DNA』講談社ブルーバックス、二〇〇五年

第七章

J・クルードソン（小野克彦訳）『エイズ疑惑――「世紀の大発見」の内幕』紀伊國屋書店、一九九一年
笹川陽平『世界のハンセン病がなくなる日――病気と差別への戦い』明石書店、二〇〇四年
丸山工作編『ノーベル賞ゲーム――科学的発見の神話と実話』岩波書店、一九八九年

第八章

E・クラーク、K・デュハースト（松下正明訳）『図説　脳の歴史――絵でみる大脳局在論の歴史』木村書店、一九八四年
ジャン・マルタン・シャルコー没後百年記念会編『シャルコーの世紀――臨床神経学の父ジャン－マルタン・シャルコー没後百年』メディカルレビュー社、一九九四年
橳島次郎『精神を切る手術――脳に分け入る科学の歴史』岩波書店、二〇一二年

萬年甫『脳を固める・切る・染める——先人の知恵』メディカルレビュー社、二〇一一年
萬年甫、岩田誠訳『神経学の源流　3　ブロカ』東京大学出版会、一九九二年
萬年甫訳編『〔増補〕神経学の源流　2　ラモニ・カハール』東京大学出版会、一九九二年

第九章

青木歳幸『江戸時代の医学——名医たちの三〇〇年』吉川弘文館、二〇一二年
吉良枝郎『幕末から廃藩置県までの西洋医学』築地書館、二〇〇五年
吉良枝郎『明治期におけるドイツ医学の受容と普及——東京大学医学部外史』築地書館、二〇一〇年
酒井シヅ『杉田玄白　解体新書　全現代文訳』講談社学術文庫、一九九八年
志賀潔『細菌及免疫学綱要』南山堂、一九四四年
橘輝政『野口英世博士伝』ラウンドテーブル社、一九三九年
C・ダレーヌ（小林武夫、川村よし子訳）『外科学の歴史』白水社、一九八八年
T・ベルツ編（菅沼竜太郎訳）『ベルツの日記』上・下、岩波文庫、一九七六年
宮島幹之助・高野六郎編『北里柴三郎伝』北里研究所、一九三二年
L・ミュルレル（石橋長英、小川鼎三、今井正訳）『東京―医学』ヘキストジャパン、一九七五年
安井広『ベルツの生涯——近代医学導入の父』思文閣出版、一九九五年

おわりに

医学の歴史、とくに近代に至るまでの歴史全体を解説した一般書はほとんどない。一人の著者が広範囲にわたり、とりわけ近年の進歩の歴史を解説することは至難のことであるからであろう。ともあれ、本書は医学のなるべく広い範囲のことについて、とくに近代の進歩について解説した。しかし、著者はもともとは外科医で外科の領域の話が多くなったし、また専門外のことについては記述に苦労した。そして、多くの専門の先生に原稿を校閲していただき、また貴重なご意見をいただいた。とくに、原稿をご校閲下さった青木延雄（血液内科）、岡田靖雄（精神科）、岩田誠（神経内科）、吉次通泰（内分泌内科）、横森欣司（小児外科）、藤原睦憲（臨床検査部）、佐野武（がん、消化器外科）諸先生、また、編集にあたり多大の努力をされたＮＨＫブックス編集部の諸氏に深甚の感謝の意を表します。

また、西洋人の人名、生没年は主に Morton LT & Moore RJ, *A Bibliography of Medical And Biomedical Biography*, Ashgate, 2005, Morton LT, *Morton's Medical Bibliography*, 5th Edition, ed. by Norman JM, Scolar Press, 1991 によった。また人物の敬称は省略させていただいた。

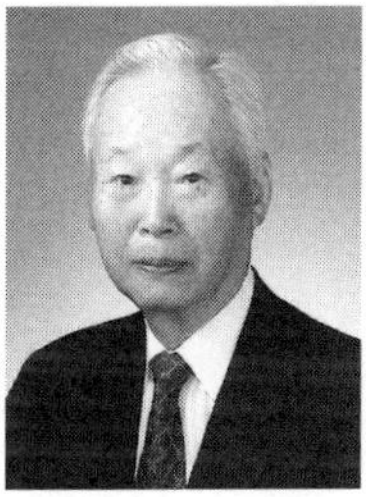

森岡恭彦（もりおか・やすひこ）

1930年、東京生まれ。東京大学名誉教授、自治医科大学名誉教授、日本赤十字社医療センター名誉院長。55年、東京大学医学部卒業、56年、同学部第一外科教室入局、60年、同大大学院修了。72年、自治医科大学消化器外科・一般外科教授、81年、東京大学医学部第一外科教授。86年から2001年までに、東京大学医学部附属病院長、宮内庁御用掛、関東労災病院長、日本赤十字社医療センター院長、日本医師会副会長を歴任。

著書に『インフォームド・コンセント』（NHKブックス）、『医の倫理と法』（南江堂）、『新医学概論』（共著、産業図書）、訳書に『生きる権利と死ぬ権利』（フランソワ・サルダ著、みすず書房）など。その他、医学教科書の編著、医学論文の執筆多数。

NHK *BOOKS* 1234

医学の近代史

苦闘の道のりをたどる

2015年 9 月30日　第1刷発行
2021年 4 月20日　第2刷発行

著　者　**森岡恭彦**

発行者　**森永公紀**
発行所　**NHK出版**
東京都渋谷区宇田川町41-1　郵便番号150-8081
電話 0570-009-321（問い合わせ）　0570-000-321（注文）
ホームページ　https://www.nhk-book.co.jp
振替　00110-1-49701
装幀者　**水戸部 功**
印　刷　**三秀舎・近代美術**
製　本　**三森製本所**

Printed in Japan　ISBN978-4-14-091234-8 C1347

NHK BOOKS

＊自然科学

植物と人間―生物社会のバランス― 宮脇 昭
アニマル・セラピーとは何か 横山章光
免疫・「自己」と「非自己」の科学 多田富雄
生態系を蘇らせる 鷲谷いづみ
がんとこころのケア 明智龍男
快楽の脳科学―「いい気持ち」はどこから生まれるか― 廣中直行
物質をめぐる冒険―万有引力からホーキングまで― 竹内 薫
確率的発想法―数学を日常に活かす― 小島寛之
算数の発想―人間関係から宇宙の謎まで― 小島寛之
新版 日本人になった祖先たち―DNAが解明する多元的構造― 篠田謙一
交流する身体―〈ケア〉を捉えなおす― 西村ユミ
内臓感覚―脳と腸の不思議な関係― 福土 審
暴力はどこからきたか―人間性の起源を探る― 山極寿一
細胞の意思―〈自発性の源〉を見つめる― 団 まりな
寿命論―細胞から「生命」を考える― 高木由臣
太陽の科学―磁場から宇宙の謎に迫る― 柴田一成
形の生物学 本多久夫
ロボットという思想―脳と知能の謎に挑む― 浅田 稔
進化思考の世界―ヒトは森羅万象をどう体系化するか― 三中信宏
イカの心を探る―知の世界に生きる海の霊長類― 池田 譲
生元素とは何か―宇宙誕生から生物進化への137億年― 道端 齊
土壌汚染―フクシマの放射線物質のゆくえ― 中西友子
有性生殖論―「性」と「死」はなぜ生まれたのか― 高木由臣
自然・人類・文明 F・A・ハイエク／今西錦司
新版 稲作以前 佐々木高明
納豆の起源 横山 智
医学の近代史―苦闘の道のりをたどる― 森岡恭彦
生物の「安定」と「不安定」―生命のダイナミクスを探る― 浅島 誠
魚食の人類史―出アフリカから日本列島へ― 島 泰三

※在庫品切れの際はご容赦下さい。